中国轻工业"十四五"规划立项教材

高等学校食品科学与工程类专业教材

食品营养与分子生物学

任娇艳　姚茂金　主编

中国轻工业出版社

图书在版编目（CIP）数据

食品营养与分子生物学 / 任娇艳，姚茂金主编. --北京：中国轻工业出版社，2025.6
ISBN 978-7-5184-4902-6

Ⅰ.①食… Ⅱ.①任… ②姚… Ⅲ.①食品营养—高等学校—教材②分子生物学—高等学校—教材 Ⅳ.①R151.3 ②Q7

中国国家版本馆 CIP 数据核字（2024）第 055580 号

责任编辑：马 妍　　责任终审：白 洁
文字编辑：黄小艳　　责任校对：吴大朋　　封面设计：锋尚设计
策划编辑：马 妍　　版式设计：砚祥志远　　责任监印：张 可

出版发行：中国轻工业出版社（北京鲁谷东街 5 号，邮编：100040）
印　　刷：三河市万龙印装有限公司
经　　销：各地新华书店
版　　次：2025 年 6 月第 1 版第 1 次印刷
开　　本：787×1092　1/16　印张：13.25
字　　数：306 千字
书　　号：ISBN 978-7-5184-4902-6　定价：45.00 元

邮购电话：010-85119873
发行电话：010-85119832　010-85119912
网　　址：http://www.chlip.com.cn
Email：club@chlip.com.cn
版权所有　侵权必究
如发现图书残缺请与我社邮购联系调换
200950J1X101ZBW

本书编写委员会

主　编　任娇艳　华南理工大学
　　　　　　姚茂金　广州医科大学

副主编　侯传丽　华南理工大学
　　　　　　徐　鑫　扬州大学
　　　　　　刘国艳　扬州大学
　　　　　　王彦波　北京工商大学

参编人员（按姓氏笔画排列）
　　　　　　刘力玮　华南理工大学
　　　　　　许泳钊　华南理工大学
　　　　　　沙婉倩　华南理工大学
　　　　　　赵自宽　华南理工大学
　　　　　　徐真真　华南理工大学
　　　　　　梁　丽　扬州大学

PREFACE 前言

食品营养与分子生物学是一门综合性课程，旨在深入探讨食品中的营养成分与分子生物学之间的复杂关系。食品作为人类日常生活的基本需求，其所含营养成分直接关系到人体健康和生活质量。本书旨在通过深入研究食品营养与分子生物学的交互作用，提供关于健康改善和个性化健康策略的有效方法。

在编写本教材时，作者紧密结合现代科学发展的新特点，注重理论与实践的结合、科学性与应用性的统一。通过介绍食品中的营养成分和分子生物学的基础知识，使理论知识更加具体，并强调其在食品领域的实际应用。

教材特点主要体现在以下几个方面：第一，注重食品科学与分子生物学的紧密衔接，确保内容的连贯性。第二，简洁易懂，通过形象的图表展示复杂概念，助力读者更好地理解知识点。第三，强调实用性和针对性，关注营养成分和分子生物学知识在食品领域的具体应用，以培养学生的实际应用能力。第四，追求新颖性和前沿性，力求介绍本学科领域的最新研究进展，使教材更具前瞻性。本教材不仅适用于高等学校食品科学与工程类专业本科生学习，也适用于相关研究机构和生产企业的科技人员及工程技术人员参考。同时，还可以作为相关专业研究生教材，为深入学习食品营养与分子生物学提供支持。

本书编写成员来自多所高校，是从事食品营养与分子生物学教学和科研的中青年骨干。本教材由任娇艳、姚茂金担任主编，侯传丽、徐鑫、刘国艳、王彦波担任副主编。编写分工如下：第一章、第三章、第八章由任娇艳编写，第五章、第六章、第七章由姚茂金编写，第二章、第九章由侯传丽编写，第四章由徐鑫、刘国艳、王彦波编写。全书由任娇艳统稿。沙婉倩、刘力玮、徐真真、许泳钊、赵自宽、梁丽等为本书编写及图表处理做出了贡献，在此一并感谢。感谢广东省基础与应用基础研究基金（2023B1515040029）的支持。

由于编写任务的繁重，难免存在一些不足之处，恳请读者批评指正，共同促进本书的进一步完善。

编者
2025 年 2 月

CONTENTS | 目录

第一章　绪　论 ······ 1
　第一节　营养学概述及发展 ······ 2
　第二节　食品营养的分子生物学研究 ······ 12

第二章　食品营养与人类演化 ······ 17
　第一节　人类演化的背景与适应性 ······ 18
　第二节　食品营养对人类进化的影响 ······ 24
　第三节　食品营养在人类进化中价值与贡献 ······ 27

第三章　食品营养与表观遗传 ······ 35
　第一节　表观遗传的概述 ······ 35
　第二节　膳食调节表观遗传的基本机制 ······ 36
　第三节　宏量营养素调节表观遗传 ······ 42

第四章　食品营养的细胞生物化学基础 ······ 49
　第一节　细胞生物化学基础 ······ 49
　第二节　催化作用的细胞生物学基础 ······ 57
　第三节　细胞从食物中获取能量的代谢途径 ······ 76

第五章　食品营养信号转导及活性调节 ······ 89
　第一节　信号转导途径 ······ 89
　第二节　食品营养相关的信号通路 ······ 107
　第三节　食源性活性肽调节营养代谢 ······ 113

第六章　食品营养的感官神经生物学基础 ······ 125
　第一节　食品感官神经生物学基础 ······ 125

第二节　食品感官受体的调控与功能 …………………………………… 135

第七章　营养学研究常用的生物模型 …………………………………… 141
第一节　营养研究中基因修饰动物模型 ………………………………… 142
第二节　营养研究中常用的吸收代谢模型 ……………………………… 151

第八章　营养代谢及营养评估的常用研究方法 ………………………… 161
第一节　营养代谢及营养素需要量研究方法 …………………………… 161
第二节　人体营养状况的临床体征研究方法 …………………………… 171

第九章　肠道菌群与个性化营养 ………………………………………… 183
第一节　人体肠道菌群概述 ……………………………………………… 184
第二节　肠道微生物群与个性化营养 …………………………………… 191

参考文献 ……………………………………………………………………… 202

本书数字资源索引

资源名称	二维码	章节	页码
DNA 复制		第一章 第二节	2
基因组与基因		第一章 第二节	12
食物来源氨基酸对健康的营养功能		第五章 第三节	113
基因操控		第七章 第一节	142
基于生物工程模型研究营养素的吸收与代谢		第七章 第二节	151
食物营养素与肠道系统的相互作用		第九章 第二节	191

第一章

绪 论

学习目标

1. 掌握营养学本质与意义。
2. 掌握营养学中分子生物概念。

学习重点与难点

1. 重点：营养学本质。
2. 难点：营养学中分子生物概念。

食品营养与分子生物学涵盖食品科学、营养学与分子生物学等跨学科领域知识，致力于研究食物和营养这两大人类需求的科学基础。食物是人类赖以生存的物质基础，营养是人体生理功能的决定性因素。分子生物学为我们呈现了生命体在分子层面的研究技术，进一步探讨了食物成分在细胞和生物体层面的作用机制。通过深度挖掘这一交叉领域，可进一步明确食物与健康的关联，为预防和治疗营养相关疾病提供新策略。

食品营养主要关注食物中各种营养物质的组成和功能，包括宏量营养素（如蛋白质、碳水化合物和脂肪）以及微量营养素（如维生素和矿物质）。此类营养物质在维持人体正常生理功能、促进生长发育、维护免疫系统健康、维持代谢平衡等方面发挥着重要的作用。然而，食品营养在人体中的吸收、代谢与利用，以及它们与基因表达和细胞信号传递的交互作用，仍存在较多未知。分子生物学提供了从 DNA 到蛋白质、从基因表达到代谢路径的研究视角，揭示食物对人类的演化、人类表观遗传、基因表达的调控、细胞信号转导的影响以及其与疾病之间的联系，助力解析食物如何影响人体健康与功能。

本书旨在全面解读食品营养的核心概念，探寻食物中各种营养物质的生物学意义，以及基因与营养物质在食物代谢与营养调控中的角色。本书深入阐述了食品营养与分子生物学之间的联系，展示相关的研究手法与技术，为读者构建一个完善的知识体系。此外，书中也对该领域的未来发展进行了展望，包括前沿技术与研究方法，旨在推进该学科的研究与创新。读者将通过本书获取一个宏观而深刻的视野，帮助其更好地洞察食品营养与分子生物学之间的纽带，并为未来食品营养系统研究提供新的启示。

第一节　营养学概述及发展

营养代谢是指机体从外界摄取食物，并经体内消化、吸收和（或）代谢后，将这些食物转化构建组织器官、维持生理功能和满足生命活动所需的基本生物学过程。营养学作为一门综合性学科，致力于研究食物与生物体之间的互动，以及食物中的营养素、非营养素和抗营养素等成分在体内的分布、转运、消化和代谢过程。19世纪是科学蓬勃发展的时代，科学史上的三大发现：细胞学说、能量守恒定律和生物进化论，这三大里程碑式的发现为营养学的形成和进化奠定了坚实基础。至20世纪初，营养学已经逐步确立为一个独特的学科领域。随着对营养与健康关系的不断探索和深入了解，营养学正在进入一个新的研究和应用高峰，为人类健康和疾病预防提供了更为深刻的指导。本节将深入探讨营养学的核心定义、历史演进及其在现代社会中的作用。

一、营养学概述

（一）营养学概念和发展

营养学描述了生物体通过摄取食物，然后经由一系列生化和生理过程，如消化、吸收和代谢，来支撑其生命活动的全过程。在营养学中，食物成分被细分为营养素和非营养素。营养素是指维持生物体的繁殖、生长、发育和所有其他生命活动所必需的物质，且需从外部环境中获取。营养学的核心使命是深化对食品与人类之间的关系的理解，其目标为促进健康、加强生长和发展、预防和管理疾病，并在面对日益多样化的生活和物质需求时，确保为环境的可持续发展做出贡献。

营养学是探索食物及其所含营养素如何调节生物体新陈代谢、预防并辅助治疗疾病的生命科学分支。营养学历史可追溯到古希腊时期，希波克拉底，被誉为"医学之父"的古希腊医学家，在公元前约300年便首次强调了膳食营养对健康的至关重要性，倡导通过均衡饮食与良好的卫生习惯来维护身体健康。然而，直到18世纪末至19世纪初，营养学才从经验主义转向实证科学研究。例如，1810年，路易斯·尼古拉斯·沃克兰（Louis-Nicolas Vauquelin）首次从芦笋中分离出天冬氨酸，这是人类首次识别出的氨基酸；1844年，克洛德·伯纳德（Claude Bernard）揭示了葡萄糖在生物体中的存在，为理解血糖调节机制提供重要科学基础。进入20世纪中叶，营养学迎来了繁荣发展期，构建了食物成分与物质代谢的基础框架，并在此期间发现了众多重要营养素，至1953年已确认出35种营养素。在英语词典中，营养学被定义为系统研究食物、营养素及其与健康的关系的学科。该学科重点关注生物体如何摄取和代谢各类营养素，如维生素、矿物质、碳水化合物、蛋白质和脂肪，并深入探索饮食选择对健康福祉的影响。

营养学为我们提供了关于饮食建议、营养调节及培养健康饮食习惯的指导，其研究范围深入到营养代谢、膳食指南、营养素构成及饮食与慢性疾病之间的联系。在20世纪中叶，英国对营养学的定义特别强调了食物成分的生物化学性质及其在人体内的代谢途径，旨在解析如何高效利用食物中的营养素来维持生命活动、组织修复和能量产生。营养学的研究不仅涉及食物中的营养素和其他化学物质，还关注该类物质在人体中的生物作用和交互影响。世界卫生组织现已明确指出，营养在健康和发展中扮演着核心角色，它与改善母婴健康、增强免疫功能、确保安全孕育和分娩、降低非传染性疾病风险以及延长寿命等多方面都存在深厚联系。

2005年，一篇发表于 Public Health Nutrition 的吉森宣言对营养学（也称新营养学）进行了重新定义，将其范围扩展至社会和环境层面。该宣言概括了营养学未来的发展指导原则，特别强调了可持续性和全球健康。此宣言将营养学描述为："一门研究食物系统、食品及其所含营养素和其他成分，以及它们在各种相关的生物、社会和环境系统之间的交互作用"的学科。

B·斯里拉克什米（B. Srilakshmi）在2014年的 Nutrition Science 一书中将营养学定义为一门研究食物中的各种营养素与健康及疾病关系的学科，涉及食物成分的摄取、消化、吸收、运输、利用以及排泄的全过程。此外，营养学还考察食物和饮食习惯在社会、经济、文化和心理层面上的影响。即营养学是研究关于食物在保持健康方面作用的学科，其中，世界卫生组织将健康定义为："身体、精神和社会完全健康的状态，而非单纯地没有疾病或虚弱"。

2016年出版的 Food and Health 中，作者M·卡雷拉（M·Carrera）深入探讨了生物体对饮食的复杂响应机制，指出营养学不仅局限于营养素的研究，还需扩展到分子间的互动、代谢过程、信号转导途径、生理机制、病理现象以及毒性研究等多个维度。通过运用系统性方法和模型分析，营养学揭示了饮食与生物体间深度交织的互动，并采用定量或半定量手段进行深入研究。

2018年出版的 Nutrition Science 中，作者富兰克林·杰克逊（Franklin Jackson）也指出，营养学旨在研究营养素与其他食物物质的相互作用，以及它们在生物体的生长、发育、繁殖、健康和疾病控制中的关键作用。同时，营养学还包括对生物合成、排泄、吸收、分解代谢、同化等生物化学反应与生理过程的深入研究。

从根本上讲，营养学探索生命过程的底层机制，以人的营养健康为出发点，对个体或整个群体，都强调营养状况、健康和长寿为核心目标。因此，营养学应该兼具科学性和社会属性，营养学发展对国家的农业、食物生产加工、国民体质提升、社会经济和环境可持续发展等有着重要作用。

（二）营养学的本质

从本质上讲，营养学是一门综合学科，其核心特征在于探索环境中提取的化学物质如何转化为生命提供所需的能量、底物和辅助因子。营养学不仅聚焦于外源性营养的摄入，还深入研究内源性环境，如结肠菌群，该环境可以将多样而不稳定的摄入物转化为稳定且适量的营养供给，以维持集体的正常功能。营养需求因个体的年龄、性别、生理状态、生活方式和行为习惯等因素而异，体现了显著的个体差异。同时，食物的多样性与个体内部和个体之间内部环境的相对稳定性形成对比。该稳定性可通过调节机制和适应策略得以维持。因此，掌握科学研究方法对准确界定机体的营养需求的本质，并在不同情景下充分满足机体的营养需求至关重要。

人类通过整合和调节机体的细胞、组织和器官行为，维持着结构的完整和功能的稳定，以应对外部环境变化所带来的挑战。食物中的营养素经过代谢过程释放能量，支撑机体复杂的物理化学反应，确保新陈代谢的正常进行。生命的基石在于机体持续从环境中汲取必需的氧气、水分和食物，这一系列动态过程构成了维持全生命周期健康的基础。

营养学的研究覆盖了全生命周期的不同年龄阶段，从孕期到老年期，每个阶段都需要能量和营养，以维持正常的新陈代谢。在婴儿期、儿童期、青少年期和妊娠期，机体处于能量和营养的正平衡状态，组织有序增长，促进机体结构和功能不断强化。成年期的健康通常表现为能量和营养的平衡状态，身高、体重和身体组成长期保持稳定，与生理、心理、智力和社会功能协调一致。

（三）营养学的完整性

细胞是生命活动的基本单位，其完整性的维持对于组织和器官的正常功能至关重要。适当的炎症和免疫反应不仅有助于维持机体内部稳态，同时还提供了身体的防御机制，从而确保身体的完整性。健康的生物体表现出对环境变化、异常压力和损伤的适应能力和恢复能力。这种维持内部环境的能力被称为内稳态，而对外部压力的应对能力被称为应变稳态。生物体应对内外部压力的总和被称为应变稳态负荷，而生物体的适应能力正是维持生命和内外稳态的关键因素。

为了应对内外部环境的不确定性，机体需要具备一种储备能力，以根据需要时加以利用，被称为恢复能力。因此，机体的营养完整性不仅取决于维持正常功能的能力，而且与环境适应性密切相关。食物摄入不足或劣质饮食会限制机体的适应性反应，导致其对内外干扰的恢复力降低，进而增加患营养不良的风险。因此，了解个体和群体对能量和营养的需求，并通过合理的饮食摄入和其他方式最佳地满足机体营养需求，从而确保机体的营养完整性。

二、全生命周期的营养需求概述

全生命周期营养学研究重点关注生物体在不同生命阶段（图1-1），包括胎儿、婴儿、学步儿童、学龄前儿童、小学生、青少年、成年人和老年人，所面临的特定营养需求以及相应的生理和健康挑战。全生命周期营养管理的核心目标是针对性地解决以下关键领域：胎儿的生长发育、孕产期和哺乳期的营养需求，与特定高风险状态相关的营养指标，儿童的饮食模式，以及与老年人相关的营养需求。通过综合研究和精准管理各生命周期阶段的营养要求，我们能更加系统地理解并满足人体在其生命各个阶段的营养需求，从而使健康潜能最大化，降低疾病风险。

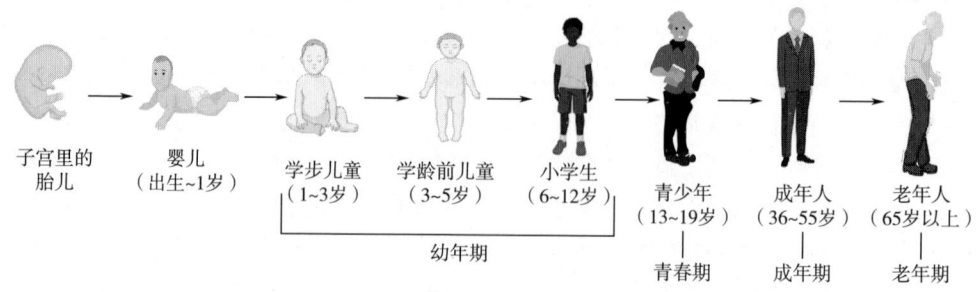

图1-1 营养学覆盖全生命周期各年龄阶段

（一）婴儿时期的营养需求

婴儿的营养需求对于维持适当生长和最佳的健康状态至关重要。在婴儿时期，营养需求与生长模式密切相关。一个健康的婴儿，从出生到1岁，大约需要摄入能量为100kcal/(kg·d)（1kcal=4.184kJ）。新生儿的能量需求较高，达到110~135kcal/(kg·d)。与成年期主要为维持生理稳态的营养需求不同，婴儿的营养需求更多是为了支持其生长和发育。由于婴儿体内的营养储备有限，以及其代谢和生理机制尚未完全成熟，他们在面对营养摄入不足时，调节能力也相对较弱。因此，在婴儿时期，确保营养摄入的质量和数量对于婴儿的适当的生长和发育至关重要。许多与营养相关的底物在婴儿体内的储存量较小，加之其代谢途径和生理功能通常尚未发育成熟，这导致婴儿在有效利用和补偿营养供应不足方面面临严重限制。以铁为例，铁是支持婴儿生长、红细胞形成和氧气输送的关键矿物质。然而，婴儿在出生时的体内铁储存量有限，仅为250~300mg，而母乳或婴儿配方奶中的铁含量也相对较低。同时，婴儿的肠道吸收铁的能力尚未完全成熟，即意味着婴儿在铁需求方面面临一定挑战。研究表明，婴儿在出生后的前6个月内，肠道对非血红蛋白铁（主要来源于植物，如谷物、豆类和菠菜）的吸收能力较弱。相比之下，血红蛋白铁（主要来源于动物，如肉类）的吸收效率通常较高。因此，铁摄入不足或铁吸收受阻均可能导致婴儿发生缺铁性贫血，进而影响其健康成长，可能导致免疫低下、认知及运动发展迟缓等问题。

(1) 蛋白质　在婴幼儿阶段，摄入的蛋白质主要由乳清蛋白和酪蛋白构成。乳清蛋白中甲硫氨酸含量较少，酪蛋白中半胱氨酸含量较少。对于婴幼儿而言，母乳是优质的蛋白质来源，其中乳清蛋白与酪蛋白比例约为80:20，而初乳中乳清蛋白与酪蛋白的比例高达90:10。牛奶中的蛋白质配方以不同比例和含量的乳清蛋白和酪蛋白组合形成，为了模仿母乳中乳清蛋白的优势，经常会调整乳清蛋白与酪蛋白的比例，一般为55:45。当这些食源蛋白质进入婴幼儿的消化系统时，它们首先被分解为多肽及单个的氨基酸。在此过程中，肠道上皮细胞在多肽和氨基酸的吸收上发挥着核心作用。某些氨基酸，如谷氨酸和天冬氨酸，可以被肠道细胞直接利用。通过专门设计的氨基酸配方，蛋白质也可实现肠外供给。一些氨基酸，由于机体无法自行合成或合成的量不能满足需要，因此被定义为必需氨基酸，如缬氨酸、亮氨酸、异亮氨酸、赖氨酸、色氨酸、苯丙氨酸、甲硫氨酸和苏氨酸；对婴幼儿还应加组氨酸，为9种。此外，婴儿在生长和发育过程中，半胱氨酸的合成能力相对较低，这归因于酶活性和代谢途径的限制。一方面，婴儿在生长和发育过程中，参与半胱氨酸的合成和代谢过程的相关的酶，如半胱氨酸合成酶和半胱氨酸酶，其酶活性较成年人水平较低，这限制了婴儿自身合成半胱氨酸的能力。另一方面，半胱氨酸的合成涉及多个代谢途径和反应，其中包括甲硫氨酸和丙酮酸的代谢途径。婴儿在早期发育阶段，上述代谢途径尚未完全成熟，或由于其他生理因素的限制，导致半胱氨酸的合成能力受到限制。

(2) 脂肪　在胎儿发育阶段，脂质主要以脂肪酸的形式通过胎盘进行传递，随着妊娠进入晚期，脂质含量逐渐增加，成为新生儿出生后的主要能量来源。甘油三酯是脂质的主要组成部分，占脂质总摄入量的90%，而磷脂和胆固醇则以乳脂球的形式进入体内。当肠细胞摄取和利用脂质时，产生乳糜微粒，其中富含甘油三酯的脂蛋白通过淋巴运输到目标细胞。近年来，新型脂质乳剂在婴儿肠外营养相关胆汁淤积症（parenteral nutrition associated cholestasis, PNAC）治疗中得到了广泛应用，这些脂质乳剂一般由大豆油、橄榄油及鱼油的混合物构成。

(3) 碳水化合物　在婴儿的早期发育阶段，消化系统和代谢功能尚处于未成熟状态，特别是对于复杂的糖类（如蔗糖和果糖）的消化和吸收功能较弱。过多的蔗糖和果糖摄入可能给婴儿的消化系统造成负担，导致消化不良或肠道不适。在婴儿饮食中，碳水化合物（主要是乳糖)的最低摄入量应占总能量的40%,并且在2岁时逐渐增加到55%。过多的蔗糖和果糖摄入还可能导致能量过剩、营养失衡和相关的健康问题,如肥胖、龋齿等。婴幼儿的饮食应该以提供均衡的营养为原则,合理控制糖类的摄入量。根据发布的 GB 10767—2021《食品安全国家标准 幼儿配方食品》,对中、大婴儿配方食品中碳水化合物含量提出了明确规定:乳基中大婴儿配方食品中的碳水化合物,其中的乳糖含量不应低于90%;乳基幼儿配方食品的碳水化合物中,乳糖含量应不低于50%。同时,该标准对婴儿及中大婴儿配方食品中蔗糖的添加进行了严格限制。该标准还特别规定,婴儿及中大婴儿配方食品不得使用果糖、蔗糖或含有果糖和/或蔗糖的成分(如果葡糖浆)作为主要的碳水化合物来源。这些规范旨在确保配方食品中的碳水化合物满足婴幼儿的科学营养需求,并避免添加过多对健康不利的糖分,从而维护婴幼儿的健康成长。

(4)微量营养素和其他微量元素 在胃肠道中,微量元素的吸收受到严格的调控。根据婴儿年龄和相关疾病情况,需要对微量营养素的摄入量进行特定调整。以早产儿为例,由于其生长过程中的特殊需求,他们对铁的需求量显著增加,以满足红细胞合成和骨髓增殖的要求。同时,由于早产儿生长速度较快,其对锌的需求也相应提高。因此,早产儿可能出现营养性锌缺乏症的风险,导致机体生长迟缓、伤口愈合困难、皮疹和缺铁性贫血等一系列综合征问题。

(二)儿童期和青少年期的营养需求

在儿童和青少年时期,营养的摄入和代谢具有至关重要的生理学意义。与成人相比,儿童为了支持其身体的生长和发育,需要更多的能量和营养物质。在这两个时期,钙的摄入量对于骨密度的构建及降低未来的骨折风险起着至关重要的作用。研究结果表明,早期实施优质的营养供应策略可能对个体长期健康和寿命产生重要影响。此外,早期营养对认知能力和认知发展也具有潜在的长期影响。研究表明,氨基酸、铁、锌、长链多不饱和脂肪酸和其他营养素的摄入和代谢已被证明对大脑功能在短期和长期内产生影响。儿科胃肠病学、肝脏病学和营养学会为健康儿童和青少年群体制定了营养素参考摄入量(表1-1)。

表1-1 健康儿童和青少年群体平均每日能量和营养摄入的最新参考值示例

年龄	能量/ (kcal/kg) (男性/女性)	蛋白质/ (g/kg) (男性/女性)	脂质 (能量 比例)/%	必需脂肪酸 (能量比例)/%	钙/mg	镁/mg (男性/女性)
0~4月	110	2.0~2.2	45~50	4.5	500	40
4~12月	95	1.2~1.6	35~40	3.8	500	60
1~4岁	100	1.2	30~35	3.5	600	80
4~7岁	90	1.1	30~35	3.5	700	120
7~10岁	75	1	30~35	3.5	800	170
10~13岁	60/65	1	30~35	3.5	900	230/250
13~15岁	55/45	1	30~35	3.5	1000	310
15~19岁	45/40	0.9/0.8	30~35	3.5	1200	400/350

续表

年龄	铁/mg （男性/女性）	锌/mg	维生素 D/μg	维生素 K/μg （男性/女性）	叶酸/（μg 叶酸当量）
0~4 月	6	5	10	5	80
4~12 月	8	5	10	10	80
1~4 岁	8	7	5	15	120
4~7 岁	8	10	5	20	160
7~10 岁	10	11	5	30	200
10~13 岁	12/15	12	5	40	240
13~15 岁	12/15	15/12	5	50	300
15~19 岁	12/15	15/12	5	70/60	300~400

（三）老年期的营养需求

全球人口正在逐步步入老龄化阶段，各国的老龄人口数量和比例均在持续增长。根据 2019 年修订的《世界人口展望》数据显示，到 2050 年，全球 16% 人口年龄将在 65 岁及以上。此外，2018 年全球 65 岁或以上人口数量首次超过了 5 岁以下人口；预计 80 岁或以上人口数量到 2050 年将增长两倍，从 2019 年的 1.43 亿增至 2050 年的 4.26 亿。鉴于此，确保老年人群体获得适当的营养对于增进其健康、减缓或降低患病风险、维持其功能独立性以及支持其持续的独立生活方式尤为关键。

随着年龄增长，老年人可能会面临生理上的多重挑战，这些都会对他们的营养摄入造成影响。具体来说，老年人的味觉和嗅觉功能往往会逐渐减退，同时口腔健康问题（如牙齿疾病）可能限制他们摄取硬质食物。此外，常见的口干症会导致吞咽困难，进而影响老年人正常摄入食物。对于老年人胃肠道，一些病理变化，如萎缩性胃炎，可能干扰必需营养素的吸收。此外，胃的排空速度可能会随着年龄的增长而减慢，进而影响食欲。从生理组成上看，老年人的身体结构也会随时间发生变化。例如，随着年龄的增长，体脂逐渐增加而肌肉质量减少，这一现象称为肌肉衰减。肌肉质量的损失通常在 50 岁左右开始，在 60 岁之后变得更加显著，并且脂肪量持续增加至 75 岁左右。这种肌肉量的减少导致基础代谢率在 30~80 岁之间下降约 15%。即意味着随着年龄增长，人体需要的能量逐渐减少。特别是在 75 岁之后，人体每天的能量需求约减少 150kcal。体重、基础代谢率和能量需求会随着年龄的增长而下降，能量需求的减少会影响食物消耗的数量或体积，可能导致老年人食物摄入量或食物量减少，尤其是可能导致微量营养素摄入不足。值得注意的是，维生素 D 对于维持骨骼健康和肌肉力量至关重要，老年人缺乏维生素 D 会影响机体功能并增加跌倒的风险。

（四）营养供给

营养供给包括数量和质量两个维度。其中，"量"关注食物的摄入量是否能够满足个体的总体能量需求，"质"则着重于食物中的营养成分是否与个体的营养需求模式相匹配。个体的能量需求主要由基础代谢率（basal metabolic rate，BMR）和其体力活动水平共同决定。

体力活动所产生的能量消耗与 BMR 大致正相关。BMR 的水平受到身高、体重、性别、年龄、生理成熟度以及特定生理状态（如怀孕和哺乳期）等因素的影响。为满足能量需求，人体会氧化氨基酸、脂肪和碳水化合物，这些摄入比例在日常饮食中得到体现。而食物的"质"主要取决于食物中的营养组成，如氨基酸、脂肪、碳水化合物、矿物质、维生素、微量元素以及水的相对含量。

在轻度体力劳动状态下，个体的能量需求相对较低，从而导致其所需食物摄入量减少。但是，摄物量减少可能导致营养素摄入不足。若饮食过于偏向某一种营养素，特别是在低能量摄入的情况下，极端的饮食模式可能会加剧特定营养素不足的问题。例如，高强度体力劳动者由于其高能量消耗，需要摄取大量食物来满足多种营养素的需求。但是，在低能量消耗且食物摄入受限的情况下，饮食中的任何营养素限制都可能被放大，导致营养不均衡或不足的风险增加。

在疾病或应激条件下，如感染或炎症，能量需求与营养摄入的平衡可能受到影响。此种影响与机体的应激反应机制有关，特别是涉及下丘脑-垂体-肾上腺轴和交感神经系统的过度激活，以及因此导致的糖皮质激素和儿茶酚胺的释放。随着应激的加重，身体可能经历增强的代谢反应，表现为食欲下降、组织代谢需求变化和急性期反应，可能导致营养物质摄入、分配和利用的不平衡。具体的反应强度依赖于机体的应激负荷和适应性调控能力。对于饮食质量低下的个体，其对应激的营养适应能力在应激前、中和后可能都会遭受损害。为确保从应激或疾病中完全恢复，通常需要优化饮食质量，并可能需要扩展恢复期。

（五）营养缺乏

营养缺乏是指因摄食不足、生理需求量增加、过度排泄或营养物质吸收受阻等因素引起的身体状况。营养摄入不足会妨碍身体的正常功能，并可能诱出特定疾病。营养吸收受阻相关因素包括机体代谢率，营养物质吸收障碍（如慢性腹泻、小肠吸收不良综合征、胃肠手术后遗症），进食困难（如咀嚼困难、吞咽困难、味觉改变、口腔溃疡、进食后立即有饱胀感），食欲下降（如机体处于疼痛、焦虑、抑郁、悲哀或其他不适状态引起），偏食、节食或神经性厌食，以及机体对营养物质的需要增多（如妊娠期、哺乳期、青春期等）。不足的营养摄入会妨碍身体的正常功能，并可能诱发特定疾病。与吸收障碍相关的因素有：增加的代谢需求、吸收受阻（如慢性腹泻、小肠吸收不足、胃肠道手术后的并发症）、摄食障碍（如咀嚼或吞咽困难、味觉异常、口腔炎症、餐后饱胀）、食欲降低（如由于疼痛、情绪障碍或其他生理不适引起）、饮食习惯不良、过度节食或厌食症，以及特定时期的营养需求增加（如孕期、哺乳期或青春发育期）。

过多的营养需在安全阈值内被吸收或排除，否则会增加机体代谢压力。维持在适当的能量和营养素摄入范围可满足身体的生理需求，从而降低营养缺乏或过剩的风险。食欲的自然调整是机体的一种生理上的防护机制，反映出食物摄入是否满足机体的需求。饮食中缺乏某营养素可能导致食欲减退，例如，锌的缺乏会导致食欲减退、味觉障碍、异食癖，使人生长发育迟缓。低质量饮食通常导致食欲不振，进一步导致代谢功能失调，严重时甚至可能致命。

（六）限制性营养素

在 1840 年，李比希（J. von Liebig）首次阐述了"最小限制因子"原理，指出在植物生长过程中，最为缺乏的营养元素将成为制约其生长的决定性因子，即被视为限制性营养素。这一概念已广泛应用于描述各种生物的限制因素，不仅涵盖了营养物质的缺乏，也包括了过量的化学营养物质和其他环境因素的限制作用。通过在饮食中补充缺乏的营养物质，可改善食欲、恢复机体正常的结构和功能，以及影响行为表现。在过去的100多年里，营养研究取得了显著进展，我们已经确定了人体对能量的需求，以及单个营养素的绝对需求量和比例。饮食中缺乏某一营养素会导致机体出现不同程度的营养不良。例如，摄入劣质食物可能会迅速引起食欲不振、体重减轻和身体成分改变。然而，某些营养素如维生素A或维生素B_{12}的摄入变化可能需数周或数月才能在机体中显现明显的影响。当机体缺乏铁、铜或镁等元素时，可通过内部调节来短期改善微量元素含量，以减轻对机体的不良影响。

能量或单一营养物质缺乏会限制机体的功能，并影响机体内部的交互作用。饮食中能量和蛋白质之间相互影响，增加能量摄入可恢复氮平衡，增加蛋白质摄入可恢复能量平衡。该规律普遍适用于其他营养素，称为克列伯定律，即通过提高饮食能量效率来确定限制性营养素。营养与能量之间的相互作用可证明营养素之间的相互影响，过剩营养素可能导致热量损失和组织积累。

三、营养系统与正常发育及环境适应

（一）营养对生长发育的调控与影响

生长涉及身体各器官和系统的数量性扩张和形态演变，代表了机体的量化增长，而发育包括细胞、组织和器官的分化、完善及功能性成熟，反映了机体的质化进步。这两个过程相互影响：生长提供了发育所需的物质基石，发育的进展在生长表现中得以体现。生长是一个系统的、有层次的扩张，表现为组织的数量、复杂度、组成以及成熟度的递增，可通过身高、体重、身体比例及组成的演变进行量化。而与成熟度相关的微观变化，如骨骼的成熟或进入青春期，是发育的标志。但这些只是对高度复杂且调控精准的发育进程的简单概述。此进程的特质及节奏受到遗传、表观遗传及各种内分泌激素的交互作用所调控。但根本上，这些过程都需在关键时期获得充足的能量供应和恰当的营养策略，以催化合适的组分的合成与累积。生长和发育的调节在很大程度上取决于内分泌系统，其中涉及的激素直接进入血液，通过血流传递到身体各部分，在特定部位施展其效应，从而协同机体的代谢、生长、发育、生殖以及其他生理功能。

世界卫生组织发布的《儿童发育标准》为国际社会提供了最新的评估婴幼儿健康成长的依据。该标准的数据是根据世界各地正常儿童的成长经验制定的。标准显示，在6岁之前，婴幼儿成长主要受到营养、哺育方式、环境和医疗保健等因素影响，而遗传和种族的影响相对较小。只要婴儿得到适当营养和护理，无论出生在何地，充分营养保障使其在成年后能够达到正常的身高和体重。生长障碍通常表现为消瘦或发育迟缓，与组织和器官的功能有关。在早期阶段，这些限制可能是可逆转的，但随着年龄的增长，可逆性逐渐减弱意味着储量的减少和恢复力的下降，而恢复力的下降意味着机体更大程度的脆弱性。即在同样的环境挑战下，恢复力较差的个体可能更早地出现营养不良，或者在面临相同环境挑战时，表现出更为严重的表型。

（二）机体对营养与环境变化的适应性调节

机体利用适应性机制来调节生理活动，以应对各种饮食和环境条件的变化。环境适应的核心特征在于，当外部环境发生改变时，机体展现出可逆性的生理和结构变化。例如，在高海拔地区，机体可能会产生更多的红细胞以应对氧气稀薄的环境，但当返回低海拔地区后，红细胞计数会回归正常值。当能量和营养供应与机体需求不平衡时，可能会出现体重的波动。体重下降可能是机体在未获得充足食物摄入的情况下，依赖氧化分解体内储存的营养物质以供给能量的结果。各种组织在这一过程中可能会在不同的程度上丧失其质量，其中肌肉和脂肪组织的丧失尤为显著。这种质量的损失不仅可能会对机体功能产生负面影响，增强机体对外界压力的敏感性，并降低其维持内环境稳定的能力。反之，当营养摄入超出机体的适应阈值时，可能会导致代谢调控失衡，进而增加疾病的易感性。

机体对大量营养素摄入的适应能力有限。当外源性营养物质在循环中的速度超过了机体清除和吸收的速度时，正常的生理调节和控制机制可能受到损害，从而引起营养分配、血压和止血反应等方面的变化，过量的营养摄入也可能导致调节失调、恢复力减弱和脆弱性增加。其特征包括体重和脂肪增加，脂肪在肌肉和内脏中积累，以及循环中的营养素物质和激素浓度升高，可能伴有慢性炎症、血管功能受损，以及脂质、氨基酸和葡萄糖代谢异常，从而增加患疾病的风险。虽然机体会尝试适应这种超负荷状态，但长期来看，这种适应可能导致生存适应能力的扩展，但恢复力可能下降。因此，保持营养摄入与营养需求的平衡对于维护机体的长期健康与稳定至关重要。

四、营养学研究的进展

经过100余年的发展，营养学已经演化为一个系统的、多学科交叉的独特领域，覆盖了众多的研究子领域。传统上，这一学科主要依赖化学、生理学和生物化学的方法论，并将食物和膳食作为其核心研究对象，从而建立了一套独特的理论体系和技术方法。在此演变过程中，营养学深入探讨并明确了食物、营养素与疾病间的复杂相互作用，同时也解决了一些其他学科面临的挑战。

（一）营养需求和未来发展重点

我国人口已经超14亿，老龄人口占比超过18%，慢性病的发病率尚未显示出放缓的趋势。与此同时，我国居民生活水平不断提高，预期寿命不断延长，因此人们对多样化、优质化食物的需求明显增加。《"健康中国2030"规划纲要》和《国民营养计划（2017—2030年）》中提出了多项任务和节点，以满足人们健康需求。因此，满足人们的健康需求将成为未来营养学发展的重要关注点。

（1）营养学研究早期的主要目标是预防和治疗营养缺乏病，围绕改善营养不良和营养缺乏相关疾病的概念、发生谱系、疾病机制和防控技术展开。然而，自20世纪80年代以来，研究重点转向膳食营养在防控慢性病的发生和发展中的作用，以及相关的营养干预和治疗技术。在理论方面，针对三大营养素与慢性病之间的关系尚需深入研究。此外，虽然营养学起初强调食物的生物化学，但现在更加注重对食物消化吸收和功能作用的理论和机制研究。尽管如此，营养管理与慢性病的关系仍需更多的关注和深入研究。

（2）现代营养学技术体系的创新发展面临着挑战，主要涉及对观察性研究的依赖、潜在的混淆因素以及由于主观报告错误导致的关联偏差。例如，在探索脂肪与衰老、痛风等疾病的相关性时，膳食调查和横断面研究均存在潜在偏见。为克服这些挑战，我们需加强现代营养学的实验方法、先进技术和研究策略，以增强研究的准确度、特异性及可信度。多学科合作、新技术和新仪器的开发创造对于扩展评估工具和营养生物标志物的应用具有决定性的意义。营养学正从一门描述性学科逐渐演变为一门实证性学科。与此同时，营养学专家应当利用营养学知识和技术来解析并解决社会健康问题，推进健康中国的发展。

（3）精准营养（precision nutrition）研究面临的挑战包括人类生命体的多样性和单个营养素对个体表型的微小影响。为应对这些挑战，多组学方法已逐渐成为研究的核心技术手段。近年来，国际营养学界特别强调精准营养的重要意义，确立其为首要的研究方向。精准营养的研究涵盖表观遗传学、人种差异、疾病状态等众多变量，其主旨在于深入揭示个体在食物代谢中的响应异质性及其成因。这为制定精准的营养建议和干预策略提供了依据，旨在预防和管理慢性疾病，并为个体化的营养策略和相关政策决策提供科学支撑。

未来营养学的探索必须汲取跨学科的知识和深度整合各个层次的认识，为确保学术措辞的精确性和一致性、推进测量技术的标准化，以及培养跨学科的综合与解析能力。营养学作为一门交叉学科，其研究范畴与多个领域相交融。尽管已在跨学科沟通上取得积极进展，但现代科技为这一交流开辟了新的路径和机遇。因此，确保各学科间目标与理念的快速融合显得尤为重要。总之，营养学的研究应基于对各个子领域的深入探索，进一步揭示整体系统的运作及其各部分之间的相互关系与作用。

（二）营养学研究工具

营养学有两个主要特征：确定能量和营养需求，以及评估能量满足营养需求的程度，即营养状况或状态的能力。营养状态的评估是一门专注于研究营养的领域，它涵盖了多个层面，从细胞和器官到整个身体，甚至涉及人类、动物或植物种群的水平上。为了开展这项研究，研究者使用专门的工具和方法来了解不同层面的营养情况。

（1）通过基础研究的推动，人们可更深入了解食物对机体的影响，促进相关领域的新发现和创新，主要的研究重点涵盖以下方面：①展开生物信息学研究，以提升人们对与营养相关的基因和通路的理解，探索其在机体内的功能和调控机制；②加强对感官营养（sensory nutrition）和饮食行为的深入研究，以探索人类对食物的感知、评估和选择的生理和心理机制；③研究饮食与宿主微生物组之间的相互作用，揭示食物成分对微生物组结构和功能的影响，以及微生物组对食物消化和宿主健康的调节作用；④识别和明确食物经由微生物组和宿主的消化和代谢所产生的未知代谢产物，深入研究其对宿主生理和疾病风险的影响机制；⑤开发可应用于微生物组和精准营养研究的新工具，用于微生物组和精准营养研究，以提高研究的准确性、精确性和实际应用性；⑥推动饮食数据获取方法的开发和改进，提高数据获取的准确性和全面性，促进不同数据源的整合，以支持对饮食与健康关系的深入研究。基于深入探索上述研究领域，将推动人们对食物与机体相互作用的全面认知，推进微生物组和精准营养领域的科学进展。

（2）通过探索膳食模式和饮食行为对最佳健康状态的影响，获得关于适宜饮食选择和进食时间的指导，主要的研究重点涵盖以下方面：①开发先进的膳食模式分析方法，以提高膳食模式分析和评估的准确性和全面性；②研究个体对不同膳食结构的响应差异机制，包括遗传、代谢、生理和行为等因素，并探索其背后的生理和遗传机制；③在时间维度上研究膳食模式对健康的影响及其机制，包括生物节律、代谢调控和疾病风险等因素；④发现并验证慢性病的预测生物标志物，以识别早期慢性病发展的迹象，并为个体化的营养干预提供科学依据；⑤开发并验证膳食结构的预测算法，以便精确预测个体在不同膳食结构下的营养摄入情况，并为制定个体化的膳食建议提供准确性和可行性；⑥利用行为和实施科学（implementation science）来激励和维持健康饮食习惯，以促进和维持健康饮食习惯的形成和坚持。

（3）通过确定营养在整个生命周期中的作用，即针对吃什么以及如何吃来提高整个生命周期的健康水平，主要研究重点涵盖以下方面：①研究受孕前、孕早期和产前阶段的营养状况对胚胎发育、儿童健康和慢性疾病风险的影响，包括遗传、表观遗传和环境因素的相互作用；②提高对母乳成分及其作用的认识，包括其微量营养素、生物活性物质和免疫成分等方面，以及母乳喂养对婴儿生长、免疫功能和健康发展的影响；③评估婴幼儿期饮食和营养状况对婴儿生长、认知发展、代谢调节和疾病风险的影响，包括早期的生活方式和饮食干预对婴儿健康的长期影响；④开发和应用表观遗传学的预测工具，探索营养与表观遗传修饰之间的关联，以了解个体在不同营养环境下的响应差异和健康结果；⑤评估营养在促进健康老龄化中的作用，包括营养摄入与心血管健康、认知功能、肌肉功能和免疫功能等方面的关联，以促进健康老龄化和延缓老年相关疾病的发展。基于上述研究内容的深入探索，将为制定营养干预措施和生命周期营养指南提供科学依据，以促进整个生命周期的健康和预防慢性疾病的发生。

（4）为了减轻疾病临床负担并提高食品的功效价值，主要的研究内容涵盖以下方面：①研究疾病状态和营养之间的相互作用，深入探索疾病状态对营养代谢、营养需求和营养摄入的影响，以及营养对疾病预防、治疗和管理的效果；通过研究营养在不同疾病背景下的作用机制，改善临床护理、优化检测诊断策略，从而改善临床结局；②优化对能量、蛋白质和微量营养素等营养不良的评估，提高对营养不良的识别和评估方法，包括测量能量消耗、评估蛋白质和微量营养素的供应和利用效率，以及衡量营养不良对机体功能和临床结果的影响；③制定明确的临床指南和标准，以确定何时开始和停止患者的医疗营养干预，涉及评估患者的营养状况、疾病进展和治疗反应，以及制定个体化的营养支持计划。基于上述研究内容的开展，改善临床营养实践的准确性和效果，减轻疾病对患者的负担，提高食品的功效价值，并为临床决策和个体化医疗提供科学依据。

第二节　食品营养的分子生物学研究

在人类营养学领域中，分子生物学主要是应用分子生物学的工具和技术来探讨食品、营养元素及其与相关基因表达、代谢路径和细胞信号途径的分子机制。此研究旨在深入理解食品和营养元素如何对人体的生理与代谢活动产生影响，并进一步探索营养与基因的交互作用。本领域的研究深度探究了食物和营养元素如何通过调节基因表达来影响生物过程，这涉及转录因子、表观遗传调控以及非编码 RNA 的分子调控机制，它们能够影响基因的转录和翻译，从而调节如代谢、细胞增殖、分化和免疫反应等生理功能。研究还揭示了食品和营养成分如何调节代谢路径，这涉及营养物质的消化、吸收和代谢过程，及其与能量合成和调控相关的关键酶和信号转导之间的联系。此外，分子生物学还深入探索食物和营养元素如何通过细胞内信号途径来调控细胞功能，特别是蛋白激酶、核受体以及细胞信使分子的作用，及其在调节代谢和细胞增殖中的重要性。分子生物学进一步揭示了个体的基因变异如何影响特定营养成分的代谢和响应，以及营养和基因的交互作用对整体健康的影响。这一领域涵盖了营养基因组学、表型遗传学，以及基因背景与营养摄入之间如何共同决定代谢、健康风险和营养反应。

通过分子生物学的透视，我们可更深入地了解食物和营养元素在分子层面上对人体的影响，从而为个性化营养建议和预防策略提供坚实的科学依据，强化对人类营养与健康关系的理解，并促进基于分子机制的营养干预的发展。

一、营养研究中的分子生物学关键概念

在科学领域，研究者已将营养学与分子生物学相结合，进一步发展了营养遗传学和营养基因组学，以探寻人类营养学的深层次机制。该新兴学科结合了对人类基因组及其多样性的深入了解，旨在阐述营养物质、相关的蛋白质及编码基因如何共同作用，影响和维系人类物种的生物机制。

在人类的演化史中，我们的祖先由于对特定的化学营养素的需求，以及因栖息地和季节性变化所导致的营养物质的差异，被迫争夺和竞逐有限的食物资源。能够成功获得并有效利用这些资源的个体，往往展现出更优越的生理健康与繁殖能力，从而确保其遗传信息能够传递至下一代。通过营养遗传学和营养基因组学的深入研究，可以更精确地理解个体基因组与营养摄取和利用之间的复杂相互作用，同时揭示不同基因型在营养物质代谢上的特异性。这种对人类在进化过程中对化学营养素的需求和基因型对营养代谢差异的深入了解，为我们提供了制定个性化营养建议和饮食干预措施的科学依据，旨在更有效地满足个体的营养需求，优化健康状况，并最大化减少疾病风险。

（一）人类基因组

DNA是细胞内负责存储遗传信息的分子，通常以染色体的形式存在。染色体是由DNA和蛋白质构成的复杂结构，只有在细胞周期的复制阶段才能被观察到。每个染色体的末端都包含了一种特殊结构，称为端粒。端粒由短而重复的DNA序列构成，其独特之处在于体细胞中，这些重复序列的数量会随着细胞的分裂和年龄的增长而逐渐减少，这与端粒酶的活动有关，它有助于维持端粒的长度。

染色体本质上是蛋白质和DNA的聚合体，其中包括活跃的染色质和非活跃的染色质。活跃的染色质被称为常染色质，而非活跃的染色质被称为异染色质。人类的生殖细胞，即配子，是单倍体，含有23条染色体，其中包括一对性染色体对。而人类的体细胞是二倍体，每个包含46条染色体，其中含有两个性染色体对。据估计，整个人类基因组由大约30亿个碱基对组成。然而，尽管基因组规模庞大，但人类基因组仅仅含有约23000个编码蛋白的基因，在全球范围内生物学与医学界共同推进，在人类基因组计划中，科学家们调查人类基因组中的真染色质基因序列，发现人类的基因数量远低于预期，其中的外显子，即能够制造蛋白质的编码序列，只占总长度的1.5%。细胞周期是细胞的重要过程之一，其中包括细胞分裂等多

个环节,而细胞分裂则需要对染色体进行精准复制。这一过程,用单链 DNA 作为模板,通过 DNA 聚合酶沿 5′→3′方向合成新的 DNA 链。

(二) DNA 变异产生生物多样性

DNA 复制过程产生的错误或化学试剂诱导作用,可能导致 DNA 序列的突变,进而影响蛋白质表达和功能。此类突变类型包括错义突变、无义突变和移码突变,均属于单个核苷酸变异。为对抗多种诱变剂,生物进化过程中演化出了复杂的 DNA 修复机制作为一种应对策略,这些机制包括切除修复、直接修复和错配修复等方式。在特定的环境下,这些突变具有适应性优势,可能会提高生殖率,并且蛋白质突变可能对个体的选择性的优势产生影响。例如,突变蛋白质可能导致更有效的肠道结合蛋白产生,该蛋白质对微量营养素的特异性吸收至关重要,而微量营养素对精子活力也具有关键作用。此外,具有抗氧化功能营养素已被证明在细胞内具有有益的抗氧化作用,可被视为细胞内 DNA 维度的一种防错机制。

在现代达尔文进化理论的基础上,研究者们专注于探索作用于基因的最基本单元——等位基因。等位基因是指一个特定基因在染色体上的两个拷贝,这些拷贝是个体从父母双方继承的。它们可以为野生型、杂合型或隐性型,具体取决于等位基因的组合。为了深入理解遗传演化的动态,研究者采用定量手段研究这些等位基因的多态性和其在种群中的频率分布。例如,在特定的选择压力下,研究者可计算一个等位基因替代另一个等位基因所需的代数。这种方法突出了分子特征选择的重要性,而非传统的表型特征选择。近年来,自私基因的概念受到了广泛关注。这种基因不仅关注跨世代的表型或基因型的传递,更专注于能够在连续的世代中持续存在和复制的基因。考虑到表型特征随时间衰老和消亡,人们认识到基因型是受减数分裂机制所影响,而个体的等位基因配置在遗传上保持稳定。

(三) 种群遗传学与哈迪-温伯格平衡

在分析种群中等位基因的频率及其影响和变化的因子时,哈迪-温伯格平衡定律被采用以估算预期的基因频率。这一定律阐述,在特定的假设条件下,一个种群的等位基因及其基因型频率是恒定不变的。这些假设条件包括:完全的随机交配、不变的生育率、零突变率、缺乏选择压力,以及迁移不对种群的基因频率产生影响。

当应用哈迪-温伯格方程时,若研究种群与哈迪-温伯格预测不符,表明类似于自然选择的力量在种群中起作用。哈迪-温伯格方程:

$$p^2 + 2pq + q^2 = 1$$

为验证总体是否符合哈迪-温伯格方程,首先需要计算等位基因的频率。研究显示,5,10-亚甲基四氢叶酸还原酶影响闭塞性血管疾病、癌症和出生缺陷。该酶有助于调节 DNA 和同型半胱氨酸代谢,而编码该酶的基因在核苷酸的 677 位存在一种常见的 C 碱基与 T 碱基替换,这种替换将功能蛋白中的丙氨酸转化为缬氨酸残基。在一项研究中,科学家统计了 41 例 CC、46 例 CT 和 14 例 TT 患者,同时纳入对照组,以研究该基因对血管疾病的影响,研究可以利用这些信息计算出哈迪-温伯格方程预测的基因型频率。如果分别检测两个频率分别为 p 和 q 的等位基因 C 和 T,那么可以预期 CC 野生型频率为 p^2,CT 杂合子频率为 $2pq$,TT 隐性纯合子频率为 q^2。哈迪-温伯格方程表明,当突变等位基因频率很低时,隐性纯合基因型的发生率也极低,这一原理同样适用于许多罕见的遗传病。在这些罕见的遗传病中,突变等位基因往往隐藏在杂合子中,不在杂合子中表达,因此选择压力对其无影响。

(四)营养遗传学与营养基因组学的融合

营养遗传学与营养基因组学的交叉是一个前沿学科领域,它整合了营养学、遗传学和基因组学的方法,旨在揭示营养素与基因之间的互动如何影响人类的健康状况。研究指出,包括单核苷酸多态性(SNPs)在内的个体遗传差异以及基因表达的多样性,可能与各种饮食相关因子产生交互作用,如营养摄入量、饮食组分比例以及饮食习惯。特定的基因型或基因表达模式可能对不同的饮食组分有独特的反应性。这些遗传与饮食之间的交互作用可能干预多种营养代谢通路,如能量、脂质、碳水化合物和蛋白质的代谢。因此,不同的基因型和基因表达情况可能决定了个体对特定营养物质的摄取、代谢和利用方式的差异。研究还揭示,营养基因组学有助于确定个体对某些营养物质的响应性,为制定个性化的膳食建议和心血管疾病的预防提供了坚实的科学根据。国际营养遗传学/营养基因组学学会关于个体化营养的指导意见和立场进一步强调了这两个领域在个性化营养策略中的关键作用。

二、进化生物学和人类的演化

在学术界广泛认知的观点是,人类种群的多样性可追溯至约 400 万年前一个共同类人猿祖先,该祖先分化为三个主要的血统——黑猩猩、大猩猩和早期人类。这一时期的重要遗迹可能是在埃塞俄比亚的哈达尔遗址中发现的化石,人们亲切地称之为"露西"。尽管露西外表与强壮的类人猿相似,但她是一种两足动物,具备直立行走的能力,类似于现代人类的方式。

据推测,早期的两足动物在较早阶段已演化出能灵活操作工具和武器的能力,这些人类进化出的特性,如智力增加和大脑体积扩大,将在后续的营养内容中进行深入讨论。大约 100 万年后,早期人类的大脑已经扩大,使他们能够制造更精细的工具。这些进化特征与直立人(homo erectus)有关,该物种大约于 75 万年前开始从非洲迁徙。然而,直立人在非洲地区继续进化,并逐渐演化为现代人类,这一过程在 20 万~10 万年前完成。智人后来从非洲迁徙至其他地区,并最终取代直立人。然而,这种简单的观点忽略了可能存在不同亚种的情况。

欧亚大陆第四纪冰期的严寒气候可能为尼安德特人的出现提供了条件。尼安德特人生存在 12 万~3.5 万年前,被认为是智人的近亲。尽管他们拥有较为发达的大脑和进化出的文化习俗,然而最终在 3.5 万年前,被分布在欧洲各地的克鲁马努人所取代。这一时期与亚洲和大洋洲的人类殖民时期相互平行。从解剖学的角度看,克鲁马努人表现出现代智人的身体形态。

在人类大脑的演化历程中,出现一系列变化,其中最为明显的是大脑体积的增大和结构的复杂度增加。随着大脑的发展,人类不仅逐渐拥有了更高级的思维能力,而且在技术和创新方面取得了进步。其中,工具制造和使用技能的快速发展成为了人类文化和技术传承的基石。信息在人类社群中的传播和获取至关重要。为了生存和繁衍,我们的祖先需要与同伴分享关于环境、食物来源、潜在的威胁等信息。因此,那些能够有效地传递和获取这些信息的个体更有可能生存并将其基因传递给下一代。这种机制可能是促使智慧、有效沟通和语言能力发展的主要自然选择压力。在许多灵长类动物中,尤其是在与人类最为接近的种类中,我们可以找到初步的沟通和信息传递的迹象。然而，人类与其他灵长类的区别在于我们复杂的语言能力，这是一个独特的特点，使我们能够传递抽象概念和思想。

布罗卡区，一个位于大脑新皮层额叶的区域，与语言能力的产生和处理紧密相关。在人类、黑猩猩、倭黑猩猩和大猩猩的大脑中，这一区域都表现出明显的左右不对称性，为我们提供了有关大脑如何演化以支持语言的重要线索。事实上这种不对称性意味着在人类起源之前，我们祖先的大脑的左半球可能已经开始逐渐形成了支持语言处理的结构和功能。进一步地，颞叶的后部，一个与语言、手势和音乐能力的处理紧密相关的区域，再次强调了大脑左半球在这些功能中的主导地位。这暗示着语言、手势和音乐可能共享相同的神经基础，这些基础在演化过程中已深深地根植在我们的大脑中。而直立人、尼安德特人和黑猩猩的神经解剖学证据提供了进一步的支持。这些物种的大脑结构显示出与现代人类相似的左右不对称性，这进一步证实了这种不对称性在人类分支演化之前就已经存在，为语言和其他复杂认知功能的发展打下了基础。人类大脑的演化研究，不仅可以更好地了解我们自身的历史和起源，还可以深入探讨那些使我们与其他生物物种区别开来的独特特质。

从人类学和进化生物学的视角，人类演化中的一系列显著特点，包括体型的增大、颅内容量的扩张、下肢的延长以及牙齿尺寸的减小，均揭示了人类在应对环境变化和自然选择压力中所发生的适应性变化。体型的增大和颅内容量的扩张可能与更多的认知能力和复杂的社交互动有关，为人类赋予了更多的生存策略和应对多变环境的能力。下肢的延长反映了人类的直立行走能力，这为我们提供了更远距离的移动和更有效的能源利用，而牙齿尺寸的减小可能与饮食习性的变化和文化工具的使用有关，指向了食物加工技术的提高。

进一步研究人类的演化趋势不仅为我们提供了对人类起源、发展及其在地球生物多样性中的位置的深入了解，而且揭示了我们与其他灵长类动物的关系和分歧点。对于这些趋势的研究有助于我们深入探索人类的认知、社会行为、技术创新和文化发展等多方面的进化模式。了解这些演化模式和趋势不仅增强了我们对人类在生物进化史中位置的认识，而且为我们预测未来的演化方向以及对全球变化和其他挑战的适应能力提供了宝贵的参考。这一研究也提醒我们，尽管人类在自然界中拥有独特的地位，但我们仍然受到生物演化的基本法则的约束，且与地球上的其他生物共享同一个进化历程。

思考题

1. 食品和营养被称为人类两大需求的科学基础是什么？
2. 食品中的宏观和微量营养素在人体中的作用机制是怎样的？
3. 在食品营养与人体的关系中，存在哪些尚未解决的问题？
4. 分子生物学如何为食品营养提供研究视角？
5. 食品营养与分子生物学的研究如何对预防和治疗营养相关疾病提供新策略？

第二章
食品营养与人类演化

学习目标

1. 了解人类演化的背景与适应性。
2. 掌握食品营养对人类进化的影响。
3. 熟悉食品营养在人类进化中的价值与贡献。

学习重点与难点

1. 重点：理解人类演化。
2. 难点：了解进化适应和早期饮食多样性如何支持全面营养需求。

人类演化和食品营养存在密切的关系。从古生物学和营养学的交叉视角观察，人类的演化与食物摄入模式之间的联系显得尤为紧密。在经过数百万年的演化历程中，人猿属的代表们应对和适应了多种多样的生态环境和食物来源，这在很大程度上塑造了其生物学上的特性和营养需求。食物不仅满足了基本的能量和生存需求，更深远地影响了人类的生长发育、认知进化和免疫适应。追溯人类饮食的历史，大约250万年前的旧石器时代早期，我们的远古祖先，例如，直立人（如australopithecus afarensis，奥斯特拉洛皮特库斯，代表性化石如"露西"）和早期的尼安德特人，主要利用初级石器对植物进行采集和对动物进行狩猎。随着时间的推移，到了中旧石器时代（30万年—3万年前），尼安德特人和早期现代人（如克罗马农人）开始制作更复杂的石器工具，掌握更高级的狩猎策略，并开始了火的利用，这些进步使他们接触并获取更广泛种类的食物资源，包括坚果、种子、果实、根茎以及狩猎得到的肉类。这种饮食多样性的增加为人类提供更完整的营养谱系，即通过蛋白质、脂肪、碳水化合物、维生素和矿物质等必需营养物质，维持并促进人体各种生物过程。综上所述，人类饮食的演变不仅是对外部环境的一种响应，更是技术、文化和生物学进化相互交织的结果。这种进化反映了技术和策略的持续优化，为人类提供了更丰富、更高质量的食物来源，进而支撑了认知能力的提升和生存竞争力的增强。随着人类逐渐掌握了农业技术，标志着人类进入新石器时代。约1万年前，人类开始种植植物和饲养动物，为人类提供了更加稳定和丰富的食物供应。农业革命改变了人类的饮食习惯和营养摄入方式，人类开始食用更多的谷物、乳制品和畜禽肉类等。然而，随着工业革命和现代化的到来，人类的饮食结构发生了巨大变化。加工食品、高糖饮料和高脂肪食品的普及，以及便利食品的大规模生产和消费，导致了饮食结构的不平衡和营养摄入的失衡。这对人类健康产生了严重的影响，肥胖、糖尿病、心血管疾病等慢性病患病人数增加。因此，深入了解人类演化和食品营养之间的关系，对于理解人类的营养需求、制定健康饮食指南以及预防和管理慢性病至关重要。

第一节　人类演化的背景与适应性

作为地球上一种生物种群，人类经历了一个复杂漫长的进化历程，期间遭遇了众多关键的分岔点和显著的进化事件。这些事件对人类的身体解剖结构、认知能力以及生活方式产生了深远且持久的影响。在本节中，我们将从早期的人属祖先开始，深入分析人类在进化史上的各个阶段及其适应策略，并追溯到现代人类的形成。

一、人类演化与营养相关的里程碑事件

人类（homo sapiens）的演化跨越了数百万年，从原始的类人猿逐渐演变为现代人类。在这一长达数百万年的时间跨度中，饮食与营养始终占据核心地位，为人类的生存和适应提供了基础。为了适应不断变化的环境和资源条件，人类不断优化其食物获取策略，逐步形成了今天所见的饮食模式和营养需求。在人类的进化史上，与营养相关的事件经常成为分水岭，标志着饮食习惯的重大转变和演化的关键节点。对这些关键事件的研究和理解，对于深入揭示人类饮食的演变轨迹及其对现代饮食健康问题的影响具有重要意义（图2-1）。

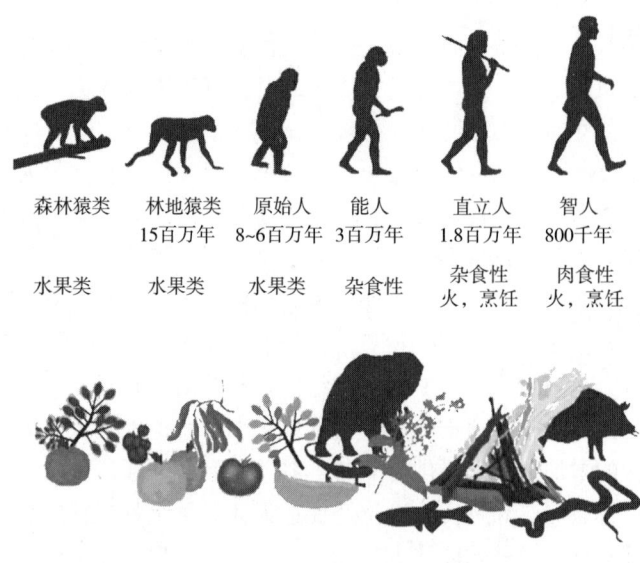

图2-1　人类演化与营养相关的时间表

古猿与早期人类的分化（6000万年—500万年前）：人类进化的起源始于古猿，与现在的大猩猩和黑猩猩有共同的祖先。早期人类的分化伴随着直立和大脑扩张的趋势。该时期的灵长类动物生活在树上，并主要以植物为食。

奥斯特拉洛皮特库斯（400万年—250万年前）：奥斯特拉洛皮特库斯是早期人类的一种，是已知最早的直立行走者。虽然奥斯特拉洛皮特库斯大脑相对较小，但开始展现出具有

智慧的迹象。该阶段的人类开始在非洲草原上生活，食物获取策略逐渐演变。

食物采集与早期人类（250万年—1.2万年前）：在早期人类的进化历程中，食物采集是主要的生存方式。人类祖先通过采集野果、种子、坚果、蔬菜和根茎等植物食物，以及捕猎小型动物来获取营养。该种食物采集的方式使早期人类适应了各种环境和季节性变化的食物资源。

狩猎与火的掌握（100万年—50万年前）：早期人类逐渐掌握并熟练地运用狩猎技巧，成功捕猎到更大型的动物，为其提供更丰富的蛋白质和能量来源。同时，人类也学会使用火，火的使用不仅提供了烹饪食物的能力，而且显著提升了食物的消化率和营养吸收效率，为人类带来更为高效的营养摄取途径。

农业革命（1.2万年前）：农业革命标志着人类从狩猎采集转向农耕和畜牧业的生活方式。人类开始种植作物、驯化动物，并建立定居点，这一转变带来了食物生产的革命性变化。农业的兴起为人类提供了稳定的食物来源，使得人类能够更好地满足营养需求。

工业革命（18世纪—19世纪）：工业革命对人类的饮食和营养产生了深远的影响，工业化进程带来了食物生产、加工和分配方式的革新。大规模的农业生产、食品加工工艺的改进以及交通和贸易的发展，使得人类获得了更多种类的食物。然而，工业化也导致了工业化食品的出现和营养失衡等问题。

现代饮食和健康问题（20世纪至今）：随着工业化和现代化的进程，人类的饮食结构发生了巨大的变化。高度加工食品的增加和久坐不动的生活方式导致了现代社会面临的健康问题，如肥胖、心血管疾病和糖尿病等。

人类进化历程中的里程碑事件与人类营养密切相关，影响着人们的饮食结构、食物获取方式和健康状况。基于对上述事件的了解，不仅有助于理解人类饮食习惯的演变，还能为现代社会实现健康与均衡的饮食提供重要启示。

二、早期人类的食物采集与消化适应

人类谱系演化，从祖先猿到古人类再到现代智人，这一进化过程可以通过对化石记录、环境变迁以及饮食习惯的系统研究来进行解读。对于猿类及早期古人类而言，水果在其饮食结构中占据重要地位，虽然不是唯一食物来源，但在食物选择中起到了关键作用。这是因为水果在不同的时期和不同地理位置上分布不均，采集水果需要较强的记忆力与空间定位能力。对于早期人类来说，这种能力对于成功寻找食物并维持种群的生存至关重要。

古人类的食物获取方式涉及特定的运动技巧。尤其是他们从四足行走进化为直立行走的关键时期，手部在古人类的食物准备过程中扮演着重要角色。与多数灵长类动物相似，人类的手部形态虽相对稳定，手的使用在食物获取和加工中发挥了关键作用。手的灵活性和巧妙性使古人类采摘水果、制造工具、狩猎和精细加工食物。

古人类的牙齿和颌骨形态随着食物的变化而逐渐演化。晚中新世化石猿类动物、上新世早期和更新世早期的古人类的牙齿逐渐变大且釉质更厚，以适应采食粗糙或坚硬的食物。这些变化使他们能够有效咀嚼和消化不同类型的食物，从而提供更多的营养和能量。

在人类演化过程中，食物采集与消化适应构成确保种群生存与繁衍的基础环节。早期人类逐渐适应了多样化的食物来源，包括采集各类植物和狩猎不同动物等，伴随着这些饮食习惯的形成，人类的消化系统也经历了相应的适应性进化，以高效地消化多样化的食物来源。

这些适应性变化在人类进化中发挥了重要作用，帮助他们在各种环境条件下生存，并最终成为现代智人。本节主要描述早期人类的食物来源和采集方式及其背后的消化机制适应性，进而强调在人类早期演化中，食物选择与获取策略对生存的决定性作用。

（一）食物多样性与采集技术

在演化初期，人类作为狩猎采集者，依赖于各种食物来源来满足营养需求。这种多元化的食物采集方式为人类提供了均衡的营养补给，增强其适应力与健康水平。为应对不同生态环境中的食物资源，早期人类逐渐掌握并优化了食物获取和加工技术，从而摄取到多样的必要营养成分。早期人类的食物来源包括野生动物的肉类、鱼类、昆虫、坚果、种子、水果、根茎和野菜等，多样性的食物选择为人类提供了丰富的营养来源。在智人进化之前，古人类的祖先已经依赖大自然提供的食物资源数百万年，这些资源包括植物、小动物、鸟类和昆虫，同时他们也利用其他掠食者捕杀的动物遗留的食物，还展现了最原始的狩猎行为。火的驾驭被看作是古人类进化中的一个决定性时刻。烹煮的食物显著提高了食物的营养吸收率，减少了食物的咀嚼和消化时间，并对消化产生深远的影响，这一变化可能推动了大脑的进一步发展。

"狩猎和采集"或者"觅食"是指为了获得食物进行的各种活动，包括拾取水果、蔬菜、小动物、鸟类或进行狩猎和捕鱼。行为生态学研究在觅食理论领域探究人类和动物的觅食行为如何响应其生活环境。早期人类或动物个体独自寻找食物，称为单独觅食。与此相反，早期人类或动物集体行动一起觅食，称为群体觅食。早期人类已经具备了累积和传递知识的能力，并通过口头或非口头方式与同胞或年轻一代进行交流，从而更高效地合作获取食物资源。

在早期人类的食物获取策略中，采集技能是确保食物来源多样化的关键要素。人类学会了鉴别并采集野生植物，通过观察自然环境和掌握季节变化，能够准确地找到不同食物的来源。采集技术的发展为人类提供了更多的食物选择，丰富了他们的饮食结构。早期人类也逐步创造和完善了各种狩猎策略和相关工具，以适应不同类型的食物资源环境。例如，石制武器如矛和弓箭被用于捕猎大型动物，而陷阱和渔网则用于捕捉小型动物和鱼类。这些捕猎技巧和工具的不断改进提高了狩猎采集的效率，使人类能够更有效地获取食物资源，为早期人类的生存和繁殖提供重要支撑。

南方古猿是已灭绝的早期人类物种，300万~200万年前生活在非洲，他们最早的人类祖先之一，原本以植物为食，但在200万~2.5万年前的干旱时期，开始补充食物摄入，包括小型爬行动物和昆虫。能人（又称能手）被认为是最早的人类物种之一，位于南方古猿和直立人之间。在200万~150万年前，最早的人类居住在撒哈拉以南非洲的部分地区，这些人类已经开始制造特定用途的工具，如肉类切割工具。约190万年前，直立人完全成熟，在非洲的热带地区。大约50万年前，直立人开始逐渐迁移到亚洲和欧洲部分地区，也可能是较早掌握火的使用人类之一（图2-2）。

（二）狩猎协作与食物供应

在人类社会的早期阶段中，协同狩猎为食物获取注入了一种集体性的智慧，极大地增强了食物获取的效能，并深刻影响了食物供应的稳定性及社会结构的演变。群体狩猎展现出多方面的显著优势：首先，它提高了猎物的成功率。通过精密的组织协作，人类群体能够协同

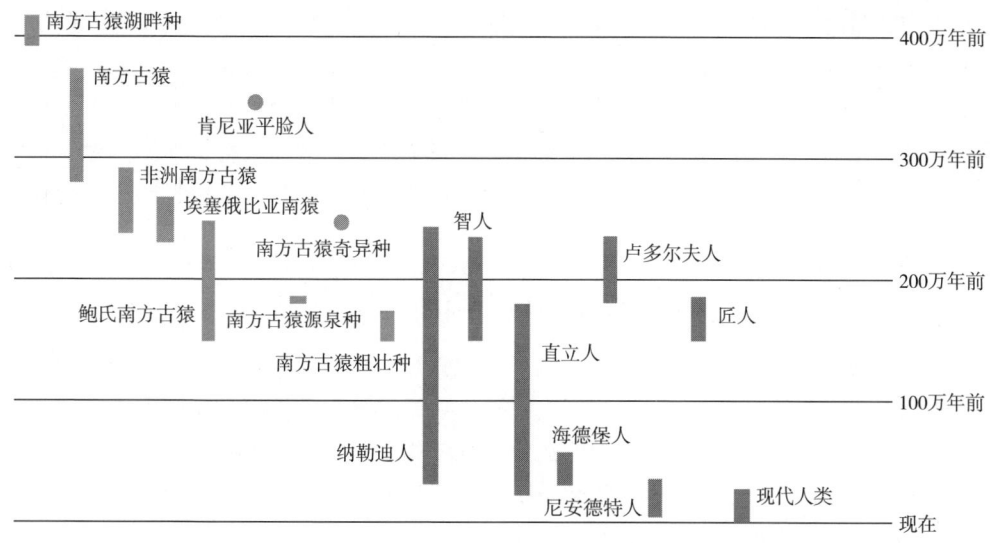

图 2-2　类人猿进化时间表

捕捉大型动物，这是个体狩猎难以实现的。其次，群体狩猎减轻了个体的风险。猎物对个体而言可能面对潜在危险，但在群体中，群体成员能够相互援助，共同防御。这种狩猎协作模式不仅确保了更为稳定的食物来源，而且随着协作狩猎的深化，早期人类逐渐形成了社会分工与协作的模式。不同个体在狩猎过程中扮演不同的角色，如追踪、围捕、投掷等，相互协作完成狩猎任务。这种分工与协作不仅提高了狩猎的效率，还促进了社会组织的形成，为人类的文化和社会发展奠定了基础。

（三）消化器官的适应进化

早期人类的消化器官发生了适应性的进化，以适应不同类型的食物消化。首先，颌部和牙齿结构的改变，使早期人类能够咀嚼不同种类食物。坚硬植物食物需要较强的颌部力量和牙齿结构来研磨和咀嚼，而肉类则需要锐利的牙齿来撕咬。人类逐渐进化出适应不同食物类型的牙齿结构，以更好地处理各种食物。其次，早期人类的肠道逐渐适应了纤维质食物和动物蛋白质的消化。纤维质食物如植物的根茎、坚果和种子，含有较高的纤维素，需要长时间和强大的消化能力来分解。通过肠道的进化，人类逐渐发展出能够分解纤维素的酶系统，提高了对纤维质食物的消化利用能力。同时，人类也逐渐发展出能够有效消化动物蛋白质的消化酶，以更好地利用肉类等动物食物中的营养。这些消化器官的适应性进化为早期人类的食物处理提供了生物学基础，使他们能够在各种食物资源下更好地生存和繁衍。

（四）食物加工与烹饪的作用

食物加工和烹饪在早期人类的饮食演化中发挥了重要作用。随着时间的推移，早期人类学会了处理和烹饪食物的技术，进一步改善了食物的消化和利用。食物加工技术的出现提高了食物的可消化性和储存性。通过将谷物磨碎制成面粉、烹饪或腌制食物，人类能够更好地消化食物中的营养物质。此外，食物加工还解决了食物资源品质不稳定的问题，使人类能够在食物供应充足时期存储食物应对食物匮乏时期的挑战。烹饪食物的过程能够杀灭食物中的细菌和寄生虫，提高食物的安全性。同时，烹饪还改变了食物的结构和化学组成，使其更易消化。此外，烹饪不仅优化了食物的感官特性，满足人类对味觉的更高追求，而且食物的加工与烹饪过程也在人类文化演化中起到关键作用。各个地理区域的人群，根据本地的条件和习惯，逐渐发展出了各具特色的食物加工和烹饪技艺，为人类文明赋予了丰富的饮食文化遗产。

三、人类消化生理学和肠道微生物群

生物体的解剖学和生理学特征通常反映了其饮食适应性和喂养策略。在灵长目中，虽然不同种类间饮食生态位存在差异，但研究表明肠道功能在整个灵长类动物中可能呈现一定的保守性。例如，人类和类人猿拥有相似的消化系统结构，包括胃、小肠、盲肠和结肠。尽管存在上述明显的相似之处，但人类的消化系统与其他相关的灵长类动物之间仍存在一些根本性差异，其中之一是人类结肠相对较小，而小肠相对较长。这表明，在人类中，肠道功能已经发生了特化，更加强调在小肠中对营养物质的消化与吸收能力。

与其他类人猿相比，人类的结肠容积较小，因此人类在处理大量膳食纤维或难以消化食物的能力显著降低。然而，与典型的食肉动物相比，人类也不具备快速消化的能力。例如，与黑猩猩相比，人类的饮食中平均含有 33.6% 的膳食纤维，而现代人类饮食的每日最低膳食纤维建议量为 25~30g，能量相当于每日摄入的 2000kcal 的 6%。这些差异不仅表明了人类的食物处理策略曾在进化历程中经历过一次从高膳食纤维、难以发酵的植物性食物转向高质量、易于消化和易于发酵的食物的转变，而且也反映出人类的肠道与其他类人猿存在显著差异。

在 20 世纪 80 年代，对灵长类动物的消化生理学和运动学的早期研究发现，肠道不仅是所有哺乳动物营养获取的关键限制环节，而且明确了肠道微生物群对提高抗性食物的营养价值的重要作用。研究表明，人类与类人猿在消化和发酵高浓度（10%~15%）中性洗涤纤维方面的能力相似，通过发酵过程分解纤维素和半纤维素。然而，影响这一过程的多种因素可能因情况而异，包括食物通过肠道的速率、颗粒大小、食物来源和食物的膳食纤维含量等。与反刍动物不同，人类和类人猿对含有木质素的高膳食纤维食物（如草、单子叶谷物纤维）的降解效率较低。相比之下，不含木质素的相对纤维质食品，如卷心菜或胡萝卜等双子叶蔬菜（或双子叶植物），更适合人体的消化生理学和肠道微生物群。

人类的肠道内寄居着多种微生物物种，它们在降解膳食纤维方面扮演着初级降解者的角色，但其效率远不及反刍动物。此外，人类和其他类群（包括类人猿）都可能存在微生物共生现象。在这种共生过程中，一些微生物消耗产生的氢气（H_2），而 H_2 在初级发酵过程中会产生过量。然而，在产生 H_2 时，必须及时将其清除，以防止其抑制进一步的发酵过程。在这方面，人类以及其他多种动物类群通过存在于肠道中的微生物，主要是甲烷菌（古细菌），将 H_2 转化为甲烷（CH_4）。

微生物的生长速率影响了肠道内微生物的附着和繁殖的微生物种类，而微生物群落的构成则决定了初级代谢产物和次级代谢产物的生成方式。哺乳动物的下消化道上皮细胞（肠细胞壁）对挥发性脂肪酸的吸收具有相似的吸收率。因此，虽然人类结肠相对较小，但只要饮食中不包含大量不可发酵的碳水化合物（如木质素），它仍然能够迅速进行发酵并产生代谢产物。此外，上皮细胞有效地吸收代谢产物，因此人类似乎适应在肠道消化系统中消化、发酵和吸收高热量密度的食物。与其他类人猿相比，人类的饮食热量较低。

四、大脑进化对人类营养和代谢的影响

人类大脑是自然界中最复杂和最精密的器官之一，在人类物种的演化史上扮演着至关重要的角色。大脑的演化不仅塑造了人类作为智慧生物的特征，还深刻地影响了人们的生活方式、饮食模式和代谢机制。

在人类漫长的进化历史中，人类的祖先从树栖灵长类逐渐演化成了直立行走的智人，其中大脑的发展和扩张是明显的特征。与其他灵长类动物相比，人类的大脑体积相对较大，占据了身体总质量的更大比例。这一显著变化不仅支撑了人类在语言能力、文化创造力和复杂思维上的发展，同时也提高了对能量以及多种营养元素的需求，包括脂肪酸、蛋白质、碳水化合物、维生素及矿物质，以确保大脑的正常功能。然而，大脑的进化不仅是一个能量消耗的过程，它还影响了人类对饮食选择、食物加工方式和能量代谢方式。这一进化路径也在人类的生活方式和社会结构中留下了深刻的影响，塑造人们对食物的需求和采集方式。从早期的狩猎采集时代到农业革命，再到现代工业化食品生产，大脑进化一直在推动着人类对食物的需求和选择的演变。

人类大脑尺寸的进化对人类物种的营养生物学产生了的深远影响。与其他灵长类动物或非灵长类哺乳动物相比，人类将更多的静息能量预算用于大脑新陈代谢。通过对灵长类动物饮食模式的比较分析，研究发现，人类大脑的高能量成本在一定程度上是由富含能量和脂肪的饮食所支撑的。与其他体型较大的猿类相比，现代人类从脂肪中获取的膳食能量的比例要大得多。在活体灵长类动物中，分配给大脑的代谢能量的相对比例与饮食质量呈正相关。人类处于这种关系的积极一端，拥有高质量的饮食和更大的大脑，这个趋势与人类对高质量饮食的适应性相一致，进一步强调了人类对营养的需求。此外，相对于与其他灵长类动物，人类表现出相对的"肌肉不足"和"脂肪过多"，此类特征有助于抵消人类大脑的高能量需求对机体的影响。

较大的大脑似乎也会对人体成分产生影响，尤其是在生命早期阶段。与其他哺乳动物婴儿相比，人类婴儿表现出较高的体脂水平。该较高的身体脂肪含量有助于人类婴儿能够通过能量储存来适应其快速增长的大脑。当面临营养匮乏时，人类婴儿和幼儿通过减缓身体线性生长的速度来保留身体脂肪储备，以供大脑的代谢所需。这种线性生长迟缓的过程与脂肪氧化率的降低以及脂肪储存率的增加密切相关。因此，人类似乎在脂肪代谢方面表现出重要的适应性，以满足生命早期大脑的高能量需求。

人类化石考古研究表明，大脑大小和饮食结构的变化与非洲2.0万年~1.7万年前早期人属成员的出现有关。随着1.8万年前早期直立人的进化，研究者发现一个重要的适应性转变的证据：这一时期首次出现了狩猎和采集型经济的特征，这一经济形态包括对动物性食物的更大依赖、将食物资源运输到"基地"以及在社会群体内分享食物的行为。早期直立人的身体大小和比例类似于现代人类，其大脑大小超过了非人类灵长类动物，接近现代人类水平。此外，直立人的面部和磨牙尺寸缩小，结合使用更复杂的工具技术，表明他们可食用更高质量和更稳定的饮食，这可能有助于促进大脑尺寸的增加。因此，虽然饮食变化不是人类大脑进化的主要推动力，但饮食质量的改善和膳食营养摄入的增加似乎是促使人类谱系大脑脑化的重要因素。这些发现强调了早期人类与食物的互动如何塑造了我们的祖先的生活方式和进

化路径，为理解人类独特的进化过程提供了重要基础。

第二节　食品营养对人类进化的影响

越来越多的生物医学研究者开始认识到，采用进化的视角来理解现代人类健康问题的起源和本质非常重要，尤其是在探究"营养和代谢"障碍（如肥胖和心血管疾病）时。过去20年的人类进化生物学研究揭示了一些关键发现，表明人类与其他灵长类动物不同，拥有多个独有的特征，如直立行走形态和大脑大小，这些特征对人类独特的营养需求产生了深远的影响。

一、乳制品在人类进化中的作用

乳制品在人类进化中扮演了重要的角色。数千年来，人类一直从动物乳汁中获取营养，并将这一食物资源融入了人类的饮食体系中。乳制品的使用对于人类社会的发展和健康状况产生了深远的影响，也成为了不同文化和地区的饮食传统的一部分。

与其他哺乳动物一样，人类在婴儿期会产生 β-半乳糖苷酶（通常称为乳糖酶）。乳糖酶的主要功能是催化膳食中的乳糖分子裂解成单糖葡萄糖和半乳糖，然后被小肠吸收，从而完成对母乳中的乳糖的消化。人类母乳中的乳糖浓度相对较高，约为 7g/100mL，而牛奶中的乳糖浓度略低，为 4.6~5.0g/100mL，但乳糖代谢提供了高达 2~4kcal/g 的热量。动物的驯化对于早期农民具有特殊的重要性，因为它不仅提供肉类、还为农民带来了牛奶、羊毛或劳动力等附加资源。然而，大多数人在儿童早期失去了消化乳糖的能力，导致成年后出现乳糖不耐受症状，如身体生长受阻、腹泻、腹胀和食欲下降。乳糖酶编码基因 LCT（乳糖残余分裂区）是在2号染色体上，与肠道乳糖酶的产生密切相关。尽管乳糖不耐症的成年人可能仍会摄入适量的生牛奶而不产生明显的生理反应，但无法将乳糖分子分解成可消化的糖，这导致乳糖残留在肠道中，并引发渗透性腹泻。在大肠中，乳糖分子还促进细菌生长，导致腹部疼痛和胀气。在 LCT 基因上游的微型染色体维持复合物成分基因的内含子13的启动子区域中，已鉴定出许多单核苷酸多态性，这些多态性作为 LCT 转录激活的增强剂，促进了机体成年期间肠道乳糖酶的表达。相较于其他物种，人类的大肠相对较小，难以为许多膳食纤维成分进行微生物发酵提供充足的空间或细菌群落。然而，具有反刍胃复合体的反刍动物能够将这种稀疏且营养缺乏的植物加工成人类可以食用的高能量和营养丰富的次级产品，从而增强人类饮食对边缘环境的适应性。

早期的考古证据为人们揭示了北欧新石器时代人们与牛奶的紧密联系。在北欧新石器时代，人们就已经开始直接使用牛奶，因为研究者在牙结石中发现了乳清蛋白的存在。同时，在整个欧洲发现的锅残留物上也存在牛奶蛋白，这证实了早期农民广泛使用牛奶，但不能确定是直接食用还是用于生产奶酪或酸奶。此外，通过对与乳糖酶持久性相关的基因进化模式的研究，研究者可推测出对牛奶消耗的直接依赖情况。

二、人类母乳——一种进化的食物

人类哺乳行为的起源可以追溯到人类始祖。在人类漫长的进化历程中，母乳始终是新生儿的初始营养来源，已经深深地融入人类的进化特征中。母乳的演化过程也与人类婴儿的生理特征密切相关。母乳中包含的免疫球蛋白和生长因子有助于新生儿的免疫系统发育，提供对抗疾病的初级抵御能力。此外，母乳喂养还与婴儿智力发展和心理健康之间存在积极关联。研究表明，母乳中的营养成分和生物活性物质有助于婴儿的生长和发展，这种与母乳相关的进化适应性特征促进了早期人类的生存和繁衍。此外，母乳还与母亲婴儿之间的情感纽带、文化传承和社群结构密切相关。

在早期人类历史中，与现代少数狩猎采集部落相似，母亲为婴儿提供源源不断的母乳。频繁的母婴身体接触使母亲及时察觉婴儿早期的不适和饥饿迹象，并提供及时的食物供应，从而减少一些现代婴儿所表现出的特定行为特征，如肠绞痛。尽管母乳喂养具有众多益处，但在当今社会，母乳喂养面临一系列挑战，包括社会压力、工作要求和营养不良等，可能影响其可行性。母乳和配方奶成分之间的明显差异表明，母乳喂养在其进化目的和健康优势方面优于其他喂养方式。

婴儿配方奶粉与母乳之间存在明显的成分差异。母乳的最初形态为初乳，呈黏稠、透明的淡黄色液体，其蛋白质含量较高，而脂肪含量较低。初乳富含免疫因子，能够保护新生儿免受病毒和细菌感染，为其免疫系统的发育提供必要的时间。初乳中含有双歧杆菌因子，该因子可积极促进双歧杆菌在新生儿肠道的定植，抑制致病性肠道菌群的生长。因此，母乳喂养的婴儿很快就建立了以双歧杆菌为主导的肠道菌群。与此形成对比的是，配方奶粉喂养的婴儿的肠道菌群在出生后的第一个月内包含许多其他细菌，而双歧杆菌的数量较少。因此，配方奶粉喂养的婴儿的肠道生态系统比母乳喂养的婴儿更为复杂。肠道菌群的组成对代谢产物的分布有影响，肠道菌群调节肠道的 pH、氧化还原电位，影响肠道完整性，对免疫系统具有调节作用。

三、微量营养素优化配置形成和生殖繁殖力

生殖繁殖力是生物学中一个至关重要的生存策略，它直接关系到物种的延续和繁荣。微量营养素，包括微量元素和矿物质，虽然身体所需量微小，却在调节生殖系统功能、维护生育健康以及影响后代发展方面发挥着至关重要的作用。以叶酸状态和代谢相关的重要表观遗传现象以及通过硒、锌和叶酸补充对可育和不育男性精子数量的增加实验结果为例，充分的硒、叶酸等营养摄入对男性生殖能力具有重要作用。

（一）硒维持配子遗传稳定性的分子机制

硒是一种微量元素，通过参与多种生化反应对维持生物体的健康和功能起着关键作用，包括抗氧化防御、DNA 修复、免疫系统调节等。在生殖过程中，硒也扮演着不可或缺的角色。在生殖细胞的发生和配子形成过程中，DNA 的稳定性和完整性对于后代的遗传质量至关重要。硒可以保护 DNA 免受氧化损伤，有助于减少遗传变异的发生。此外，硒还有助于维持精子的活力和功能，确保他们能够成功与卵子结合形成受精卵。

从进化的角度来看，硒在生殖过程中的作用可能受到自然选择的影响。生殖成功是每个生物种群延续的关键，因此，具备能够提高生殖成功率的适应性特征的个体可能更有可能在繁殖中留下后代。硒可以影响雄性激素的合成和功能，如睾酮。睾酮是雄性生殖健康的关键，它对配子发生和性功能起着重要作用。硒通过调节雄性激素的水平，有助于维持正常的配子

发生和性功能。硒在精子发生过程中具有至关重要的作用，它与精子线粒体囊结合，具有潜在影响精子的生物学行为和功能的作用。然而，在人类中，高浓度硒与低浓度硒均对精子数量以及精子活力产生不利影响。

此外，硒以硒代半胱氨酸的形式存在于谷胱甘肽过氧化物酶的催化过程中，参与DNA合成和修复过程。在配子发生中，DNA的稳定性和完整性对后代的健康至关重要。硒通过维护DNA的稳定性和减少损伤，有助于确保健康的配子形成。此外，许多微量营养素和抗氧化剂也能保护DNA免受损害。其中包括维生素E，它与硒具有协同作用。维生素E能消除脂质过氧化的产物，而硒以谷胱甘肽过氧化物酶的形式将过氧化氢（H_2O_2）还原为水（H_2O），从而起到共同消除脂质过氧化的作用。

（二）叶酸作为配子发生进化压力的机制

叶酸是一种水溶性维生素，在生物体内发挥着多种重要的生化功能。除了在细胞分裂和DNA合成中的关键作用外，叶酸还在配子发生过程中扮演着重要角色。叶酸是DNA合成的关键因子之一，它提供甲基基团，用于合成脱氧核糖核酸（deoxyribonucleic acid，DNA）中的嘌呤和胸腺嘧啶。这些碱基是构建DNA分子的关键组成部分，对于配子的形成和遗传信息的传递至关重要。叶酸的缺乏会导致DNA合成受阻，从而影响配子的正常形成和功能。

叶酸代谢通路中涉及多种酶协同参与代谢和转运，亚甲基四氢叶酸还原酶（methylenetetrahydrofolate reductase，MTHFR）是其中一个至关重要的酶（图2-3）。大量研究表明，MTHFR基因存在多态性，这可能导致叶酸代谢异常和血浆同型半胱氨酸水平升高，进而引起妊娠相关疾病和新生儿缺陷。在营养基因组学和配子发生的背景下，5,10-亚甲基四氢叶酸及其依赖的多态酶5,10-亚甲基四氢叶酸还原酶（5,10-MTHFR）是叶酸代谢的关键中间产物。此外，胸苷酸合成酶和亚甲基四氢叶酸脱氢酶在DNA胸腺嘧啶和嘌呤合成过程中分别起到重要的作用。因此，5,10-亚甲基四氢叶酸作为三个重要代谢的分支点，通过叶酸状态和叶酸依赖性酶编码基因的常见变体，构成了哺乳动物单碳代谢的重要步骤。5,10-MTHFR存在多个单核苷酸多态性位点（single nucleotide polymorphisms，SNPs），其中常见的C677T-MTHFR变体与脊柱裂、唐氏综合征和妊娠并发症（如子痫前期、反复早孕丢失和胎儿生长受限）的高风险相关。

这种双重效应的可能解释是C677T-MTHFR多态性增加了5,10-亚甲基四氢叶酸的水平，这对核苷酸生物合成至关重要。因此，在叶酸营养充足的情况下，5,10-亚甲基四氢叶酸的积累实际上可以防止妊娠并发症以及许多退行性疾病的发生。然而，如果叶酸营养不良，同样的SNPs可能会减低细胞中5,10-亚甲基四氢叶酸的水平，从而增加尿嘧啶在DNA中的错配机率，导致基因组不稳定。

研究发现，与正常发育的胎儿相比，携带这种单核苷酸多态性的新生儿发生的机率高出4倍。补充叶酸和锌可以显著改善可育和不育男性的精子数量和精子形态，因为叶酸辅酶可以稳定C677T-MTHFR多态酶，阻止其释放黄素辅因子。此外，DNA的 *CpG* 位点甲基化调控基因表达也需要叶酸衍生的甲基基团。

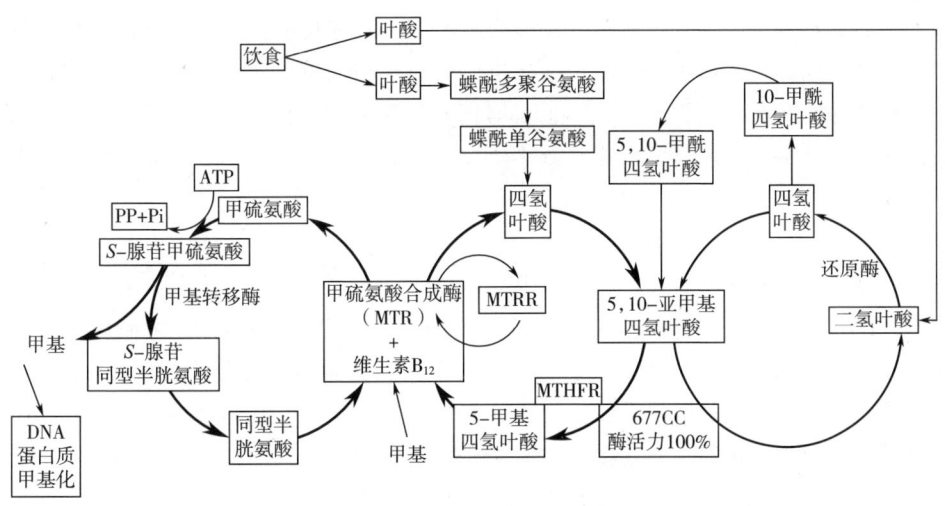

图 2-3 叶酸代谢途径

第三节 食品营养在人类进化中价值与贡献

人类作为一种高度适应性的物种，经历了漫长的进化历程，逐渐形成了独特的生存策略和适应性特征。其中，膳食选择作为人类进化的重要方面之一，对人类的健康和适应环境的能力产生了决定性的影响。人类对不同食物的偏好和选择，即人类代谢谱的直接膳食选择，塑造了机体的营养摄入和代谢适应。在漫长的历史时期中，先祖们接触到了多种食物资源，包括野生植物、陆地和水生动物以及昆虫。这种广泛的食物选择既是环境变异的响应，同时也体现了人类作为一种掠食及杂食生物的生物学属性。膳食模式对整体健康和适应性机制都有着深远的影响，因此深入理解其选择对于解读人类的健康、生存策略和进化适应显得至关重要。然而，现代社会的生活方式和饮食习惯转变带来了新的问题。高糖、高脂以及过度加工食品的普及导致了膳食结构的偏斜，对人类代谢模式产生了影响。鉴于此，重新回归和重塑传统膳食模式显得尤为重要，旨在维护生理健康并助推适应性进化。

一、人类代谢谱的直接膳食选择

1. 丙氨酸的优势

在肉食者中存在丙氨酸乙醛酸转氨酶（alanine glyoxylate aminotransferase，AGT），其是一种关键的肝脏酶，其主要功能是催化乙醛酸向甘氨酸的转化，从而防止乙醛酸被氧化为草酸。同时，AGT 还参与糖异生代谢，为生物体提供所需的能量。约占 AGT 总体积 5% 的单核苷酸多态性重新定位到线粒体，形成线粒体 AGT，这种变异适合于杂食性生活方式，为肉食性生物提供了明显的生存优势。研究发现，在 11 个具有不同祖先饮食习惯的现存人类群体中，特别是 *Pro11Leu* 等位基因的频率表现出显著差异。基于基因频率差异的遗传距离分析结果表明，这一差异在不同饮食环境下受到了显著的选择压力影响。

2. 脂蛋白代谢多态性与适应性进化

脂蛋白代谢是哺乳动物体内的重要生理过程，对于脂质的运输和代谢具有关键作用。脂蛋白代谢多态性涉及一系列基因多态性，影响脂蛋白结构和功能，这些变异在进化过程中可能受到自然选择的影响。脂蛋白代谢是维持机体脂质平衡的重要过程，涉及多种脂蛋白、酶和底物之间的相互作用。其中，一些基因编码与脂质代谢相关的蛋白质，如载脂蛋白 E（apolipoprotein E，APO-E）、胆固醇酯转移蛋白（cholesteryl ester transfer protein，CETP）和脂联素受体（leptin receptor，LEPR）等。

脂蛋白多态性可能在不同的环境条件下具有适应性进化的作用。APO-E 是一种重要的载脂蛋白，其多态性已被广泛研究。在人类中，APO-E 有三种主要等位基因：*APO-E2*、*APO-E3* 和 *APO-E4*。这些不同的等位基因导致了 APO-E 结构和功能的差异，进而影响胆固醇代谢、炎症反应和脑功能。APO-E 的基因多态性在不同人群中具有差异，*APO-E4* 等位基因与心血管疾病和老年痴呆症的风险增加相关。然而，在特定的饮食和生活方式环境中，*APO-E4* 可能提供了一定的生存优势，尤其在以狩猎采集为主要经济方式的文化中。相比之下，在农业社会中，*APO-E4* 等位基因的频率相对较低，而在以狩猎采集为主要经济活动或食物供应不可预测或稀缺的文化中更为普遍。因此，*APO-E4* 等位基因可能被认为是一种"节俭"等位基因，有助于在适宜的环境中影响胆固醇水平。

CETP 是调节高密度脂蛋白（high-density lipoprotein，HDL）和低密度脂蛋白（low-density lipoprotein，LDL）代谢的关键蛋白质。CETP 基因的多态性与血脂水平和心血管疾病的患病风险密切相关。不同的 CETP 等位基因可以导致不同的脂蛋白代谢模式，因此在特定环境中可能产生适应性优势。

LEPR 是瘦素的受体，瘦素是一种调节食欲和能量代谢的激素。LEPR 基因的多态性与肥胖和代谢综合征的风险相关。在不同的环境中，LEPR 多态性可以影响体重调节和脂质代谢，对于适应不同的能量供应和食物可获得性可能具有重要意义。

此外，脂蛋白多态性也与食物供应和摄取模式相关。在富含膳食纤维、植物蛋白和植物固醇的祖先饮食中，一些多态性基因型可能有助于降低胆固醇水平。这包括一些影响胆固醇合成和代谢的基因型，如胆固醇酯转移蛋白——Taq1B 的 *B2B2* 基因型和肠内脂肪酸结合蛋白基因的 *T54 GA/AA* 基因型。因此，通过膳食改变，部分回归到类似祖先的饮食，如蔬菜、水果和坚果，有助于降低胆固醇水平和改善代谢。

脂蛋白多态性还可能与生育效率相关。某些脂蛋白基因型可能影响胆固醇代谢和激素合成，从而对生殖能力产生影响。研究表明，特定的脂蛋白基因型与生育率和生育间隔之间存在关联。该关联可能是通过脂蛋白代谢途径对激素合成的影响实现的，进而影响卵子发育和子宫内膜准备。

3. "节俭"基因

1962 年，人类学家詹姆斯·尼尔（James V. Neel）首次提出"节俭"基因，他认为，人类祖先曾长期生活在食物匮乏的环境中，生产力低下与人口过度繁殖导致饥荒频发。因此，那些具备"节俭"适应性的个体，能够最大限度地将食物转化为脂肪储存在体内，更容易在这种环境下生存下来。这些具有"节俭"基因的个体原本是自然进化的胜出者，然而，这些基因在现代社会的相对富足和稳定条件下，因更易储存脂肪，可能会导致更容易患上糖尿病。在瑙鲁，一代代贫穷但勤劳的岛民把"节俭"基因传递下来。然而，当外来的生活方式被引入这些岛上时，瑙鲁人身体无法适应突然的富足生活，因此糖尿病发病率上升。与此不同，欧洲人早已习惯了现代生活方式，他们的"节俭"基因逐渐减少，因此相同的生活环境并没有导致更高的糖尿病发病率。

"节俭"基因在食物匮乏时期提供了生存优势,但这些遗传变化也可能在现代社会带来肥胖和糖尿病的风险。然而,某些个体在肥胖诱发环境中明显受到遗传差异的影响,导致体重增加和肥胖。双胞胎研究和其他喂养方式研究表明,遗传因素解释了体重倾向变异的 40%~70%。然而,全基因组关联研究表明,肥胖的遗传结构是多因素和多基因的,具有数百种常见的遗传变异,这些变异通常对体重控制的影响较小。例如,*FTO* 基因(被认为是对体重影响最大的基因之一)的活性和非活性等位基因之间只有约 1.5 个身体质量指数(body mass index,BMI)单位的差异。此外,因高水平的体力活动可以抵消 *FTO* 等位基因的影响,活性等位基因的存在并不构成肥胖发展的生物学必然性。

4. "口渴"基因

人类对盐和矿物钠具有生理需求,且咸味是我们最基本的味觉之一。然而,在现代社会中,按照《中国居民膳食指南(2022)》的建议,每天摄入量应限制在 6g 以内,而该量级被估计为旧石器时代典型饮食中的 3.5 倍。人们的盐摄入量往往远超过生理需要,导致了一系列与高盐摄入相关的健康问题。然而,不同个体对盐的敏感性存在差异,一部分人对盐非常敏感,容易患上高血压等相关疾病。研究发现,大约有 10% 的人群受到这种盐敏感性的影响。

有学者认为,早期的狩猎采集祖先可能较少依赖盐来满足其生存需要。然而,随着农业革命和城市化的发展,盐的使用量大幅增加,这对于具有高血压遗传倾向的个体来说,可能会导致与年龄相关的高血压。列夫-兰(Lev-Ran)和波塔(Porta)提出了一个假设,即选择压力可能有助于导致一种盐敏感型高血压基因型的出现。他们认为,这可能是一种"节俭"基因的表现,类似于前面提到的 *APO-E4* 等位基因,它在资源稀缺时期支持节能,但在当代社会却导致了慢性退行性疾病的发生。他们认为,"口渴"基因可能通过影响盐和水的保持,帮助早期人类克服了水量稀缺引发的疾病挑战。尽管在水资源有限的环境下可能具有适应性优势,但在现代社会中,这一基因可能会在个体进入老年期时导致高血压。

血管紧张肽转换酶基因 *ACE* I/D(插入/删除)多态性可能与盐敏感型高血压有关。虽然 20%~30% 的血压变异性被认为是源于多基因作用,但 *ACE* 基因的多态性可能是其中的一个候选基因。农业革命的兴起可能加剧了盐敏感性的遗传选择,因为城市化和卫生条件下降导致了疾病传播的增加。在这一背景下,"口渴"基因可能在盐和水的保持方面发挥了关键作用,并在水量匮乏和传染病压力下提供了生存优势。

5. 一种生存机制的味觉进化

味觉和嗅觉是人类感知外部环境的重要途径之一,尤其在食物选择方面发挥着关键作用。人类的味觉可以分为五种基本味道:咸、酸、甜、鲜和苦。苦味感知在进化中具有特殊重要性,因为苦味可以提醒人类避开许多植物毒素。这引发了一个假设,即在原始环境中,那些对苦味更敏感的人类可能具有更好的生存优势。

人类对苦味的感知是由跨膜 G 蛋白偶联受体介导的信号传递机制实现的。此类受体由七个基因编码,称为 *TAS2Rs* 或 *T2Rs*,它们广泛分布在颚上皮和舌头的味觉感受器细胞。这些不同的受体对于各种化合物表现出高度的特异性,这解释了为什么结构不同的化学物质都被认为具有苦味。

TAS2R16 基因编码的 G 蛋白偶联受体的一个等位基因形式显示了阳性选择的特征,该受体介导了对水杨酸、苦杏仁苷和多种苦味 β-葡萄糖苷的信号转导。这些 β-葡萄糖苷中许多

都具有氰毒性，并且是许多植物的常见成分。研究表明，这种对有害氰苷类化合物的感知特性的起源可以追溯到 7.91 万~7.87 万年前，这意味着它可能起源于更新世中期，早于早期人类离开非洲的时期。此外，研究还指出，这一特性在来自 60 个人类群体的 997 名个体中普遍存在，尤其是在 19 个种群中的非同义 *K172N* 位点以及两个相邻位点的进化衍生等位基因频率相对较高。通过细胞内信号转导研究，使用钙成像技术显示了 N172 细胞对水杨酸、熊果苷和五种不同氰苷的敏感性差异，揭示了苦味感知在人类进化中的潜在作用。虽然在现代社会中，苦味感知可能不再是一个生存性优势，但它的存在仍然反映了人类味觉系统在人类进化过程中的适应性演化。

二、人类异生物质代谢的进化

在人类漫长的进化历程中，我们不断地适应了多样化的膳食来源和各种生存环境。然而，这些新饮食和环境也产生了一系列外源性化学物质，包括植物毒素、药物和其他生物体合成的化合物。为了应对这些外来物质的挑战，人类体内演变出了一套精细的代谢途径，用于对这些化合物进行生物转化、解毒和排除。这种生物化学的适应性演变主要是为了减少外源性物质对生物体的潜在毒性，从而优化其生存和繁殖潜力。

药物代谢表现出明显的种族和个体间的差异，部分原因在于某些致癌化学物质是药物代谢酶的底物，导致了人类在激活或灭活这些致癌物方面具有不同的能力。这些代谢酶的活性受到多种因素的调控，包括性别、年龄、昼夜节律、肝脏健康和饮食成分。此外，编码外源代谢酶的基因存在多态性，不同等位基因的变异决定了人类的代谢表型。这种差异可能解释了为何不同人在对药物和化学物质的反应方面存在多样性。

CYP450 基因家族是编码一系列药物代谢酶的基因。在该家族中，*CYP2C9*、*CYP2C19*、*CYP2D6* 和 *CYP3A4* 在药物代谢中起关键作用，而 *CYP1A1*、*CYP1A2*、*CYP1B1*、*CYP2E1* 和 *CYP3A4* 在前致癌物的代谢激活中发挥重要作用。然而，并非所有的 *CYP* 亚型都与异种物质代谢有关。例如，*CYP2R1* 在维生素 D_2 和 D_3 的 25-羟基化中起作用，但与已知的异种底物无关；*CYP2U1* 则主要在大脑中表达，参与花生四烯酸的代谢。这些不同的 *CYP* 亚型在生物体内执行特定的代谢功能，有助于药物和化学物质的处理和清除。

在非洲东北部，人类已经发展出对生物碱的耐药性，这可能是由积极选择引导的 *CYP2D6* 等位基因多态性所导致的结果。然而，在其他地区，*CYP2D6* 基因可能存在失活的多态性表现，这种差异的合理解释可能与饮食选择密切相关。拥有多个活性基因副本的 *CYP2D6* 基因型个体能更有效地解毒植物生物碱，因此在潜在的饥饿时期具有更广泛的植物资源可供选择。

异质代谢途径的多态性揭示了生物在多变的环境条件下所采纳的生存策略。这种策略在演化过程中逐步塑造，并为理解人类在药物代谢及异源性物质处理上所呈现的种族和个体差异提供了科学基础。

三、尿酸酶突变及其对人类营养的潜在影响

气候变化对化石类猿施加了压力，并在这一时期引发了基因迅速演化的过程，导致大猿和人类类群中的尿酸酶基因完全失活。研究发现，在晚中新世期间长臂猿（长臂猿科）中也发现了与之类似的尿酸酶（urate oxidase）基因变异，这表明该突变提供了选择性生存优势。该突变的效应是导致基因失活，尿酸酶减低并失去分解尿酸的能力。

尿酸是嘌呤代谢的产物，在大多数哺乳动物物种中，尿酸通过尿酸酶代谢生成尿囊素。然而，在大猿和人类的进化过程中，由于启动子区域的突变和2号外显子的第33个密码子编码区域的突变，尿酸酶活性逐渐降低，并最终完全失活。该突变在亚洲大猿猩猩、非洲大猿猩猩和人类中都存在，导致了这些物种血尿酸水平上升。保留尿酸酶的灵长类动物的尿酸含量为1~2mg/dL，而失去尿酸酶的大猿猩猩和人类的尿酸含量增加到3~4mg/dL水平（图2-4）。

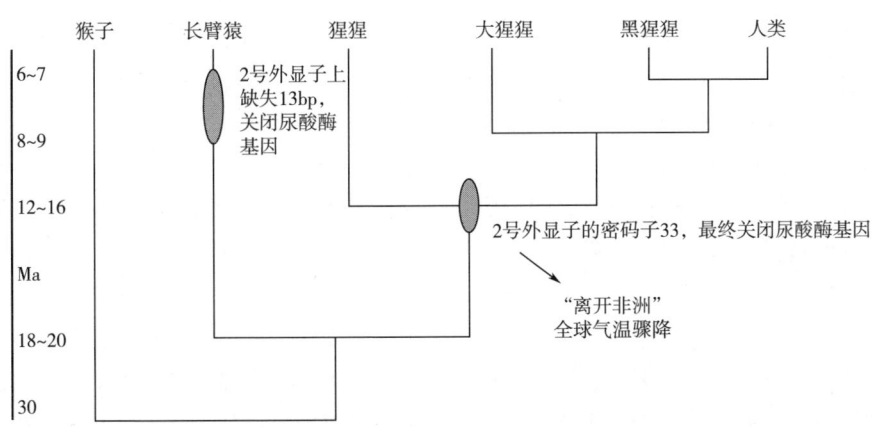

图2-4 大猿和人类的系统尿酸酶基因突变在大猿和人类进化共同祖先中的位置

尿酸促进生物体对果糖的能量化利用以及增强脂肪和糖原的储存能力。研究显示，当果糖成为首选能量来源时，动物能够增加脂肪储存，以应对食物匮乏的阶段，如冬眠、大规模迁移或筑巢期。与其他营养物质不同，果糖代谢降低细胞内能量水平，触发腺苷酸降解和尿酸形成，进而促进脂肪积累和胰岛素抵抗。尿酸酶基因突变增强果糖代谢反应，导致机体产生更多尿酸，进而增加生物体血压升高、肝脂肪增加和糖异生增加的风险。该突变增强了果糖生成脂肪的能力，对于栖息于欧亚大陆温带地区、经历长时间干旱或寒冷季节的古猿来说，是食物短缺时期生存的关键适应机制。

现代人类由于大量摄入精制糖和高果糖玉米糖浆，导致果糖摄入量显著增加。当机体同时摄入高糖（果糖）和富含嘌呤的食物时，会导致血尿酸水平升高，从而增加患2型糖尿病、肥胖、脂肪肝和高血压的风险。初步的临床研究也表明，减少果糖摄入或降低血清尿酸水平有助于改善高血压、胰岛素抵抗、脂肪肝和肥胖等代谢综合征的症状。

四、营养需求的"亲子冲突"

"亲子冲突"的根源可以追溯到胎儿发育的早期阶段，主要基于遗传不对称性，涉及婴儿需要母亲资源相对稀缺的情况以及婴儿的需求可能高于母亲愿意提供的情况。该过程的起始点可以追溯到胚胎是否能够持续妊娠，并在随后的孕期中调节母体向胎儿输送的营养物质的水平和质量。

在孕期，母体对营养的需求显著增加。从进化的视角来看，这种增加的营养需求是有其适应性的，因为分娩在古代往往伴随着较高的死亡风险。但是，在存在遗传缺陷或母体营养状况欠佳的情况下，对胎儿限制营养供应可能会带来巨大的代价。实际上，怀孕的生物能量投入往往超越了单纯为了繁衍后代携带母体基因的益处。基于此，自然选择可能导致在妊娠的前三个月容易发生流产，从而为母体节省能量并为未来的孕期做好储备。

在怀孕期间，母亲体内血糖水平的升高可能会导致产下更大、更健康的婴儿，但也伴随着发展成迟发性糖尿病的风险。葡萄糖作为主要的代谢物质，在胎儿和母亲之间的冲突中具有关键作用。胎儿产生人绒毛膜催乳素，以对抗母亲胰岛素反应的效果，试图提高血糖水平，而母亲则通过增加胰岛素的分泌来应对这一情况。类似的冲突也发生在钙的输送过程中，从母体到胎儿的可溶性钙池再到胎儿的骨骼，但这会以损害母体骨骼中的钙为代价。有学者认为，这种进化冲突的发生是因为肾脏中的 *GNAS* 基因（编码 G-蛋白 α 亚单位）印记允许钙从胎儿重新分配到母亲体内，并与增强母体适应性相关联。这一系列的代谢调节和资源分配在母体和胎儿之间的相互作用中扮演着重要角色。

1. 印记与等位基因竞争

在遗传学领域，基因印记对于表型形成产生深远影响，其涉及某特定亲本来源的等位基因在胚胎发育过程中的鉴定以及后续的孤立型（单等位基因）基因表达，称为等位基因特异性失活。在这一机制中，CpG 岛的甲基化对于印记的建立起到了核心作用。当某一活跃的等位基因功能缺陷，而其配对等位基因因为印记而未正常表达，这可能导致遗传性疾病的出现。典型的例子包括由于母线性基因缺失导致的天使人综合征和由父线性基因缺失导致的普拉德-威利综合征。尽管两个等位基因具有一致的 DNA 序列，由于他们分别来自母亲和父亲，导致了不同的临床表现。天使人综合征患者常常呈现出认知障碍、异常的笑声和特定的姿态，而普拉德-威利综合征患者通常展现出轻度的认知障碍并伴有严重的肥胖。这些实例凸显了基因印记在遗传性疾病中的关键角色及其等位基因特异性失活的复杂机制。

上述现象背后的进化力量被认为源于母亲和父亲亲本基因之间的竞争。激活父亲亲本基因似乎能为胚胎或胎儿提供一定优势，例如，可能有助于形成更大的胎盘，从而提高从母体向胎儿输送养分的效率。这一机制被认为能够改变个体的行为，并促进兄弟姐妹之间的竞争。相反，母亲亲本基因的激活有助于维持资源平衡，以确保后代之间的公平分配。一些人类印记基因已被证实参与了胚胎和胎盘的生长，而印记缺陷可能导致胚胎和发育异常，甚至癌症的发生。此类观察结果凸显了印记在调控生殖竞争和资源分配中的重要作用。

2. 节俭表型假说

从广义角度来看，饮食对表型可以在短期或长期内产生影响。长期的进化过程允许饮食和环境选择压力以可遗传的方式影响人类基因组，并选择一系列可能的节俭特性。然而，一个更为直接的短期影响，被认为与"健康与成人疾病发展起源"的概念相关，即"节俭表型假说"。

"节俭表型假说"是近年来深受科学界关注的一个重要理论。该理论提出，在胚胎发育期，如果因为母体饮食受限或胎盘对营养物质的转运出现障碍，胎儿可能会经历营养缺乏。面对这种情境，胎儿的代谢系统可能会发生适应性的调整，以最大化其短期内的生存概率。这种适应性调整，如果是持续并深入地影响了生理结构和功能，就可能导致一个特定的生理表型，称为"节俭表型"。这种表型在生物进化和历史背景下是有其价值和意义的。考虑到早期人类或其前身种群在面临食物短缺或环境变化时，营养供应经常是不稳定且受限的，那么具备这种"节俭表型"的个体在此环境中会显示出明显的生存优势。他们的体系经过早期调整，使其能够在较低的营养摄入下维持生存，并在必要时利用储备能源。

然而，随着时代的发展，尤其是现代社会，食物供应已经远超过了人们的日常需要。在这样的背景下，那些具有"节俭表型"的个体可能会面临生理和健康的挑战。因为当他们在成年后接触到充足的营养摄入时，他们的体系可能并不适应过多的糖分、脂肪等营养物质的处理，从而容易导致一系列的健康问题，如2型糖尿病、代谢综合征等。

"节俭表型"理论的提出，开始是为了探索胎儿和新生儿发育迟缓与随后生活中易发生的2型糖尿病及代谢综合征之间的可能联系。这个观点为我们提供了一个全新的视角，即胚胎及新生儿时期的营养状况，特别是营养不足，可能会对葡萄糖-胰岛素的代谢路径产生长远的影响，从而影响到个体的长期健康状况。

思考题

1. 人类演化中的食物摄入模式如何在不同时期演变？
2. 农业革命对人类饮食结构的影响是怎样的？
3. 现代化进展对人类饮食结构的挑战是什么？
4. 人类基因组中与饮食相关的编码基因如何影响现代人的健康？
5. 如何通过深入了解人类演化和食品营养的关系来应对现代社会的挑战？

第三章

食品营养与表观遗传

学习目标

1. 了解营养表观遗传概述。
2. 学习膳食调节表观遗传的基本机制。
3. 掌握宏量营养素调节表观遗传。

学习重点与难点

1. 重点：理解膳食营养调节表观遗传的基本机制。
2. 难点：熟悉表观遗传的概述。

现代科学已经确证，食物中的营养成分及其生物活性分子对我们的健康、基因表达都有显著影响。

表观遗传学是研究基因表达调控的科学领域，其核心不在于 DNA 序列本身的变化，而在于染色体上非序列依赖的、可遗传的、可逆的基因活性（大多数情况下指表达水平）状态的变化，并受到多种环境和生活方式的影响。其中，饮食是一个主要的调控因子。食物中的特定分子可以通过影响甲基化、组蛋白修饰和非编码 RNA 等表观遗传学路径来调控基因的表达和功能。

第一节　表观遗传的概述

DNA 作为地球上生命的基础，以高度准确的复制与修复机制而著称，确保生物体的遗传信息精确地从一代传递到下一代。但要保持生命的正常运行，仅确保 DNA 的序列完整性是不够的，还需要精细的调控基因的表达，这一领域的研究称为表观遗传学。经典遗传学（genetics）主要研究由基因序列改变（如基因突变等）引起的基因功能变化，从而导致可遗传的表型变化。而表观遗传学则探讨在不涉及 DNA 序列本身变化的情境下，如何实现对基因功能的可遗传的调控，并最终影响生物体的表型。此学科术语最初由英国发育生物学家康拉德·哈尔·沃丁顿（Conrad Hal Waddington）于 1942 年提出，随着科学研究的深入，其定义也得到了不断的扩展和发展。

表观遗传学研究基因表达发生可遗传的改变而 DNA 序列不发生改变，主要包括 DNA 甲基化、组蛋白修饰、非编码 RNA、印记基因等。表观遗传标记不会改变 DNA 序列，因此我们从父母那里继承的整个基因组信息保持不变。然而，这些表观遗传标记在局部染色质环境中发挥作用，影响 DNA 的可及性，并广泛调控基因的转录等关键过程。表观遗传标记的异常活跃或修饰不当均可能导致正常基因表达谱的破坏，错误地打开和关闭基因。目前的研究已确定了数十种表观遗传标记，其中包括位于组蛋白上的甲基化和乙酰化以及位于 DNA 上的甲基化等，这些标记在基因表达调控中扮演着重要的角色。此外，染色质重塑和非编码 RNA 等其他表观遗传机制也已较为明确地被认识。与固定的 DNA 序列不同，表观遗传标记不太稳定，可能在细胞周期或响应于各种细胞生长和生存所需的刺激时发生变化。这些不同表观遗传机制之间还存在相互作用，从而引发进一步的表观遗传调控机制。

表观遗传调控是一个高度复杂的过程，受到许多因素的影响，包括环境、生活方式等多种外部因素，如膳食、微生物群和环境污染物等。其中，膳食因素的影响尤为显著，为我们提供了窥探其工作机制的独特途径。蜜蜂社会的蜂后与工蜂的区别为我们提供了一个经典的研究案例。工蜂、蜂后和雄蜂在蜂群中扮演着完全不同的角色，尽管蜂后和工蜂在基因组上非常相似，但它们的形态特征、功能和生命周期存在显著差异（图 3-1）。这触发科学家的思考：蜂后是如何被选择出来？答案为饮食差异。蜜蜂的表观遗传调控系统允许幼虫根据其膳食来调整其发育方向。当蜂群需要一个新的蜂后时，它们会随机挑选一个幼虫，并将其饲喂蜂王浆。蜂王浆中的特定化合物可以抑制 DNA 甲基转移酶 Dnmt1，导致全基因组的去甲基化，使得幼虫最终发育为蜂后。当在新孵化的幼虫中敲除 DNA 甲基转移酶 Dnmt1 的基因时，其效果与摄入蜂王浆相似，使幼虫可发育为具有卵巢。这揭示了饮食差异如何通过表观遗传机制来塑造生物的发育方向。表观遗传修饰的动态性和适应性在生物的发育、繁殖和行为中起到至关重要的作用。

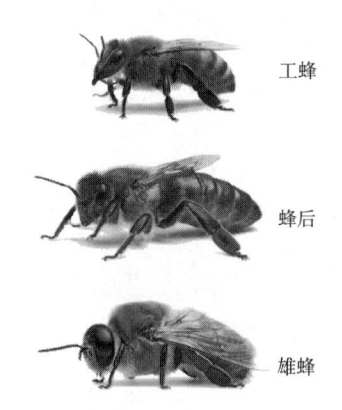

图 3-1　工蜂、蜂后及雄蜂形态差异

第二节　膳食调节表观遗传的基本机制

一、营养表观遗传的两种遗传方式

目前已存在多种机制可介导非 DNA 序列的遗传效应，此类机制部分与基因组相关，包括 DNA 和组蛋白的共价修饰，以及与基因组序列互补的小 RNA 的传递。另一方面，也有部分机制与基因组无关，例如，微生物组的传递等。非 DNA 序列介导的遗传效应的世代持续时间从一代到多代不等，因此在描述子代表观遗传的改变时，需区分两个关键概念：代际遗传和跨代遗传，以明确它们对不同代数的影响。

特定刺激因素可能会直接影响孕母体内的胚胎以及哺乳动物雌性胚胎中已经形成的卵母

细胞、雄性精子和精原细胞，这些影响可能引起第一代子代（F1）的表型变化（图 3-2）。若该因素在干预亲本的第二代（父系遗传）和第三代（母系遗传）子代中仍能引起表型的变化，则定义为"跨代遗传"。与此相反，若在未直接接触刺激因素的子代中表型丢失，则称为"代际遗传"。尽管存在"代际遗传"和"跨代遗传"两种不同的概念，但它们在某些机制方面具有共同之处，如 DNA 甲基化、组蛋白修饰和遗传 RNA 物质等。这些机制可能在不同世代之间传递，并对遗传效应产生影响，这为理解遗传效应的复杂性提供了更深入的视角。

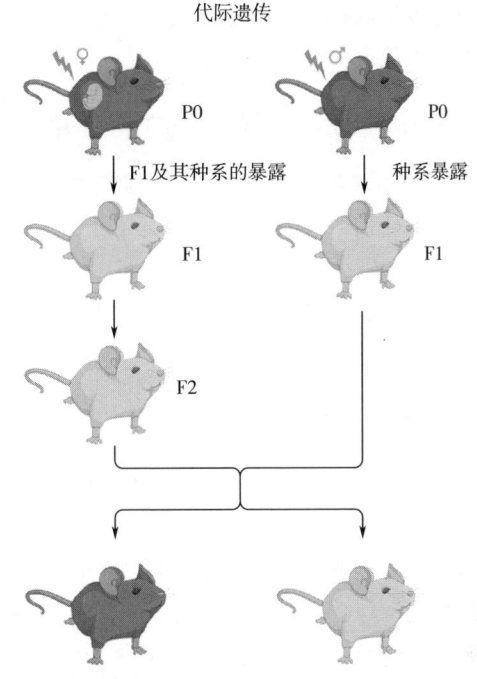

图 3-2　代际遗传与跨代遗传的差异

二、营养表观遗传的机制

均衡饮食在促进健康长寿和预防多种疾病方面的作用受到广泛关注，如肥胖、糖尿病、癌症及神经系统疾病。尽管这些健康效应被众多研究所证实，但导致其背后的生物学分子机制尚未完全明晰。表观遗传学的基本机制主要包括 DNA 甲基化、组蛋白修饰以及非编码 RNA（miRNA）（图 3-3）。

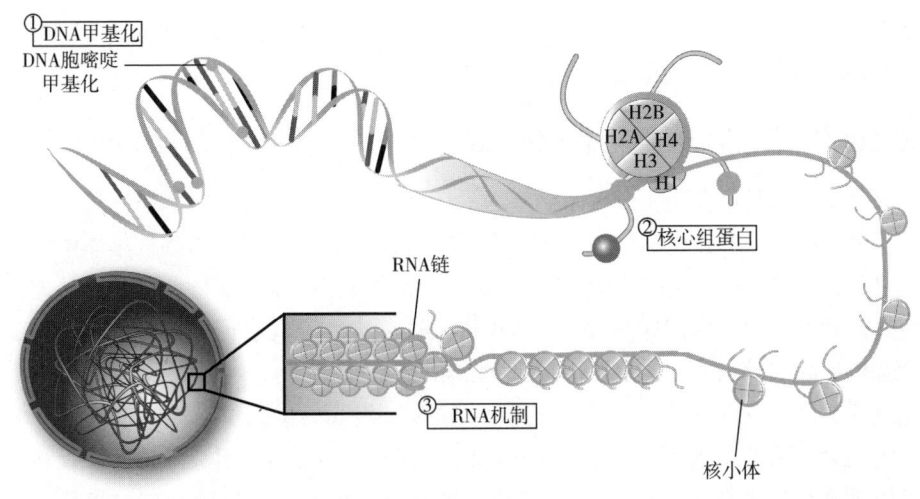

图 3-3　表观遗传的基本机制

DNA 甲基化涉及甲基基团添加到 DNA 分子上，通常与基因沉默相关。组蛋白修饰则包括一系列化学修饰，例如，乙酰化、甲基化和磷酸化等影响着染色质结构和基因可及性。这些表观遗传学机制使得细胞得以在不改变其DNA序列的前提下响应环境的变化，进而决定了个体的健康状态和患病风险。

（一）DNA甲基化的关键作用

DNA甲基化是表观遗传学中研究较为广泛的标记，以多种形式存在于不同生物中。在脊椎动物和植物中，DNA甲基化在基因转录调节中发挥着显著的作用。其中，5-甲基胞嘧啶（5-methylcytosine，5mC）的修饰在表观遗传学中被深入研究，通常被认为是基因表达的一种稳定的抑制性调控因子。在人类基因组中，大约有1%的胞嘧啶经历了甲基化修饰，使得5mC成为DNA修饰中最为常见和丰富的一种调控因子。5mC的存在最初被发现于CpG岛的结构中，这些区域是基因的启动子部分，并在其中富集有CpG二核苷酸。在这些特定区域，5mC通常作为一个稳定的表观遗传标记，执行对基因转录的抑制作用。在哺乳动物基因组中，甲基化胞嘧啶最初是通过甲基转移酶DNMT3A和DNMT3B从头催化而被整合到DNA中。随后，另一种甲基转移酶DNMT1在DNA复制过程中复制DNA甲基化模式到新合成的DNA链上，从而维持这些甲基化标记在整个基因组中的持续存在。

传统观点认为，在胚胎发育过程中，DNA甲基化主要由DNMT3A和DNMT3B催化，而在细胞复制过程中，则主要由DNMT1负责维持DNA甲基化模式。然而，有研究者提出新DNA甲基化模型，即除了DNMT1能够复制亲代链上的大部分甲基化标记到子代链上之外，DNMT3A和DNMT3B也能够在复制后的短时间内完成甲基化过程，其中包括纠正DNMT1所引入的错误甲基化。在哺乳动物中，DNA中胞嘧啶残基甲基化可以介导亲代饮食引起的表观遗传效应。基因组印记与DNA甲基化的差异密切相关，后代的基因表达受到其遗传来源（父亲或母亲）的影响。因此，精子的甲基化可以通过代际遗传或跨代遗传发生改变，例如，在小鼠中介导子宫营养不良、早期营养过剩和糖尿病等情况，在人类中与肥胖相关。

DNA甲基化的动态特性使其在生命的各个阶段都发挥着关键作用，不仅影响个体健康，还可能对后代的发展产生深远的影响。因此，研究DNA甲基化的机制和调控对于理解表观遗传学在食品营养中作用至关重要。

（二）组蛋白修饰的核心作用

组蛋白修饰的核心作用不仅关系到基因的表达，而且在细胞核内调控染色质的结构和基因的激活状态。在细胞核内，DNA与复杂的核小体结构相互作用，这些核小体由四种组蛋白（H2A、H2B、H3和H4）的二聚体组成，每种组蛋白有两个副本。这些组蛋白的尾部含有特定的氨基酸残基，通过修饰这些残基，可以引入进一步的表观遗传标记，包括赖氨酸残基的乙酰化和泛素化、丝氨酸的磷酸化、赖氨酸和精氨酸的甲基化。

组蛋白在经过不同形式的翻译后修饰（protein post-translational modification，PTM），其与DNA的相互作用受到影响。一些修饰可破坏组蛋白与DNA的相互作用，导致核小体解旋。在这种开放的染色质构象中，DNA可以与转录复合物结合，随后激活基因。相反，加强组蛋白-DNA相互作用的修饰会使染色质结构紧密排列，阻止转录复合物接近DNA，导致基因沉默。因此，染色质重塑复合物通过调控组蛋白的修饰，改变了染色质结构状态并影响了基因的活性。

目前研究表明，饮食可能通过改变组蛋白修饰影响寿命。例如，基于酵母寿命调控相关研究表明：饮食干预可以影响组蛋白残基修饰，如 H3K4me、H3K9ac、H3K9me、H3K14ac、H3K27me 和 H4K16ac 等。然而，在哺乳动物相关研究中，只有少数研究提供了饮食改变组蛋白修饰影响寿命的直接证据。部分原因在于缺乏适用的实验模型，使得无法直接研究组蛋白修饰变化对寿命表型的影响。然而，这一领域的研究正在不断发展，未来有望更深入地理解饮食、组蛋白修饰和寿命之间的复杂关系。营养调节表观遗传的可能机制见图3-4。

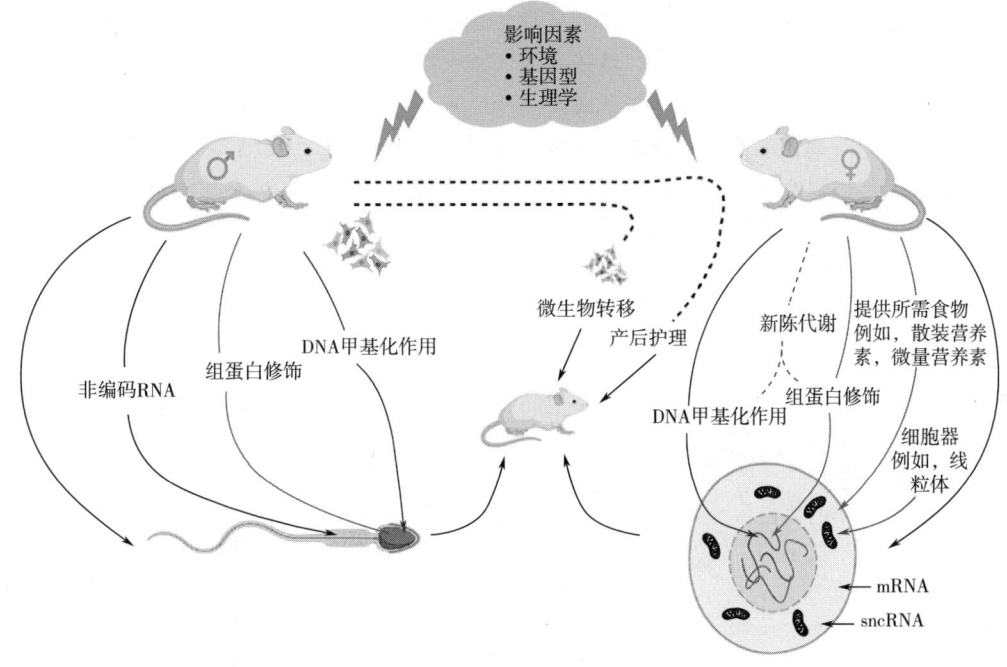

图 3-4　营养调节表观遗传的可能机制

三、父母代营养环境引起子代表观遗传变化

父母代所处的营养环境在子代的表观遗传层面留下了明显的痕迹。这种现象揭示了环境与遗传之间的深层次交互，并扩展了经典遗传学的理解边界。父母代接触的饮食、生活习惯以及环境因子，能够通过多种表观遗传机制，影响子代的健康状态和易感疾病的风险。随着这一领域研究的深入，科研人员逐步揭示了遗传信息与环境因子之间的精细互动，为未来的健康研究和疾病预防提供新的理论基础和实践方向。

（一）母系遗传

母系遗传对子代的影响是一个深刻而复杂的过程，它受多种因素的调控，包括母体环境和营养状态。不适当的营养供应，无论是营养的缺乏还是过剩，都可通过多种表观遗传机制对后代的发育产生深远的影响。这些表观遗传变化包括 DNA 甲基化、miRNA 表达改变和组蛋白修饰等，这些机制有时在生命的早期阶段被激活，却能够永久地塑造子代成年后的表型。尤其与代谢相关的疾病，例如，肥胖、脂质代谢异常、高血压、高胰岛素血症以及代谢综合征。

在胚胎发育和婴儿期，存在一个被称为"生命早期1000天窗口"的阶段，这是一个表观遗传重塑的迅速和复杂时期（图3-5）。在受精后的前48h内，父本的基因组经历着快速（主动的）去甲基化过程，而母本基因组则经历较慢（被动的）去甲基化。在囊胚阶段之前，消除掉受精卵中的表观遗传标记对于细胞多潜能性的发展至关重要。在这个阶段，印迹基因和一些逆转座子会抵抗去甲基化的作用。然后，在胚胎着床后，整个妊娠期都伴随着组织特异性的再甲基化，遵循不同组织特异性的模式，包括胚胎发育和体细胞分化过程。随着原始生殖细胞（primordial germ cell，PGC）发育并迁移到生殖脊，会发生第二次去甲基化浪潮。在这个阶段，父母的印记被抹除，以准备在PGC中形成与性别相关的新印记。精子细胞在儿童出生前进行再甲基化，而卵母细胞在其成熟过程中进行再甲基化。因此，围孕期代表了甲基组中巨大动态的时期，也代表了表观遗传错误可能对儿童健康产生重大影响的窗口期。这一复杂的表观遗传过程在母体环境和饮食的影响下得以调控，为我们深入了解母体营养环境如何塑造子代表型提供了重要线索。

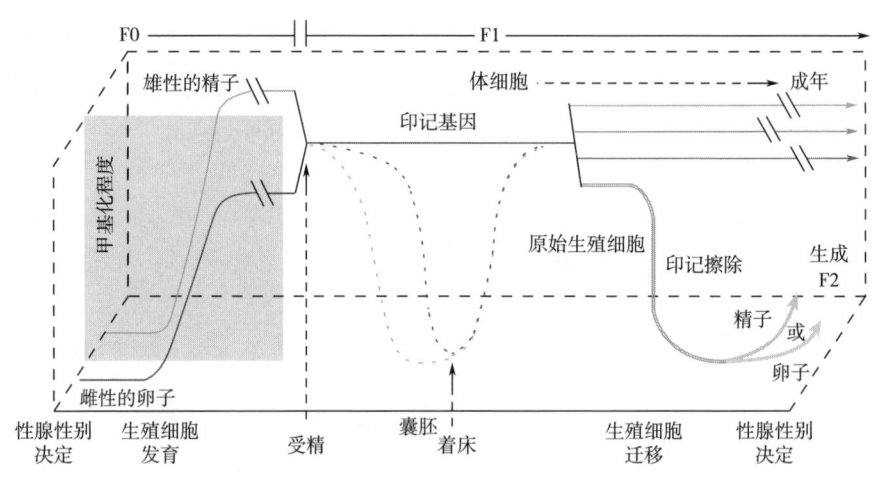

图3-5 胚胎形成过程中的表观遗传重塑

通过调节母体饮食或其他生理因素，可能影响母体对后代的营养物质供应。以雌性Sprague-Dawley大鼠为例，从4周龄开始，给它们饲喂高脂肪或西式饮食（含有较高比例的脂肪和碳水化合物）。这些大鼠在13~14周龄时交配，随后将所有幼仔转至正常饮食。结果显示，与食用对照饮食的母鼠后代相比，食用西式饮食的母鼠的后代在2周龄时脂肪沉积明显增加，同时葡萄糖耐量降低。此外，肥胖母鼠的嵌入前胚胎、胎儿和新生儿中炎症和氧化应激水平显著升高。该氧化应激与脂肪组织和嵌入前胚胎中脂肪生成相关基因的表达增加呈正相关。上述结果表明，母体过度营养摄入可能导致后代脂肪沉积增加，并引发永久性的代谢变化。

后代的表型也可能受到特定调控产物（如mRNA）或必需微量营养素（如锌）的供应的影响。母体代谢的遗传或代谢物摄入的干扰可能会影响后代，甚至对更多后代的表观遗传调控产生影响。以小鼠为例，母体摄入甲基供体与后代DNA甲基化修饰有关，这会对它们的被毛颜色产生显著的遗传效应。类似的效应也在人类中被发现，例如，农村地区的母亲在受孕前后季节性摄入甲基供体与子女的DNA甲基化改变相关。

母系遗传中包括与营养有关的各种外界因素,这些因素可能通过母体影响胎儿的表观遗传组(图3-6)。其中,一碳代谢物在围孕期和胚胎发育过程中的作用已被大量的证据证实。

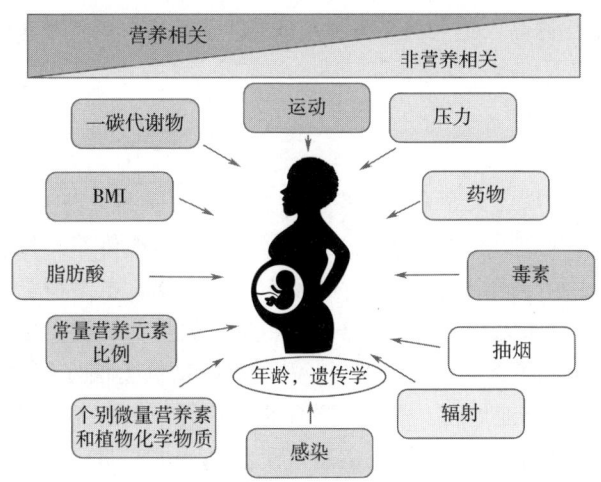

图3-6 可能通过母体影响子代表观遗传组的外界因素

DNA甲基化的主要甲基供体是 S-腺苷甲硫氨酸(S-adenosyl methionine,SAM),该供体由食物中叶酸、胆碱、甜菜碱和B族维生素等物质生成,在体内经酶催化形成,该过程称为一碳代谢。一碳代谢还依赖于多种营养物质(如葡萄糖、维生素和氨基酸等),以支持多个代谢途径,包括核苷酸代谢、细胞氧化还原状态的调节、脂质生物合成和甲基化代谢等,从而提供所需的能量和底物。一碳代谢系统主要由叶酸循环和甲硫氨酸循环两部分组成(图3-7),这些循环将单碳单位传递给受体底物。其中,甲硫氨酸循环的重要功能之一是生成SAM,从而建立与DNA和组蛋白甲基化相关的联系。

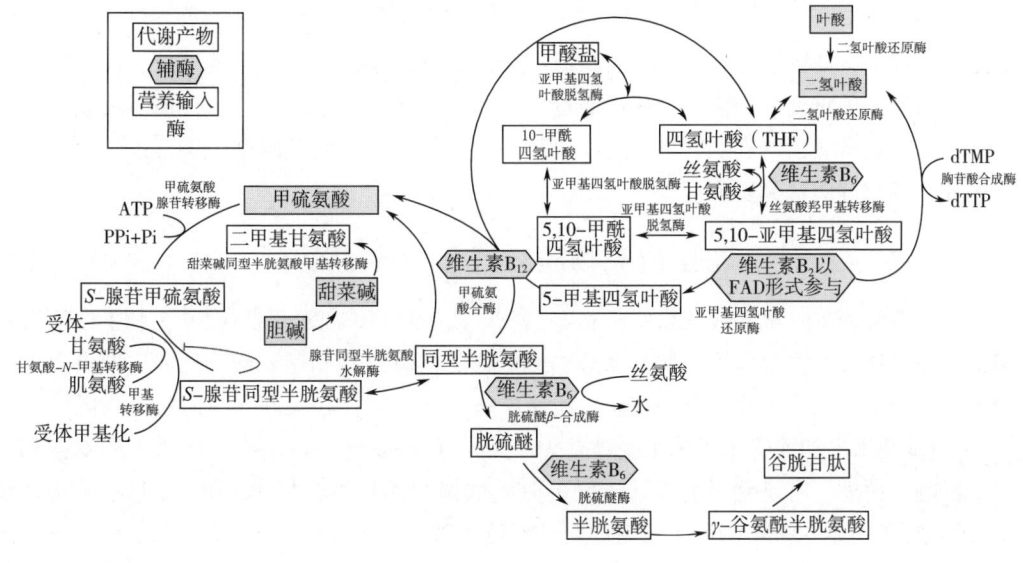

图3-7 一碳代谢循环示意图

母体摄入饮食中的特定成分可能会引起 DNA 表观遗传标记的变化，这些变化显著地影响子代的基因组构成和相关疾病的风险。然而，由于目前数据不足和实验方法限制，难以准确地界定特定饮食中的表观遗传调控因子或它们的组合如何具体地影响胎儿健康。除了母婴相互作用中的 DNA 甲基化修饰，越来越多的研究也关注了父辈对后代发育的表观遗传机制，后续将从父系的角度介绍表观遗传的影响。

（二）父系遗传

在营养表观遗传学领域，父系遗传所扮演的角色日益受到关注。分析父代的营养状况、环境毒素接触、年龄以及表型差异如何影响其后代，能揭示遗传差异与发育轨迹之间的深层联系。精子的表观基因组与体细胞类似，存在动态变化规律，虽然精子的表观基因组动态变化对下一代的功能后果尚未完全明确，但已有大量证据表明，环境变化可以导致精子携带的表观遗传变化，从而显著改变下一代的表型。其中，不良饮食偏好可对后代产生严重后果。例如，在东南亚和波利尼西亚地区，槟榔的嚼食非常流行，而研究表明，槟榔嚼食习惯与其后代的代谢综合征风险之间存在相关性。实验室研究进一步证明，父鼠在交配前如果摄入槟榔成分，其后代更容易出现高血糖症状。这些发现表明，父代的饮食和环境暴露通过表观遗传机制影响其后代的健康状况。

在营养表观遗传学领域，揭示父母与后代之间表型的微妙互动及营养对这种交互的调控是一项艰巨任务。未来需要进一步研究食品营养对早期生命及其生物功能的影响，以更好地深入了解其机制。此外，考虑个体多态性的表观遗传调控仍需更多的研究，尤其是烹饪方法或工业处理如何影响食物中的表观遗传调控因子，这将有助于开创新的研究方向，更全面地理解饮食对后代健康的潜在影响。

第三节　宏量营养素调节表观遗传

宏量营养素，如碳水化合物、脂质和蛋白质，是日常饮食的主要组成部分，对身体的营养和能量供给至关重要。它们不仅提供能量，还在细胞代谢和基因表达中扮演重要角色。通过深入探讨宏量营养素的影响，可以更好地理解饮食与遗传之间的复杂关系，以及如何通过营养调控来维护健康和预防疾病。

一、蛋白类物质对表观遗传的影响

胎儿发育过程中，氨基酸是重要营养素之一。氨基酸的代谢对于供应 DNA 和蛋白质合成所需的甲基供体具有关键作用，如甘氨酸、组氨酸、甲硫氨酸和丝氨酸。例如，低蛋白质饮食与胎儿生长缓慢以及后代肥胖、高血压和糖尿病发展之间存在关联。产前蛋白质限制可改变 DNA 甲基化水平和血管紧张素 1 受体基因（*Agtr1*）的表达，该基因对高血压的发生和发展具有影响。此外，有研究报道，母体低蛋白质饮食会通过组蛋白 H3 和 H4 的乙酰化以及 H3K4 赖氨酸的甲基化来影响肝脏中糖皮质激素受体基因（*Nr3c1*）启动子的甲基化状态和过氧化物酶体增殖物激活受体（PPAR）的表达。*Nr3c1* 和 PPAR 在胚胎发育和成年期调节脂质或血压方面发挥重要作用。

不同来源（内源性、食物来源、环境和合成）的肽也可影响表观遗传调控。多肽可通过多种机制对表观遗传调控产生影响，它们可能直接或间接地与受体结合，从而激活细胞内信号级联反应（表3-1）。研究者在细胞核中发现了多种短肽，此类肽可与DNA上的启动子基因区域直接相互作用，这些相互作用引发DNA链的分离和基因转录的启动。因此，这些由四个或更少氨基酸组成的短肽可以被视为是一类独立的表观遗传调节因子。

表 3-1　肽对不同表观遗传系统的影响概述

表观遗传机制	肽	影响	作用种类	来源	应用状态
DNA 甲基化	短肽	抑制	直接	内源性/人工合成	临床前
	Aβ	抑制	间接	内源	临床前
	BCM7	抑制	间接	牛奶	临床前
	GM7	抑制	间接	小麦	临床前
组蛋白甲基化	HIP	抑制	间接	内源性	临床
	EZH2 拮抗剂	抑制	直接	人工合成	临床前
	WHSC1 拮抗剂	抑制	直接	人工合成	临床前
组蛋白去甲基化	LSD1 拮抗剂	抑制	直接	人工合成	临床前
组蛋白乙酰化	露那辛（Lunasin）	抑制	直接	大豆	临床
组蛋白脱乙酰化	罗米地辛（Romidepsin）	抑制	直接	细菌	已批准
	Burkholdacs	抑制	直接	细菌	临床前
	Spiruchostatins	抑制	直接	细菌	临床前
	Thailandepsin	抑制	直接	细菌	临床前
	FR901375	抑制	直接	细菌	临床前
	Largazole	抑制	直接	细菌	临床前
	Chlamydocin	抑制	直接	真菌	临床前
	曲霉毒素（Trapoxins）	抑制	直接	细菌	临床前
	CHAP	抑制	直接	人工合成	临床前
	制蚜菌素（Apicidin）	抑制	直接	细菌	临床前
	Microsporins	抑制	直接	真菌	临床前
	Azunanudes	抑制	直接	海绵	临床前
	FR235222	抑制	直接	真菌	临床前
	AS1387392	抑制	直接	真菌	临床前
miRNA	LK-L1C/K6W/L8C	miR-19b ↑	直接	人工合成	临床前
	LKKLLKLLKKWLKLKGX LKKLLKLLKKLWKLKGX	miR-155 ↓	直接	人工合成	临床前
	L50	miR-21 ↓	直接	人工合成	临床前
LncRNA	奈西利肽（nesiritide）	LSINCT5 ↑	直接	内源性	已批准

注：↑、↓表示基因表达上调和下调。

发挥表观遗传调控功能的肽段可分为内源性肽及外源性肽。内源性肽由内源性蛋白质酶解或非注释的非框架转录本翻译产生，而外源性肽主要由食物相关蛋白质消化产生。摄入体内的外源性肽可以调节 DNA 甲基化和/或组蛋白乙酰化，而由细菌、真菌和海洋无脊椎动物（如海绵）共生的微生物合成的肽则主要发挥抑制组蛋白去乙酰化的功能。此外，目前已开发出一些方法，可以使用合成肽来逆转或抑制组蛋白和 DNA 的表观遗传修饰。除了对 DNA 和组蛋白修饰的影响外，肽还可以影响非编码 RNA［如长非编码 RNA（lncRNA）和 miRNA 的成熟］的表达。

肽对不同表观遗传机制影响如图 3-8 所示：①通过阻断 DNA 甲基转移酶与 DNA 的结合或抑制链分离减少 DNA 甲基化；②通过抑制半胱氨酸摄取，从而减少细胞内 S-腺苷甲硫氨酸（SAM）与 S-腺苷同半胱氨酸（S-adenosyl homocysteine，SAH）比值，从而抑制 DNA 甲基化；③通过抑制 FOXO1 转录因子，从而间接减轻组蛋白 H3K79 与 Menin 结合（一种与 H3K79me2 修饰结合的蛋白）的结合，减少组蛋白甲基转移酶（histone methyltransferase，HMT）招募，进而减少组蛋白甲基化；④通过抑制组蛋白乙酰转移酶（histone acetyltransferase，HAT）与组蛋白相互作用，从而阻断 H3 和 H4 组蛋白乙酰化；⑤通过与酶结合口袋中的锌原子相互作用，从而抑制组蛋白脱乙酰酶；⑥肽拮抗剂可以阻断组蛋白去甲基化酶（histone demethylase，HDM）和组蛋白甲基转移酶（HMT）酶的相互作用位点；⑦通过促进或抑制 Dicer 介导的 miRNA 成熟来影响 miRNA 的表达。这些机制显示了肽如何在不同层面参与表观遗传调控，为理解营养表观遗传学提供了重要的基础。

（一）内源性肽

以淀粉样蛋白 β（Aβ）为例，Aβ 是一种长度为 37~43 个氨基酸的肽，是阿尔茨海默病（alzheimer's disease，AD）患者脑中的淀粉样蛋白斑的主要成分。研究表明，Aβ 可以减少整体 DNA 甲基化水平，但与此同时会增加脑啡肽酶（Neprilysin）基因（一种负责 Aβ 降解的酶）启动子区域的 DNA 甲基化，该现象可能导致 AD 症状的加重。Aβ 的可溶性低聚物还能够减少人类神经细胞中的半胱氨酸的摄取，导致细胞内谷胱甘肽水平下降，并伴随着整体 DNA 甲基化水平的下降，该机制可能在 AD 的发病病理中发挥了重要作用。因此，内源性肽如 Aβ 肽可以通过选择性地增加或减少 DNA 甲基化水平，从而对基因表达产生调节作用，并在 AD 的发病机制中扮演着关键角色。

（二）外源性肽

酪蛋白和麦胶蛋白水解消化后，分别释放的 β-酪啡肽-7（BCM7，酪氨酸-脯氨酸-苯丙氨酸-脯氨酸-甘氨酸-脯氨酸-异亮氨酸）和 GM7（酪氨酸-脯氨酸-谷氨酰胺-脯氨酸-谷氨酰胺-脯氨酸-苯丙氨酸）肽。这些肽通过激活阿片受体，降低神经元和胃肠道细胞对半胱氨酸的摄取。这种降低伴随着细胞内谷胱甘肽的氧化状态增加与位于基因转录启动位点上游+65 至+80 区域的 DNA 甲基化程度的上升是紧密关联的，这导致了与转硫途径和蛋氨酸循环相关的基因表达下调。这些研究结果提示，来自牛奶和小麦等食物中的特定肽可能通过影响表观遗传调控来在生命早期阶段提供抗氧化保护。此外，BCM7 也被观察到可以通过减少全基因组的 DNA 甲基化水平，促进神经干细胞的神经发生。

此外，最早由大豆蛋白中提取的露那辛（Lunasin）是个经典的例子。Lunasin 是由 43 个

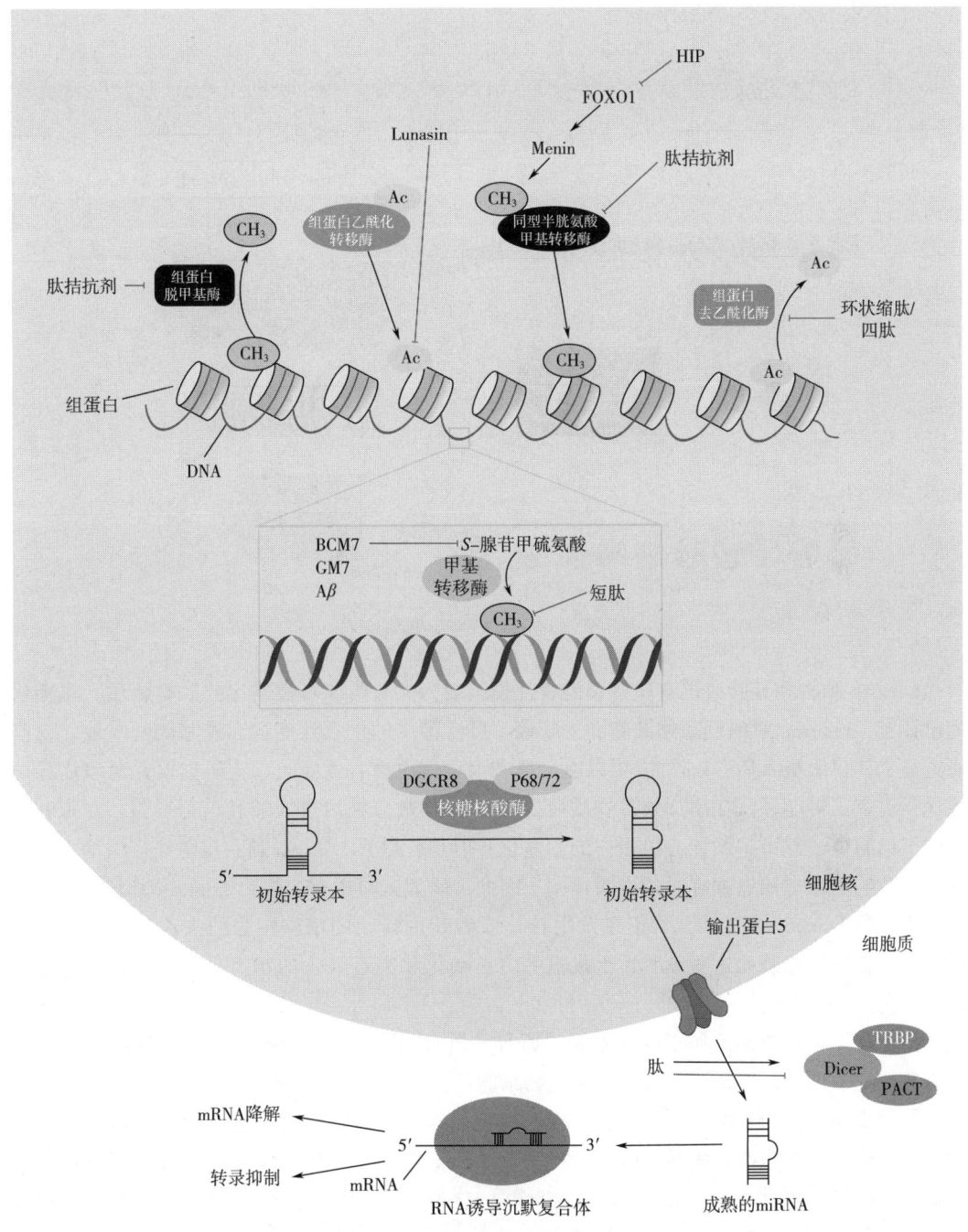

图 3-8 肽对不同表观遗传机制影响的示意图

氨基酸组成的肽,其每个片段的序列和活性如图 3-9 所示。该肽的羧基末端含有 8 个天冬氨酸残基,这些残基能够结合到低乙酰化染色质区域,例如,着丝粒。Lunasin 表现出抗有丝分裂的特性,阻止着丝粒复合物正确形成,阻碍微管附着到着丝粒上,最终导致细胞死亡。此外,Lunasin 中还包含细胞黏附基序精氨酸-甘氨酸-天冬氨酸,该序列能够与细胞外基质结合,并将 Lunasin 内化到细胞核中。一旦内化到核内,Lunasin 与染色质结合蛋白的保守区域形成结构同源性的螺旋结构。

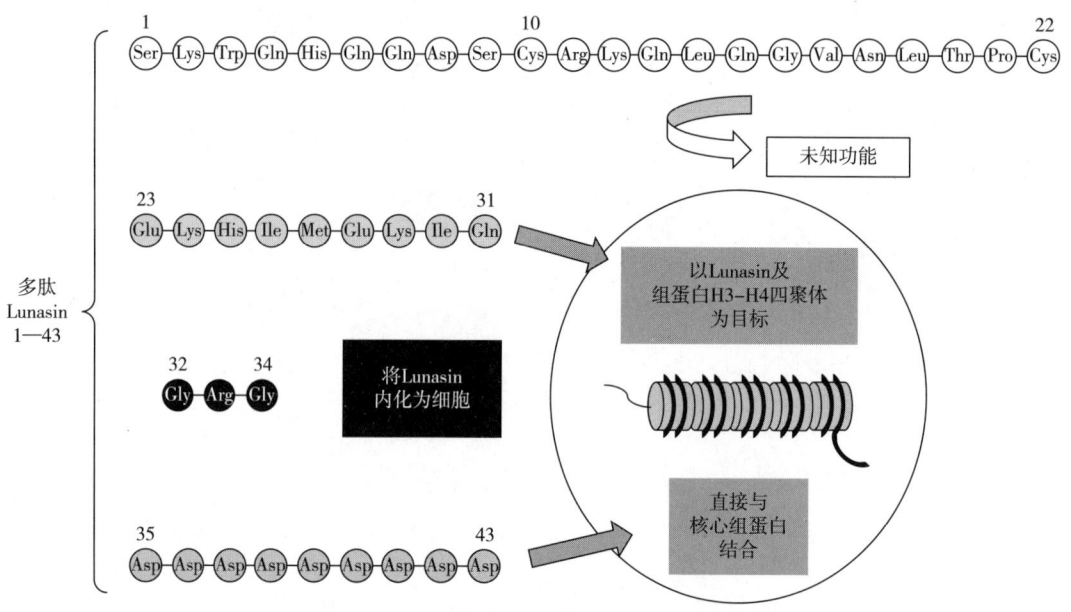

图 3-9　Lunasin 结构与功能的关系

Lunasin 结构和其具有抗有丝分裂的特性使其成为大豆抗癌特性的主要肽类物质。多项研究已证实，Lunasin 对哺乳动物细胞和皮肤癌小鼠模型中的化学致癌物和癌基因的疗效。初步研究显示，口服摄入后，Lunasin 可以在小鼠和大鼠体内被有效吸收，为研究饮食对癌症预防的途径提供了可能性。在添加外源物质后，Lunasin 在数分钟内进入哺乳动物细胞，在 18h 后定位于细胞核，并可抑制核心组蛋白的乙酰化。但是，尽管 Lunasin 具有预防癌症的潜力，但其并不影响已建立的癌细胞系的生长速率。因此，研究人员根据此提出 Lunasin 的表观遗传作用方式，即 Lunasin 通过结合到正在发生转化或者新近转化的细胞中去的去乙酰化核心组蛋白，从而选择性地杀死这些细胞，干扰组蛋白乙酰化和去乙酰化的动态平衡，最终导致细胞凋亡和死亡。

由于化学致癌物和或病毒致癌基因通常导致肿瘤抑制因子（如 Rb）的失活，Lunasin 能够有选择地杀死正在发生转化或新近转化的细胞。Lunasin 通过抑制组蛋白乙酰化的过程，起到类似肿瘤抑制因子的作用。它能够与去乙酰化的组蛋白紧密结合，从而扰乱组蛋白乙酰化和去乙酰化的动态平衡，激活细胞凋亡程序导致细胞死亡。已有研究表明，Lunasin 通过抑制组蛋白乙酰转移酶（HAT）和分别负责组蛋白 H3 和组蛋白 H4 乙酰化的组蛋白乙酰转移酶（PCAF）的活性，来阻断组蛋白 H3 和组蛋白 H4 乙酰化（图 3-10）。此外，Lunasin 还与这些酶竞争结合到去乙酰化的核心组蛋白上，从而阻断或延迟细胞周期的正常进行。

后续研究发现，Lunasin 不仅存在于大豆中，还存在于小麦、大麦和其他植物种子中，为提取新型癌症预防肽提供潜在的来源。Lunasin 不仅在体外显示出癌症预防特性，还具备口服后在体内的生物利用能力，使得 Lunasin 被视为具有内在抗癌潜力的理想肽段。Lunasin 不仅在体外实验中展现出对抑制癌症的可能性，还被证实在经口服后具有良好的生物利用率，尽管在此领域已取得某些突破，但目前对于 Lunasin 在癌症预防机制中的具体

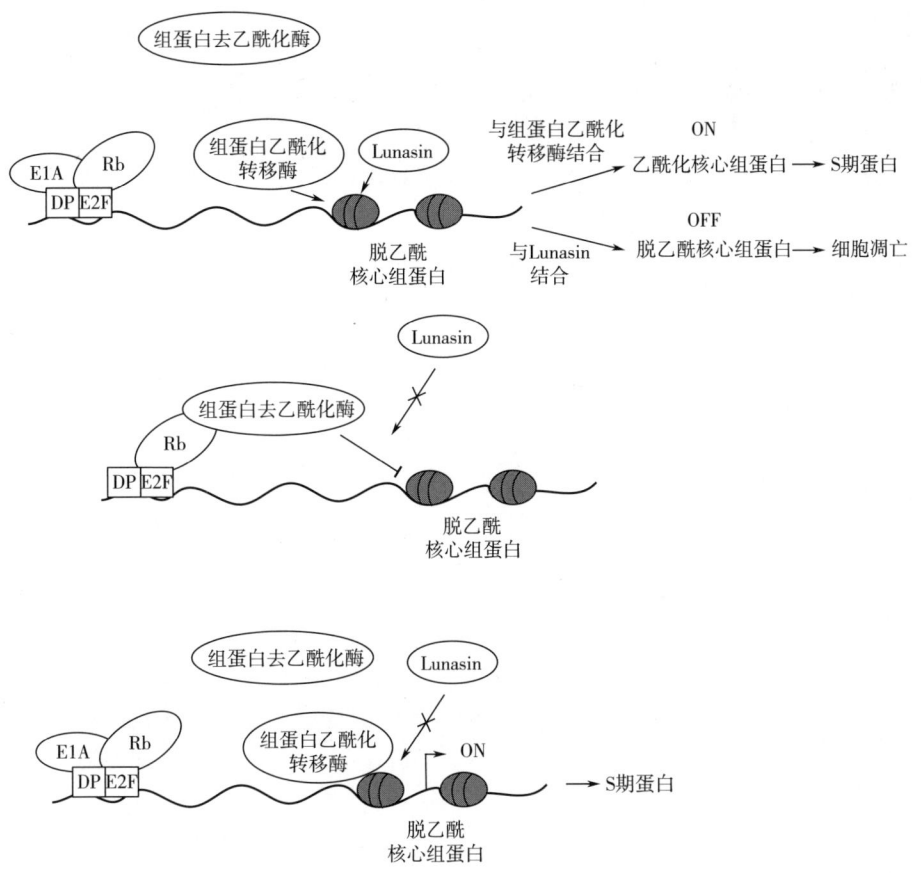

图 3-10　Lunasin 通过表观遗传机制调节细胞周期

作用还尚未深入阐明，深入的科学研究将会揭示 Lunasin 及其衍生物在抗癌领域的全面应用和作用机制。

二、脂类物质对表观遗传的影响

在孕期，对长链多不饱和脂肪酸（long-chain polyunsaturated fatty acid，LCPUFA）的摄入不足可能导致 DNA 甲基化的异常，从而干扰与临床重要的基因表达，如血管生成因子基因。这不仅可能诱发胎盘异常着床所伴随的血管功能失调，还可能对胎儿的代谢设定造成不利影响，进而增加其在成年时发展心血管疾病的风险。在针对地中海饮食特定成分的研究中，发现特级初榨橄榄油和坚果中的 ω-3 脂肪酸能够诱发外周白细胞中与代谢、糖尿病、炎症及信号转导有关的甲基化变化。这一系列研究结果凸显了脂肪在表观遗传调控中对健康和代谢的重要作用。在针对人体的实验中发现，产前摄入橄榄油可以改变胎盘中免疫调节基因的组蛋白乙酰化模式。此外，基于动物模型的研究表明，摄入富含 ω-3 LCPUFA 的饮食与一系列有益效果相关，例如，肝脏 DNA 甲基化在持续两代中的降低、血浆脂质水平下调、胰岛素介导的葡萄糖摄取增加以及胰岛素敏感性提高。这些研究结果突显了膳食脂肪在胎儿和婴儿发育阶段的长远影响。尽管如此，该领域仍需更深入的探讨，以更系统地揭示脂肪对表观遗传调控的具体作用和其在不同食物来源中的影响机制。

思考题

1. 表观遗传学对基因表达的调控机制是怎样的？
2. 食物中的特定分子如何调控表观遗传学路径？
3. 探讨不同类型的食物对基因表达的影响及其健康效应。
4. 宏观营养素如何调节表观遗传学，并对机体表型产生什么样的影响？
5. 食品营养与表观遗传学的交互如何为健康改善和个性化健康策略提供见解和方法？

第四章

食品营养的细胞生物化学基础

学习目标

1. 掌握细胞生物化学基础。
2. 掌握催化作用与细胞生物学基础。
3. 熟悉细胞获取能量的途径。

学习重点与难点

1. 重点：了解食品营养的生物化学基础。
2. 难点：催化的细胞生物学基础。

细胞生物学作为生物学领域的基石，探索着生命的本质和复杂性，食品营养则是维持生物体正常生理活动和生存所必需的重要组成部分。食物中的营养物质通过一系列复杂的细胞生物学过程，为细胞提供能量和构建细胞结构的基本原料。这种细胞与食物之间的相互关系影响着生物体的生长、发育和代谢调控。

在生物体内，细胞作为生命活动的基础结构和功能单位，扮演着核心角色。细胞中所发生的各种生化反应均依赖于特定的能量和催化体系，其中，酶类起到了关键的生物催化作用。酶的存在大大提高了生化反应的速率，同时减少了反应动力学所需的能量阈值，确保细胞内各种代谢活动高效进行。主要的营养物质如碳水化合物、脂类和蛋白质，为细胞提供碳骨架、能量和必需元素（如氮）。

第一节 细胞生物化学基础

细胞是构成生物体的基本单元，其复杂而精密的分子结构和相互作用是生物体正常运转的基础。细胞分子生物学是食品营养研究的重要基础，旨在深入揭示细胞内分子的结构、功能以及它们之间的交互作用，从而明确食物中营养成分如何被细胞摄取、转化和利用。所有生命体，无论是单细胞的微生物还是复杂的多细胞生物，都是功能独立、具有自我调节能力的生化系统。这些系统基于一组特定且数量有限的碳基小分子构建而成，这些小分子对每一种生物来说基本相同，它们由共价键连接的原子构成，包括糖、脂肪酸、氨基酸和核苷酸。

这些简单的分子构成了生命的基础元素,并在大多数生命体中是高度保守的,为细胞供给维持生命活动所需的能量和生物大分子的合成原料。

糖是细胞化学能的主要来源,它们不仅供给细胞能量,而且能以多糖的形式储存,以备不时之需;脂肪酸在机体中不仅有助于能量的存储,还在构建细胞膜中发挥了关键作用;氨基酸,特别是那些长链的氨基酸,形成了多功能的大分子蛋白质,这些蛋白质承担了细胞中各种生物活动的重要角色;核苷酸不仅在能量传递中发挥核心作用,还构建了信息分子 RNA 和 DNA 的亚基,负责遗传信息的传递和存储。

细胞内的大多数物质都由大分子组成,其中最为关键的是由氨基酸构建的蛋白质或核苷酸构建的 DNA 和 RNA,它们以严格有序线性结构进行组装。蛋白质分子和 RNA 不仅具有特定的序列,还可以折叠成独特的三维结构,这些结构由它们的亚基序列决定,而分子的特定构象又取决于原子之间非共价作用力的相互作用。这些作用力包括静电引力、氢键、范德华力以及疏水性作用力,它们共同塑造分子的结构和功能,为细胞的生物化学活动过程提供坚实的基础。

1. 细胞的化学组成

生物体由众多不同的化学元素组成,但碳(C)、氢(H)、氮(N)和氧(O)这四种元素占生物体质量的 96.5%(图 4-1)。这些元素在细胞的构成中扮演着至关重要的角色,它们是生物体中不可或缺的基础元素。碳是有机化合物的基本组成元素,构成细胞内几乎所有生物分子的主体元素,包括蛋白质、核酸(DNA 和 RNA)和碳水化合物等。氢和氧在水分子中起着重要作用,而水是细胞内众多生化反应的基本介质。氮在氨基酸和核酸等生物分子发挥正常功能中起着关键作用。在细胞中,这些化学元素的原子通过共价键(共享电子对)相互连接形成分子。共价键是非常强的化学键,它们不易在化学反应中发生断裂,从而使得分子结构得以稳定存在并发挥功能。与共价键不同,非共价键(如氢键、范德华力等)可以将两个不同的分子结合在一起。非共价键比共价键的强度弱,它们在适宜的条件下容易形成和断裂,从而实现细胞内众多生物学功能,如蛋白质的折叠和相互作用。通常情况下,易于结合和解离的分子能够更好地履行其生物学功能。这是因为这些分子可以在特定的时机和环境中与其他分子相互作用,参与细胞的生物化学过程(图 4-2)。键的强度是共价键和非共价键的一个重要性质。它通过破坏这些键所需的能量来衡量,通常以 kJ/mol 或 kcal/mol 为单位。

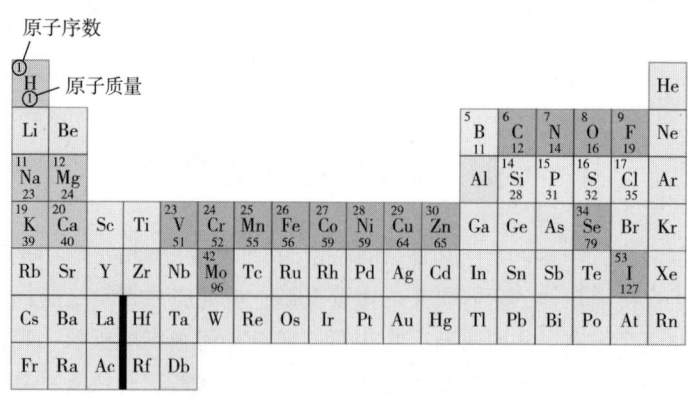

图 4-1 细胞中的主要元素(元素周期表中突出显示)

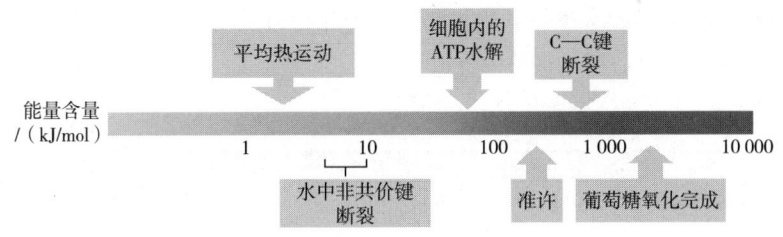

图 4-2　细胞的重要能量

2. 氢键是水分子间的主要相互作用力

水是生物体生存的关键分子，几乎所有细胞内的生物化学过程都在水的介质中发生。生命之源被广泛认为始于原始的海洋环境，这一环境为生命初期的化学进程施加了持久的制约。因此，水为细胞内各种生物化学反应提供了必要的环境。细胞的代谢活动受水的制约，进而决定生物体的生命活动是否进行。

当一个水分子的正电荷区（即其中一个氢原子）靠近另一个水分子的负电荷区（即氧原子）时，它们之间互相吸引而形成氢键。氢键相对于共价键来说较弱，容易受到分子热运动的干扰，因此每一个键只持续很短的时间。然而，多个氢键的集合效应却非常显著。例如，每个水分子可以通过其两个氢原子与其他两个水分子形成氢键，从而形成一个相对稳定的结构。正是由于水分子之间的氢键作用，使得水在室温下成为一种具有高沸点和高表面张力的液体，而不是气体。

带有极性键并能够与水形成氢键的分子（如醇）具有较好的水溶性，而带电荷的分子（离子）也与水有强烈的相互作用，这些分子称为亲水性分子，它们与水有很高的亲和力。细胞中的许多分子都具有亲水性，包括糖、DNA、RNA 和大多数蛋白质。相反，疏水性分子通常不带电荷且不易形成氢键，因此它们不易溶于水。在碳氢化合物分子中，所有的氢原子都通过非极性键与碳原子相连，因此无法与其他分子形成氢键，这使得碳氢化合物在整体上表现出疏水性。

3. 非共价键促进细胞内分子间的结合

生物学中的许多关键过程依赖于不同分子之间的特异性结合的非共价键，包括静电引力（电离键）、氢键和范德华力以及疏水性作用力。尽管每个单独的非共价键的相互作用力都比较弱，但它们的共同作用会在两个单独的分子之间产生强大的作用力，可使带相反电荷的两个大分子结合在一起（图 4-3）。

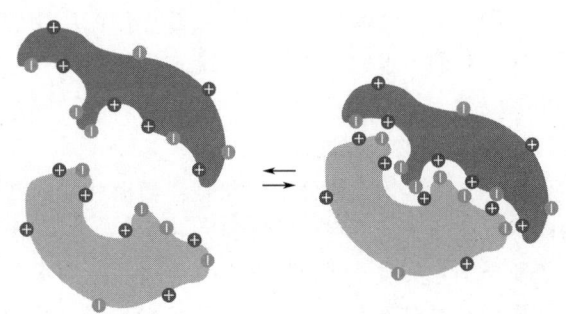

图 4-3　两个带相反电荷的大分子通过非共价键相互作用紧密结合

表 4-1 比较了有水和无水条件下非共价键与共价键的强度。由于分子间的竞争性相互作用，水显著降低了静电引力和氢键的强度。

表 4-1　　　　　　　　　　　共价和非共价化学键

键的类型		长度/（nm）	能量/（kJ/mol[②]）	
			真空中	水中
共价键		0.15	377（90）	377（90）
非共价键	离子键[①]	0.25	335（80）	12.6（3）
	氢键	0.30	16.7（4）	4.2（1）
	范德华力（每原子）	0.35	0.4（0.1）	0.4（0.1）

注：①离子键是两个完全带电的原子之间的静电吸引。②括号中的值为 kcal/mol。1kJ＝0.239kcal，1kcal＝4.18kJ。

如图 4-4 展示的是氢键的典型结构。氢键是一种独特的偶极-偶极相互作用，其中一个正电荷的氢原子被两个负电荷的原子所吸引。在此情境下，氢原子可以被认为是一个部分脱附的质子，它与供体原子发生部分分离并与另一个受体原子共享电子。与常规的静电相互作用不同，氢键具有明确的方向性，并在三个相关的原子几乎共线时达到最大强度。氢与氧之间的距离通常小于它们的范德华半径之和，这反映了电子的部分共享特性。

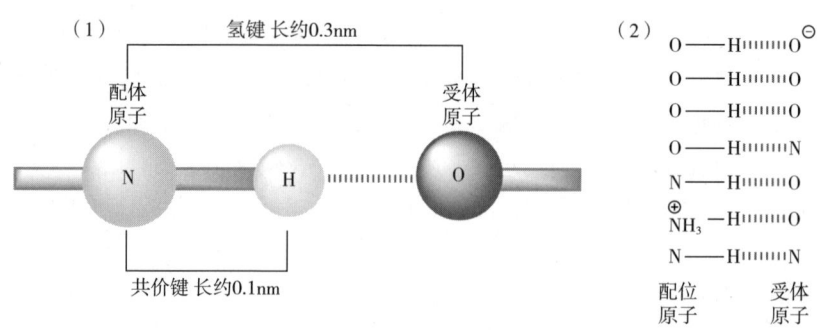

图 4-4　氢键
（1）氢键的球棍模型　（2）细胞中最常见的氢键

严格来讲，引起分子在水中聚集的疏水作用力不是一种化学键。疏水力是由水非极性表面在水分子簇中被排斥，否则它们会对水分子之间的相互作用产生物理干扰而引起的。将两个非极性表面放在一起可减少它们与水的接触，从而疏水作用力具有非特异性，此作用力对蛋白质分子的折叠至关重要。

4. 某些极性分子可在水中形成酸或碱性分子

在细胞的生物化学环境中，一个核心的分子现象是：当极性强的共价键存在于某一分子并且该分子被水所溶解时，其氢原子近乎完全转移到另一原子，形成带正电荷的质子（H^+）。当这类极性分子被水分子所包围，其质子因为静电吸引会被邻近的水分子的带负电的氧原子所吸引并与之结合，从而形成氢氧根离子（H_3O^+）（图 4-5）。这一化学过程是可逆的，因此在水的溶液中，质子在分子间持续地传递。

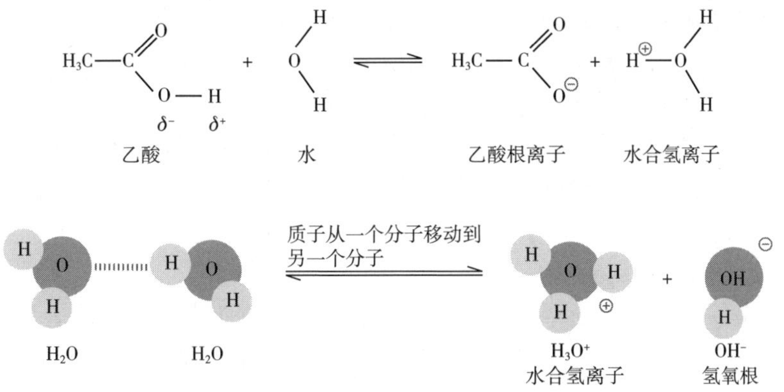

图 4-5 质子在水溶液中移动

溶于水时释放质子从而形成 H_3O^+ 的物质称为酸。H_3O^+ 的浓度越高，溶液的酸性越强。由于质子不断地在分子间传递，甚至在纯净的水中，H_3O^+ 的浓度也会存在，大约为 10^{-7} mol/L（图4-5）。H_3O^+ 的浓度通常称为 H^+ 的浓度，并用 pH 表示。

酸性的强弱取决于它们释放质子到水中的难易程度。强酸（如盐酸 HCl）可迅速失去质子。而弱酸（如乙酸），则不易失去质子。细胞中许多重要的酸都属于弱酸，如含有羧基（—COOH）的分子。

在细胞内，H_3O^+ 的质子可以相对容易地传递给多种类型的分子，从而改变其特性。因此，细胞必须严格控制细胞内 H_3O^+ 的浓度（即酸度）。当溶液中 H_3O^+ 的浓度低，酸（尤其是弱酸）更易释放质子。而当溶液中 H_3O^+ 的浓度高时，酸则更倾向于接收质子。

与酸对应的是碱，碱是可以从水中接受质子的分子。氢氧化钠（NaOH）是强碱性，因为它在水中容易解离形成 Na^+ 和 OH^-。然而，在生物体内，更常见的是弱碱，即可以逆向地从水中接受质子的碱。许多生物学上重要的分子含有氨基（—NH_2），此类基团属于弱碱，可以接收质子。

OH^- 与 H_3O^+ 结合以形成两个水分子，因此 OH^- 浓度的增加会导致 H_3O^+ 的浓度降低，反之亦然。在纯净的水溶液中，这两种离子的浓度相等，因此呈中性。细胞内部的缓冲系统以帮助维持接近中性的环境，因为弱酸和弱碱可以在 pH7 附近释放或接受质子，以维持细胞环境的相对稳定。

5. 细胞由碳元素相关化合物构成

在细胞的化学构成中，除了水和无机离子（如钾）外，绝大多数的有机分子都是以碳为基础构建的。碳原子的化学特性使其独特地适合于构建大型的生物分子。碳原子的大小和其最外电子层的电子配置，让它能够与其他原子形成四个稳定的共价键。此特性使得碳原子能够通过稳定的 C—C 共价键与其他碳原子链接，形成长链或环状结构，为构建大型和复杂的分子创造了可能。这些以碳为骨架的化合物被称为有机化合物。

在细胞中，存在一系列的特定的官能团，例如，甲基（—CH_3）、羟基（—OH）、羧基（—COOH）、羰基（—C═O）、磷酸官能团（—PO_3^{2-}）、巯基（—SH）和氨基（—NH_2）。这些官能团经常出现在不同的生物分子中，为这些分子赋予了特定的化学和物理性质，从而决定了它们在细胞中的功能和作用。

6. 细胞含有四种有机小分子

细胞中的有机小分子是指相对分子质量为 100~1000、含有最多约 30 个的碳原子的有机化合物。这些分子通常以溶液的形式存在，具有各种不同的功能。有些被用作构建大分子（如蛋白质、核酸和多糖）的单体亚基，而其他则充当细胞内代谢过程中的能源，可以分解成其他小分子。许多小分子在细胞中具有多种功能，既可合成大分子的亚基，也可作为能源供应。细胞内可能包含上千种不同的小分子，但有机小分子的含量远低于有机大分子，通常仅占细胞中有机物总量的约 10%。

所有有机分子都可以由简单的化合物合成，并可分解为更简单的化合物。总体而言，细胞主要包含四种主要的有机小分子类别：单糖、氨基酸、核苷酸和脂肪酸（图 4-6）。这些小分子构成了细胞中多数大分子和其他组分的单体结构单元或亚基，而一些糖和脂肪酸也是细胞内的能量来源，这四种有机小分子以及其构建的大分子占据了细胞总质量的较大比例。

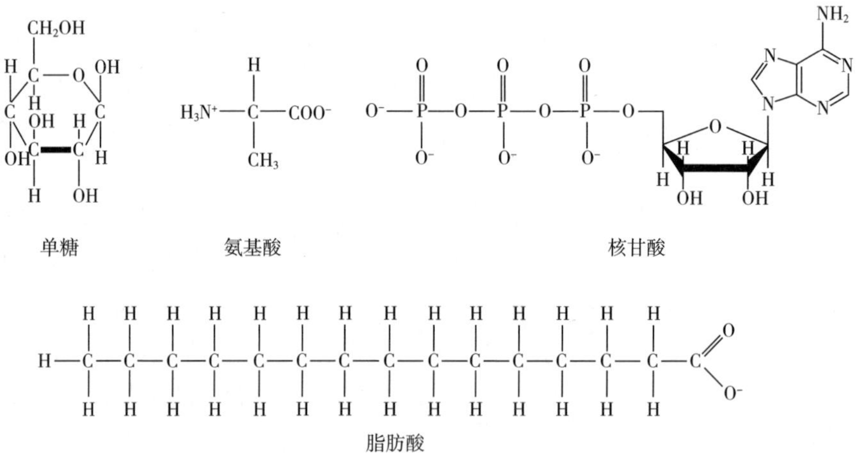

图 4-6 细胞中的四种主要有机小分子

7. 具有显著特性的大分子在细胞化学中占主导地位

按照质量计算，大分子是活细胞中碳含量最多的分子类型，它们在细胞内占据主导地位，此类大分子主要成分是有机分子，而主要的无机离子包括 Na^+、K^+、Mg^{2+}、Ca^{2+} 和 Cl^-（图 4-7）。这些有机大分子构成了细胞的主要组成部分，并赋予生物体独特的性质。细胞内的大分子由有机小分子（称为单体）通过共价连接而形成的聚合物（图 4-8），它们具有多样化和不可预测的性质。

蛋白质在细胞中占据主导地位，并发挥着多样化的生物学功能。其可以作为酶，助力于特定的共价键的形成和断裂，从而实现其催化作用。酶是细胞能量获取过程的关键调控因子，如在光合作用中，二磷酸核酮糖羧化酶参与 CO_2 的固定，进而促进有机物的合成，为地球生命提供必需的能源来源。另外，某些蛋白质有特定的结构功能，例如，微管蛋白质能够组装成细胞内部的微管网络，而组蛋白则负责紧凑地包裹染色体中的 DNA。此外，还有蛋白质如肌球蛋白，在肌肉中起到分子马达的作用，为细胞的力量输出和动态活动提供动力。

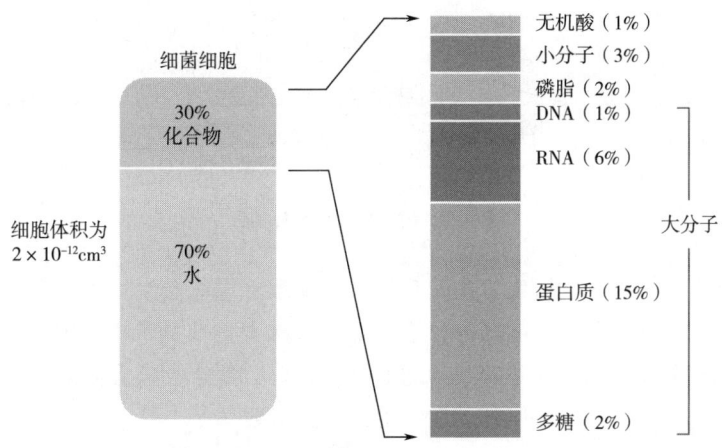

图 4-7 细胞中分子的分布

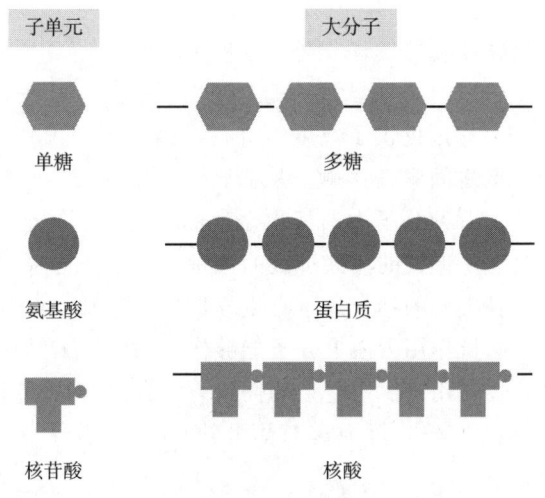

图 4-8 细胞中三种大分子

在生物化学反应中，蛋白质、核酸和多糖在亚基添加机制上表现出细微的差异，同时它们也具有一些共同特征。在缩合反应中，这些聚合物通过在其链的末端逐一添加单体来实现增长，且每个亚基的加入都伴随着一分子水的释放。细胞中的大分子实际上是通过缩合反应将亚单位（又称单体）聚集形成的，并能通过水解反应被降解，见图4-9。从热力学角度看，此类缩合反应通常是非自发的，因此需要外部能量投入以促进聚合物的形成。通过单体的连续添加形成长链状结构是构建复杂大分子的基本策略，这是因为相同的酶可重复介导单体添加的过程。除少数特定的多糖外，绝大多数的大分子都是基于一个有限的单体集合而构建的，例如，蛋白质是由 20 种不同的氨基酸亚单位组成。但是，这种聚合过程并非随机的，而是按照严格定义的顺序进行，这一特性对生物体系的功能和完整性至关重要。

8. 非共价键决定了大分子的形状及与其他分子的结合

大分子内部的许多共价键允许其原子发生旋转，从而赋予聚合物链极大的柔韧性。从理

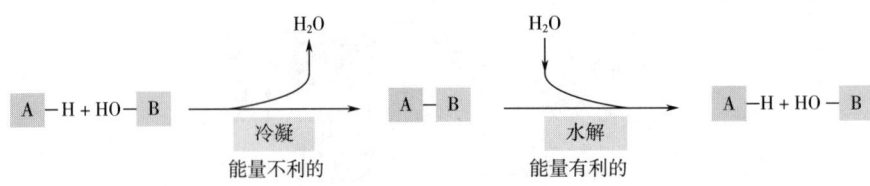

图 4-9 缩合反应和水解反应

论上来说,热能会导致聚合物链发生扭曲和旋转,本质上意味着大分子可以具备无限的构象或形状。然而,由于同一分子的不同部分之间存在许多弱的非共价键,因此,多数生物大分子的形状受到高度限制。当形成足够数量的非共价键时,聚合物链会倾向于采取一种特定的构象,这依赖于链中单体的线性序列。在细胞中,大多数蛋白质分子以及许多小 RNA 分子都以这种方式紧密折叠成高度有利的构象。如果维持构象稳定的非共价键被破坏,分子将变成一条柔性链,从而失去其生物学活性(图 4-10)。

除了将生物大分子折叠成独特的形状外,这些非共价键还可以在两个不同分子之间产生强大的相互吸引力(图 4-3)。这种分子间相互作用提供了高度特异性,因为强烈的结合需要多个位点之间紧密接触,从而大分子能够从细胞内存在的成千上万种分子中选择出合适的结

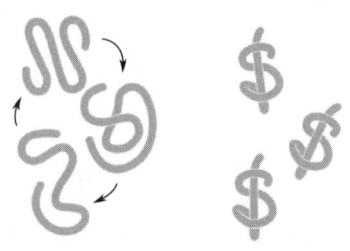

图 4-10 蛋白质和 RNA 分子折叠成稳定的三维形状或构象

合类型。结合的强度取决于所形成的非共价键的数量,几乎任何亲和相互作用都可能在适当的情况下快速解离。这种类型的结合是所有生物催化的基础,使蛋白质能够作为酶发挥作用成为可能。此外,非共价作用力使大分子能够作为构建更大结构的基础,从而形成具有多个运动部件的复杂机器,用于执行复杂的任务,如 DNA 复制和蛋白质合成。核糖体是细胞用于制造蛋白质的核心部分,每个核糖体由约 90 个大分子(包括蛋白质和 RNA 分子)组成(图 4-11)。

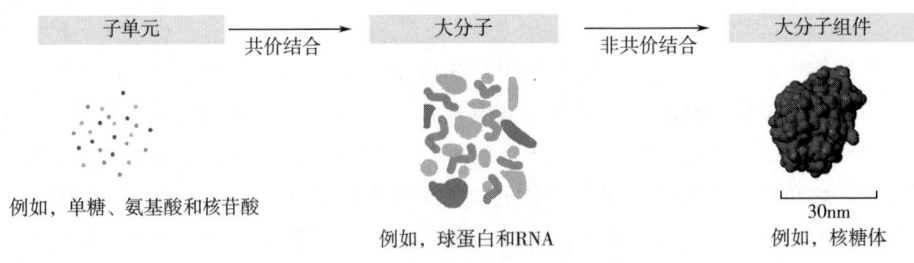

图 4-11 小分子共价连接形成大分子

生命有机体是自治的、具有自动传输和自适应能力的化学系统。它们主要由一套特定并有限的碳骨架小分子构建,这些小分子在多数生物体中都具有高度的一致性。这些小分子由通过共价键连接在一起的原子组成,主要包括碳水化合物、脂肪酸、氨基酸和核苷酸。其中,单糖作为细胞的直接能量供应源(如葡萄糖),其聚合形成的多糖(如糖原、淀粉)则用于

能量储存。脂肪酸不仅是能量储存的关键组分,而且是构建细胞膜的基础元素。而氨基酸链式排列可以形成多功能性的大分子蛋白质。核苷酸在能量代谢中发挥核心角色,并作为信息传递大分子,如 RNA 和 DNA 的基础单元。

在细胞中,大部分物质均以大分子形式存在,这些大分子是由氨基酸(组成蛋白质)或核苷酸(形成 DNA 和 RNA)按特定顺序连接而形成的线性结构。许多蛋白质和 RNA 分子会根据其亚基序列折叠成特定的三维构象,该折叠过程涉及原子间形成的一系列非共价的弱相互作用。主要的非共价相互作用包括静电相互作用、氢键、范德华相互作用以及疏水效应。

第二节　催化作用的细胞生物学基础

生物组织都具有清晰而复杂的空间结构,从而在混乱无序的环境中建立和维持有序性(图 4-12)。为了维持这种有序性,活生物的细胞必须进行一系列生物化学反应。在某些反应中,有机小分子(如氨基酸、糖、核苷酸和脂质)被分解或修饰,以提供细胞所需的中间代谢产物。而在其他反应中,这些小分子则被用于构建各种各样的蛋白质、核酸和其他大分子,这些大分子赋予生命系统其独特的特性。每个细胞都可以被视为一个微型化学工厂,每秒进行数百万次生物化学反应。

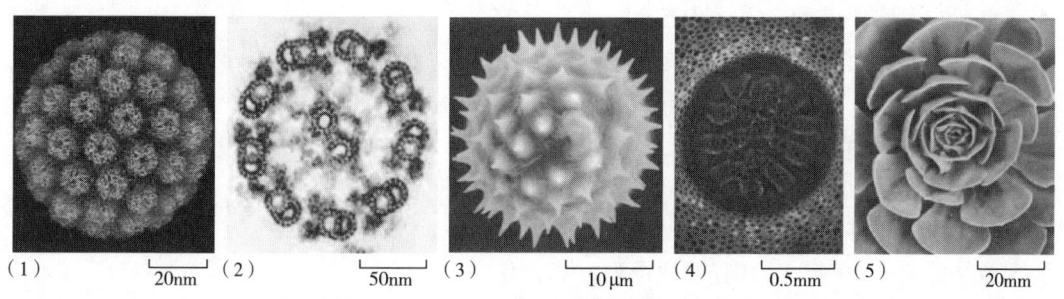

图 4-12　生物结构高度有序

(1)病毒外壳中的蛋白质分子　(2)精子尾部横截面上的规则排列的微管　(3)花粉粒(单细胞)的表面轮廓
(4)蕨类植物茎的横截面　(5)多肉植物叶片的螺旋排列

1. 酶催化化学反应与细胞代谢

细胞中进行的化学反应通常需要比其内部温度高得多的温度才能发生。因此,为了推动这些反应并实现细胞内的生化过程,需要生物催化剂,也就是酶。酶主要由蛋白质组成,但也存在一类称为核酶的 RNA 催化剂。酶具有加速反应的能力,这些反应通常是相互关联的,因为一个反应的产物可能成为下一反应的底物(图 4-13)。这些相互连接的反应构成了一个细胞内复杂的反应网络,使细胞能够维持生存、生长和繁殖。

彩图 4-12

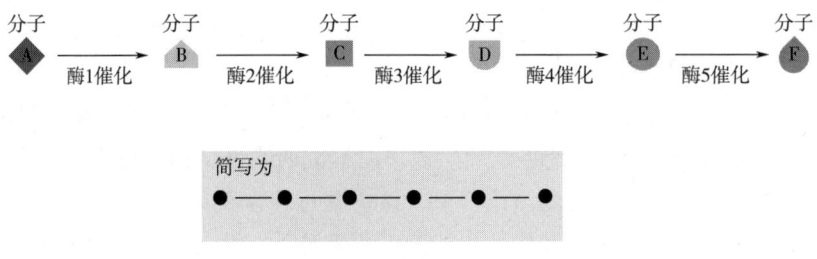

图 4-13 一组酶催化反应的代谢途径

在细胞中,存在两类主要的互补化学代谢路径。①分解代谢:较大的分子被分解成较小的单元,过程中释放出能量以供细胞活动所用并提供合成生物大分子所需的基本单元;②合成代谢:利用小分子及由分解代谢释放的能量来生成细胞所需的复杂生物大分子。这两种主要代谢途径共同形成了细胞的整体代谢网络(图 4-14)。

细胞的代谢活动构成了生物化学的核心内容,它描述了细胞如何从其外部环境中获取必要的能量以及如何在内部维持结构和功能的稳态。

2. 细胞释放的热能使得生物有序性成为可能

物理学中的热力学第二定律表明,事物通常趋向更高的无序性或熵。这意味着在一个孤立的系统中,混乱程度会自然增加。这一定律可以用概率来解释,即系统会自发地朝着最有可能的状态演变,就像装有 100 枚正面朝上硬币的盒子,经过一系列晃动后,硬币可能随机大致一半正面一半反面的方式排列,因为有多种排列方式可以实现 50% 的正反比例,但只有一种排列方式会使所有硬币都正面朝上。因此,50-50 的分布是最有可能发生的情况。这一趋势称为自发性的"无序化",需要外界的干预才能逆转。细胞是一个开放系统,可以从外部获取能量,通过化学反应来维持内部的有序性,这似乎违反了热力学第二定律,因为它涉及将能量转化为有序性。然而,细胞通过释放热量到其周围环境来满足热力学第二定律。这些热能释放导致周围环境的无序性增加,从而弥补细胞内有序性的增加。要理解这一原理,可以将细胞想象成被宇宙中的物质所包围的实体。当细胞进行合成反应时,释放热量,这个热量增加周围物质的分子运动,即热运动,从而增加了环境的无序性或熵。虽然细胞内的有序性增加,但在周围环境中的无序性增加程度要远远大于细胞内的有序性增加程度,即热力学第二定律(图 4-15)。这一过程有助于解释为什么细胞内的有序性可以与热力学第二定律保持一致,因为细胞通过释放热能来维持内部有序性,同时增加了周围环境的无序性。

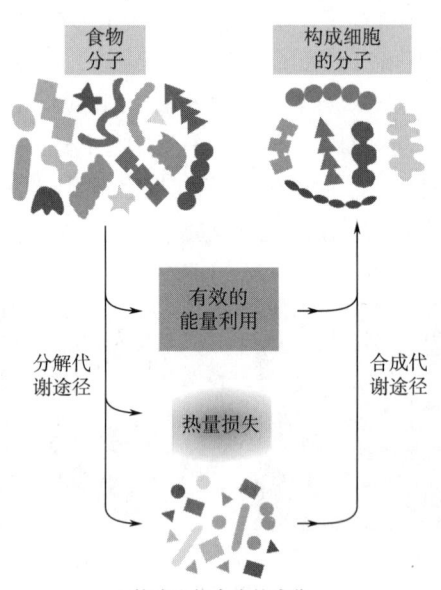

图 4-14 分解代谢途径和合成代谢途径关系的示意图

细胞释放的热量来自于化学反应过程中的能量转换。根据热力学第一定律,能量可以从

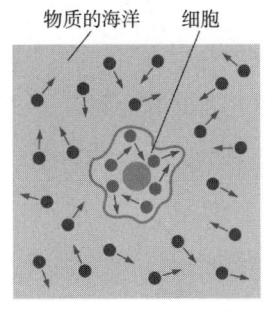
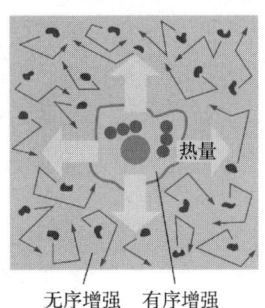

图 4-15 活细胞的简单热力学分析

一种形式转换为另一种形式,但不能被创造或毁灭。图 4-16 展示了不同形式能量之间的相互转化。在细胞内,化学反应可将食物分子中的化学键能转换为分子的热运动能量。这些反应改变了能量的形式,但总能量保持不变。例如,动物细胞分解食物分子时,其中的化学键被转化为分子的随机热运动(热能)。所有形式的能量理论上都可以相互转换,因此在任何过程中总能量是守恒的。图 4-16 中,根据砖的高度和重量,可准确预测当砖撞击地板时将释放多少热量。同样地,形成水分子时释放的大量化学键能最终被转换为两个新的水分子的热运动。这种热能随即与周围环境中其他分子的碰撞相互传递,从而使其均匀分散,称为热量传递。

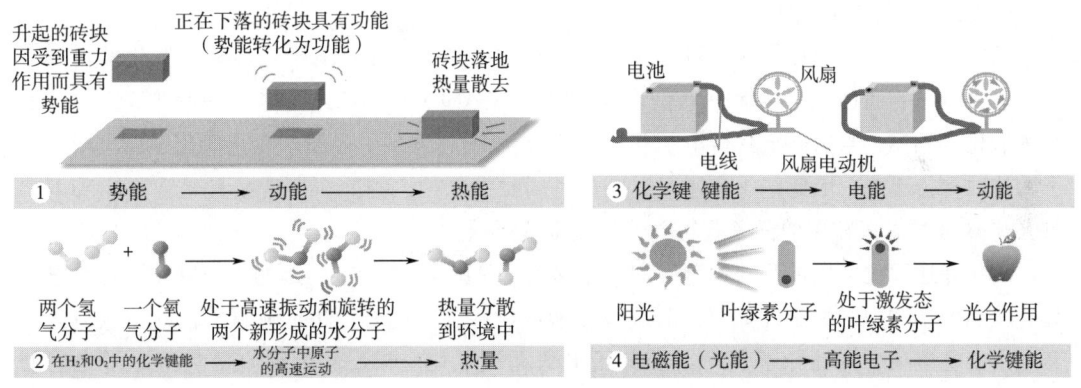

图 4-16 不同形式能量之间的一些相互转换

然而,细胞不会从其释放的热能中获得任何直接的益处,除非这些生热反应与维持生物内部有序性的过程直接相关。细胞需要将来自食物分子的能量与有序结构和生命过程的维持联系起来。因此,维持有序性需要将能量与有序性的产生直接关联在一起。

3. 细胞通过氧化有机分子获得能量

不论是植物通过光合作用合成食物中的糖,还是动物摄取混合了大分子和小分子的食物,所有动植物细胞都依赖于有机分子中储存的化学键能来提供动力。有机体必须获取可用于支持其生存、生长和繁殖的能量。地球大气层中含有大量的氧气,在氧气存在的情况下,碳的最稳定形式是 CO_2,氢最稳定的形式是 H_2O。细胞通过将有机分子的碳、氢原子与氧结合起来释放能量,这一过程称为有氧呼吸。

光合作用和呼吸作用是互补的过程,说明了动植物之间的能量交换是相互的而非是单向的。植物、动物和微生物已经存在了很长时间，他们已经成为环境中必不可缺的一部分。有氧呼吸过程中，光合作用释放出的氧气被有机体生物体消耗。同时，植物的光合作用吸收了CO_2，而动物的呼吸作用以及真菌、细菌的呼吸作用将其释放到大气中。这形成了碳的循环，涉及整个生物圈，包括地球上的所有活生物体（图4-17）。同样的，氮、磷和硫等原子在生物世界和非生物世界之间也进行着循环流动。

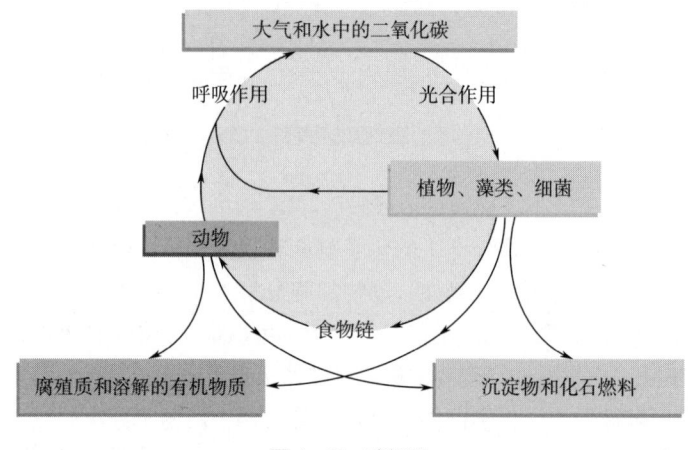

图4-17 碳循环

4. 氧化和还原反应涉及电子转移

细胞中的化学反应往往涉及氧化和还原反应，这些反应涉及电子的转移。氧化是指一个原子失去电子，而还原则是指一个原子获得电子。例如，当Fe^{2+}失去电子并变成Fe^{3+}时，发生了氧化；相反，当氯原子获得电子并形成Cl^-离子时，发生了还原。在这些化学反应中，电子的总数保持不变，因此氧化和还原反应总是同时发生的。例如，当糖被氧化为CO_2和H_2O时，与H_2O的形成相关的分子获得电子并发生了还原。

氧化和还原也可以涉及共价键中的电子移动，见图4-18（1）。例如，当碳原子与对电子具有较强的亲和力的原子（如氧、氮或硫）形成极性共价键时，此时碳原子核的正电荷大于其电子的负电荷，因此原子获得了部分正电荷而被氧化。相反，当碳原子与氢原子之间的C—H键断裂，氢离子被移出时，碳原子被认为发生了还原反应。

值得注意的是，细胞中的还原反应通常伴随着质子（H^+）的吸收，最终导致一个氢原子的添加。这样的氢化反应也可以称为还原反应，而脱氢反应则是氧化反应。判断有机分子是被氧化还是被还原的方法之一是观察C—H键的数量，C—H键的数量增加通常表明发生了还原反应，而C—H键的数量减少则表明发生了氧化反应见图4-18（2）。

5. 酶降低化学反应的活化能

化学反应通常只在导致自由能降低的方向上自发进行，也就是在自由能减少的"下坡"的方向。通常情况下，碳以CO_2的形式存在时具有最低的能量状态，氢以H_2O的形式存在时具有最低的能量状态。活生物体的分子通常处于相对稳定的状态，而无法自发地变为更低能量状态，除非输入足够的活化能。当一个分子需要从一个相对稳定的状态活化合物Y（反应物）形式从其周围环境获得足够的活化能（能量a减去能量b），将其转化为化合物X，该能量可以通过与其他分子的碰撞提供。对于逆反应X→Y，活化能通常更高（能量a减去能量c），

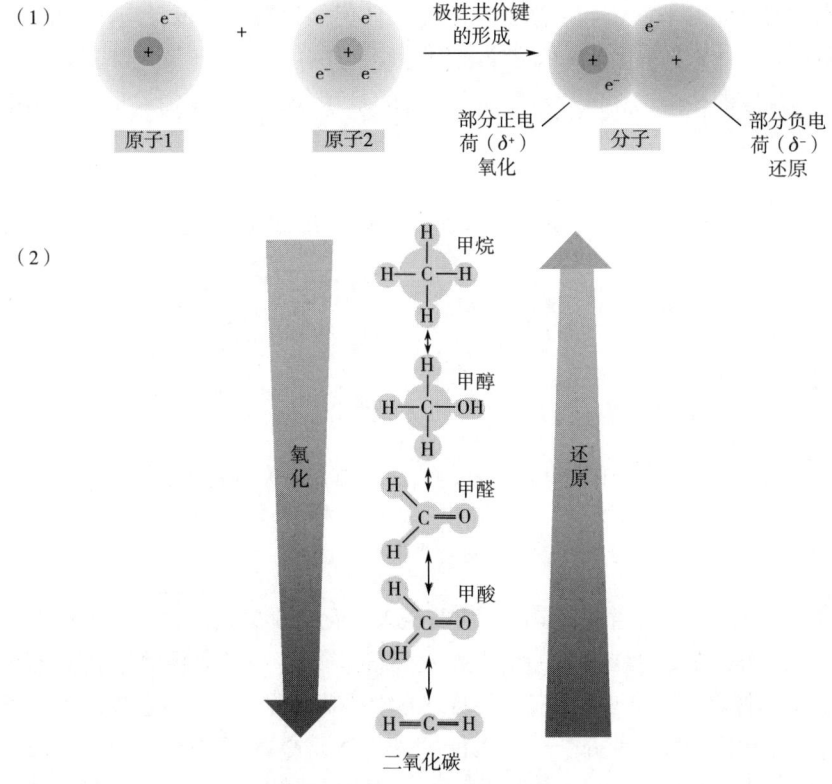

图 4-18 氧化反应和还原反应

因此这种反应发生的频率较低。活化能始终为正数，反应 Y→X 的总能量变化为能量 c 减去能量 b，为负数。此外，催化剂可以降低特定反应所需的活化能。(图 4-19)。

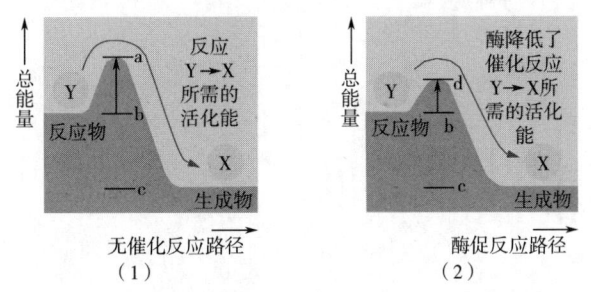

图 4-19 活化能的原理

活细胞中的化学反应受到严格控制，这主要归因于一类特殊的蛋白质——酶。每种酶都能与一个或多个分子（称为底物）结合得十分紧密，从而大大降低了触发特定化学反应所需的活化能。这种降低反应活化能的物质称为催化剂，催化剂能够提高化学反应的速率，因为它们使底物更容易通过能量屏障。酶属于最为高效的催化剂，部分酶能显著地提高反应速率，增速可达 10^{14} 倍或更多，确保了生物体内反应的快速进行。

6. 酶沿着特定的反应途径驱动底物分子

酶不能改变反应的平衡位点。当一种酶（或任何催化剂）降低反应 Y→X 的活化能时，必然也会使反应 X→Y 的活化能降低完全相同的量（图 4-19）。正反应和逆反应将被酶以相同水平加速，反应的平衡位点保持不变（图 4-20）。因此，无论酶加快反应的速率如何，反应方向保持不变。

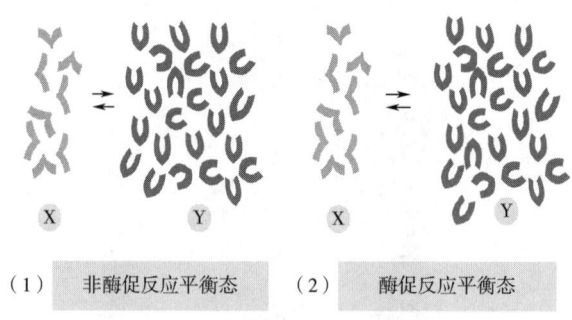

（1）非酶促反应平衡态　　（2）酶促反应平衡态

图 4-20　酶不能改变反应的平衡位点

在细胞生化反应中，酶通过特定的反应路径来催化化学转化。这些酶表现出强烈的底物特异性，每一种酶通常专门催化某一特定反应，有选择地降低其底物的化学活化能。如图 4-21 所示，一系列特定的酶能够协同工作，将细胞中的某一分子（如绿色代表的分子）经过连续的酶催化反应转化为另一种分子（如蓝色代表的分子）。如图中标识为黄色的区域，每一化学转化步骤在能量上都是有利的。然而，每一种酶仅能够催化特定的一步反应，因此一整套酶确定细胞中各种分子所遵循的具体反应路径。

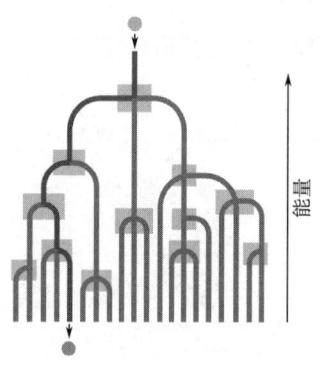

彩图 4-21

图 4-21　酶引导底物分子通过特定的反应途径

细胞可产生多种类型的酶，每种酶都具有明确的特性，具有一个独特的形状，包含一个活性位点，只有特定的底物才适配（图 4-22）。如同其他催化剂一样，酶分子本身在反应后保持不变，可以反复发挥作用。

7. 酶如何发现其底物：分子快速地运动

在细胞中，酶能够每秒催化数千至数百万的底物分子进行化学反应，这意味着酶需要在微秒级的时间内与新的底物分子发生相互作用。鉴于酶与底物在细胞内的浓度往往不高，确保它们能迅速地相互识别与结合的关键在于分子热运动的特性。具体地说，分子在细胞内展

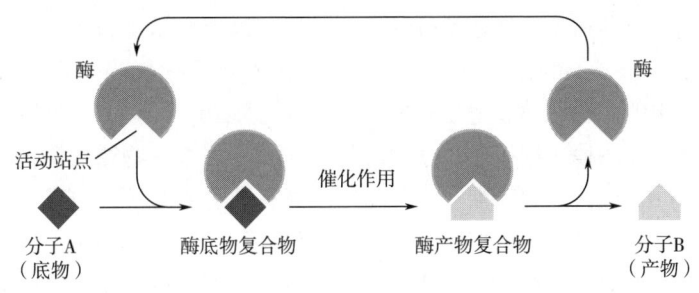

图 4-22 酶活性原理

现出三种基本的热运动方式：①平移运动，即分子在三维空间内从一处迁移到另一处；②振动运动，涉及分子内部的原子相对于其他原子的快速振动；③旋转运动，即分子围绕其几何中心的自旋。这些热运动方式加速了分子间的相互作用，促进相互作用分子的表面快速结合。

科学家可以使用光谱技术来测量分子运动的速率。例如，大型球状蛋白质会持续不断地旋转，每秒旋转数百万次。此外，分子也参与恒定的平移运动，它们在细胞内部自由地扩散，有效地探索着细胞内的空间，这一过程通常称为扩散。在细胞中，每个分子都会与大量其他分子发生碰撞。当液体中的分子发生碰撞并反弹时，单个分子的运动路径变得随机，它会不断改变方向（图 4-23）。每个分子从其起点到达新位置的距离与时间的平方根成正比。也就是说，如果一个分子平均 1s 移动 1μm，那么移动 2μm 需要 4s，移动 10μm 需要 100s，以此类推。这种分子的高速运动有助于在细胞中促使酶和底物之间的相互作用，从而实现快速的催化反应。

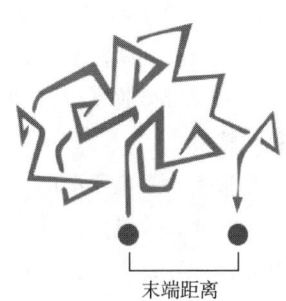

图 4-23 随机运动

细胞内部非常拥挤，其中 RNA（蓝色）、核糖体（绿色）、蛋白质（红色）的分布情况如图 4-24 所示。实验表明，酶和其他大分子在细胞质中的扩散速度相对较慢，而小分子的扩散速度几乎与它们在水中的扩散速度相当。有机小分子平均只需要大约 0.2 秒的时间即可扩散 10μm 的距离。因此，在细胞中，扩散被认为是小分子在有限距离内移动的有效方式（动物细胞的直径约为 15μm）。

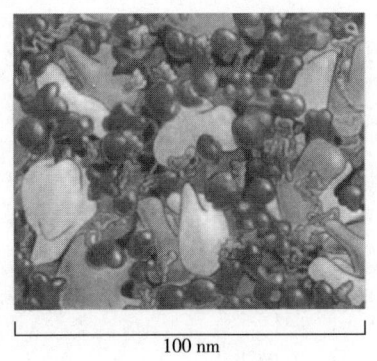

彩图 4-24

图 4-24 细胞质的结构

与小分子不同，酶的移动速度通常较慢，可以近似地看作是静止不动的。酶分子与底物相遇的速度取决于底物分子的浓度。一些底物的浓度在细胞中相当丰富，约为 0.5mmol/L。相比之下，纯净水中的底物浓度高达 55.5mol/L，因此每 10^5 个水分子中只有约一个底物分子。然而，该底物分子每秒大约接受 5×10^5 次随机碰撞。如果底物浓度降低十倍，则碰撞次数将降至每秒 5×10^4 次，依此类推。这种随机碰撞有助于酶的活性位点与底物分子的匹配表面迅速形成酶-底物复合物，使共价键的形成或断裂等反应可以非常迅速地发生。

此外，通过非共价键结合在一起的两个分子也可以解离，形成的多个较弱的非共价键将持续存在，直到随机热运动将两个分子分离。通常情况下，酶和底物的结合越强，它们的解离速度越慢。但当两个碰撞分子的表面匹配性较差时，它们形成的非共价键就很少，缔合的总能量与热运动相比可忽略不计，在这种情况下，这两个分子会迅速解离。

8. 反应的自由能变化 ΔG 决定其可否自发进行

酶能显著提高化学反应的动力学速率，但并不能改变一个反应的热力学性质或驱使一个非自发的（能量不利的）反应发生。借助水流的比喻，酶不能让水流逆流而上。然而，为了生长和繁殖，细胞需要执行这样的"逆流"任务，以从简单的小分子构建复杂、高能的大分子。通过能量释放反应（即放热反应），酶可以将这些反应与非自发的过程耦合，从而实现所需的转换。

细胞生物学家所谓的"能量有利"是指什么，如何被量化？根据热力学第二定律，一个封闭系统的总熵或混乱度总是倾向于增加。一个化学反应仅在其进行导致系统总体无序度增加时才会自发发生，这种自发性可通过吉布斯自由能来衡量。吉布斯自由能（free energy）G 表示可用于做功的能量，例如，驱动化学反应的功。当系统发生变化时，G 才有意义，通常用 ΔG 表示。G 的变化至关重要，ΔG 直接度量了反应发生时所产生无序性。能量有利的反应会降低自由能，ΔG 为负。

对于能量有利的反应，可用以下宏观和微观的例子来说明：宏观上，压缩的弹簧通过松弛状态释放存储的弹性能，并将其作为热量释放到周围环境中。微观上，盐溶于水也是一个例子。而对于能量不利的反应（ΔG 为正），通常有助于建立更有序的结构，就像两个氨基酸结合形成肽键那样。通常情况下，能量不利的反应可以与能量有利的反应耦合，以确保整个反应过程的 ΔG 保持为负值（图 4-25）。

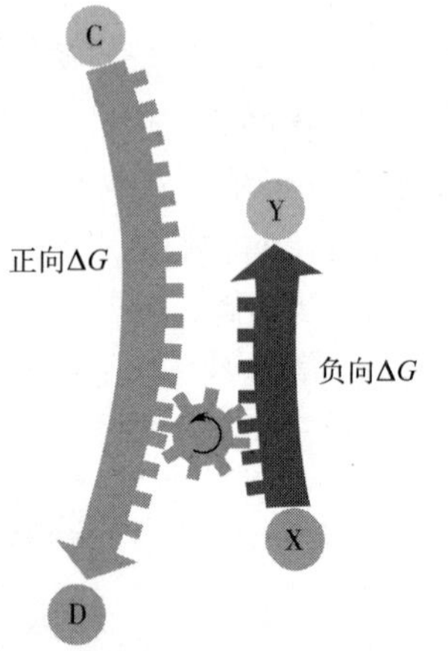

9. 标准自由能变化 ΔG° 可比较不同反应的能量学

ΔG 取决于反应混合物中分子的浓度，因此无法用于比较不同类型反应的相对能量。标准自由能变化（standard free-energy change）$\Delta G°$ 是在特定条件下自由能的变化，定义为所有反应物的浓度均为 1mol/L 的固定值。以这种方式定义，$\Delta G°$ 仅取决于反应分子的固有特性。

图 4-25　通过耦合来驱动能量不利的反应发生

在 37℃ 条件下，反应 Y→X 的 $\Delta G°$ 与 ΔG 的关系如式（4-1）所示：

$$\Delta G = \Delta G° + RT \ln\frac{[X]}{[Y]} \tag{4-1}$$

式中　ΔG——自由能，kJ/mol；

$\Delta G°$——标准自由能变化，kJ/mol；

[Y]——Y 的浓度，mol/L；

[X]——X 的浓度，mol/L；

RT——气体常数 R 和绝对温度 T 的乘积，当温度为37℃时，$RT \approx 2.58$J/mol。

大量的热力学数据可以确定细胞内一些重要的新陈代谢反应的标准自由能变化 $\Delta G°$。同时结合代谢物浓度和其他有关反应途径的信息，可以定量推测生物反应的进行过程。

10. 平衡常数和 $\Delta G°$ 可相互推导

通过式（4-1）可知，当反应底物（Y）和产物（X）的浓度相等时，ΔG 与 $\Delta G°$ 的值相等。然而，随着反应的进行，产物的浓度将随着底物浓度的降低而增加，这导致 [X]/[Y] 的值增加，从而使 ΔG 的值增加，当 $\Delta G=0$ 时，反应达到了化学平衡。此过程中自由能整体上没有发生变化，因为浓度效应只是平衡了 $\Delta G°$ 对反应的驱动力，产物与底物的比率在化学平衡时达到了一个恒定的值，可以用平衡常数 K 来表示反应 Y→X 的平衡状态，见式（4-2）。

$$K = \frac{[X]}{[Y]} \tag{4-2}$$

式中 [X]——产物的浓度，mol/L；

[Y]——平衡时反应物的浓度，mol/L。

$\Delta G = \Delta G° + RT \ln \frac{[X]}{[Y]}$，处于平衡状态时 $\Delta G=0$，

$$\Delta G° = -RT \ln \frac{[X]}{[Y]} = -RT \ln K$$

温度在37℃时，$RT=2.58$，因此平衡方程为：

$$\Delta G° = -2.58 \ln K \tag{4-3}$$

将式（4-3）从自然对数（ln）转换为常用的10进制对数（log），得到

$$\Delta G° = -5.94 \log K \tag{4-4}$$

式（4-4）表明，X 与 Y 的平衡比（平衡常数 K 表示）取决于分子的固有特性（以 $\Delta G°$ 的值表示，单位为 kJ/mol）。温度在37℃时，自由能每变化5.94kJ/mol，平衡常数随之变化10倍（表4-2）。因此，当反应达到平衡时，能量更有利的反应将会积聚更多的产物。

表4-2　　　　　　　　标准自由能变化 $\Delta G°$ 与平衡常数之间的关系

平衡常数 $\frac{[X]}{[Y]}=K$	X 的自由能减去 Y 的自由能 /[kJ/mol（kcal/mol）]	平衡常数 $\frac{[X]}{[Y]}=K$	X 的自由能减去 Y 的自由能 /[kJ/mol（kcal/mol）]
10^5	-29.7（-7.1）	10^{-1}	5.9（1.4）
10^4	-23.8（-5.7）	10^{-2}	11.9（2.8）
10^3	-17.8（-4.3）	10^{-3}	17.8（4.3）
10^2	-11.9（-2.8）	10^{-4}	23.8（5.7）
10^1	-5.9（-1.4）	10^{-5}	29.7（7.1）
1	0（0）		

对于涉及多种反应物和产物的复杂反应（例如 A + B→C + D），K 为平衡常数，可表示为：

$$K = \frac{[C][D]}{[A][B]} \tag{4-5}$$

正向反应的速率取决于 A 和 B 的碰撞，而反向反应的速率取决于 C 和 D 的碰撞，因此将两种反应物和产物的浓度分别相乘。因此，当温度在37℃时，

$$\Delta G^\circ = -5.94 \lg \frac{[C][D]}{[A][B]} \tag{4-6}$$

式中　　[A][B]——反应物的浓度，mol/L；

　　　　[C][D]——产物的浓度，mol/L。

11. 偶联化学反应自由能变化的可加性

能量不利的反应可与能量有利的反应结合起来，以促使其反应的进行（图4-26）。从热力学角度来看，因为一组偶合反应的总自由能变化是其每个反应步骤的自由能变化的总和。举一个简单的例子：X→Y 和 Y→Z 两个反应的标准自由能变化 ΔG° 分别为 +5kJ/mol 和 -13kJ/mol。如果这两个反应顺序依次发生，那么偶联反应的 ΔG° 为 -8kJ/mol，即在适当的条件下，如果一个反应紧随另一反应发生，能量有利的反应 Y→Z 可以驱动能量不利的反应 X→Y。在某些情况下，糖类转化为 CO_2 和 H_2O 的一些反应的 ΔG° 值为正，但这一系列连续反应的总是较大的负值，因此整个反应仍会继续进行。

通常情况下，只需要进行 X→Y 的反应，无需将 Y 进一步转化为其他产物。生物体中会通常利用酶将这些反应耦合在一起。

12. 活化的载体分子对于生物合成必不可少

在生物体内，食物分子氧化释放的能量必须储存起来，以便传递给细胞中许多其他分子结构，供其进行各种生命活动。通常，这种能量以化学键键能的形式存储在少量活化的"载体分子"中。该分子包含一个或多个高能共价键，在整个细胞中迅速扩散，将键能从能量产生的部位传递到生物合成和其他细胞活动的部位。这些活化的载体分子充当中间物，将食物分子的分解和能量的释放（分解代谢）与大、小有机物分子需要能量的生物合成（合成代谢）紧密联系在一起（图4-26）。

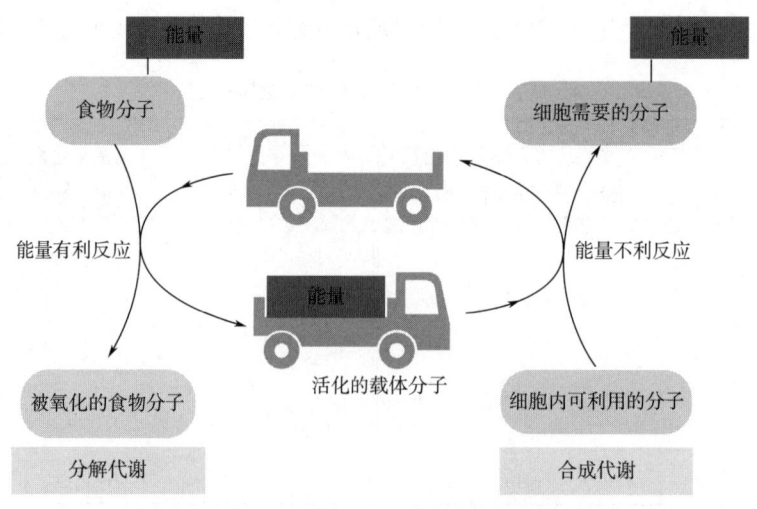

图4-26　能量转移和活化载体在新陈代谢中的作用

活化的载体分子（activated carriers）以易于交换的形式存储能量，它们可以作为易于转移的化学基团，也可以作为高能级的电子。在生物合成反应中，这些分子同时充当能量来源和化学基团的双重角色。这些分子有时也称辅酶。在活化的载体分子中，最重要的包括 ATP、NADH 和 NADPH。细胞通过这些活化的载体分子来驱动各种生化反应的进行。

13. 活化载体的生成与能量有利的反应偶联

化学反应的偶联过程需要酶的参与，这是细胞内能量交易的基础。图 4-27 中的机械模型类比表明了偶联反应的性质。在这个类比中，一块从悬崖上掉落的岩石代表能量有利的化学反应，通常情况下，落石在撞击地面时释放的能量会完全以摩擦产生的热量形式耗散掉（参见图 4-16 中的落砖图）。然而，通过精心设计，我们可以将其中一部分能量用于驱动一个桨轮提起一桶水 [图 4-27（2）（3）]。这是因为岩石只有在转动了桨轮之后才能到达地面，因此岩石坠落（能量有利的反应）直接与提起水桶（能量不利的反应）相关联。在这个过程中，一部分能量被用来进行工作，因此岩石撞击地面的速度较慢，释放的热量也相应减少 [图 4-27（1）]。

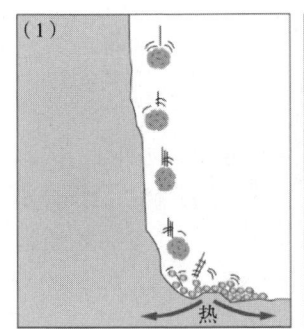
（1）落石的动能只转化为热能

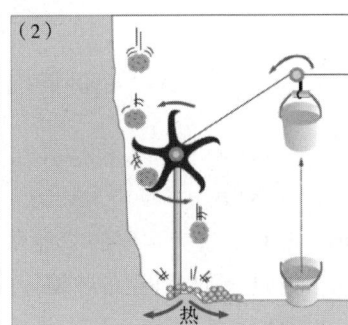
（2）部分动能用于提升一桶水，相应地一小部分动能转化为热

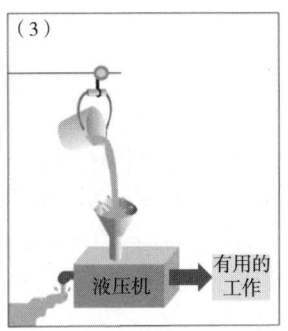
（3）蓄积在水桶中的潜在动能可以用来驱动执行各种有用任务的液压机

图 4-27　偶联化学反应原理的机械模型

在细胞中，类似的反应过程也发生，酶起到了桨轮的作用。通过精心设计，酶将能量有利的反应（如食物的氧化）与能量不利的反应（如活化载体分子的生成）耦合在一起。在这个过程中，通过氧化反应释放的热量恰好减少了存储在活化载体分子的共价键中的能量，而活化载体分子则吸收足够的能量，以便驱动细胞中其他地方的化学反应进行。

14. 三磷酸腺苷是最广泛适用的活化载体分子

细胞中最重要的活化载体分子是三磷酸腺苷（adenosine triphosphate，ATP）。如图 4-27（2）中升高的水桶中存储的能量可以驱动各种各样的液压机一样，ATP 被认为是细胞内一种方便而广泛应用的"能量货币"，能够驱动各种不同的化学反应。ATP 的生成通常发生在能量不利的磷酸化反应中，该反应中将磷酸基团添加到二磷酸腺苷（adenosine diphosphate，ADP）分子中。ATP 随后可通过能量有利的水解反应释放能量，生成 ADP 和无机磷酸盐。ATP 分子中的两个最外层磷酸基团易于转移，当水分子加入到 ATP 时，它会形成 ADP 和无机磷酸盐。ATP 末端磷酸的水解产生 46~54kJ/mol 的可用能量（图 4-28），而重新生成的 ADP 则可用于再次参与生成 ATP 的磷酸化反应。

ATP 的能量有利的水解反应可以与其他能量不利的反应相偶联，从而推动各种其他生物分子的生成。这些偶联反应中，许多反应都涉及将 ATP 中的磷酸基团转移到另一个分子上，

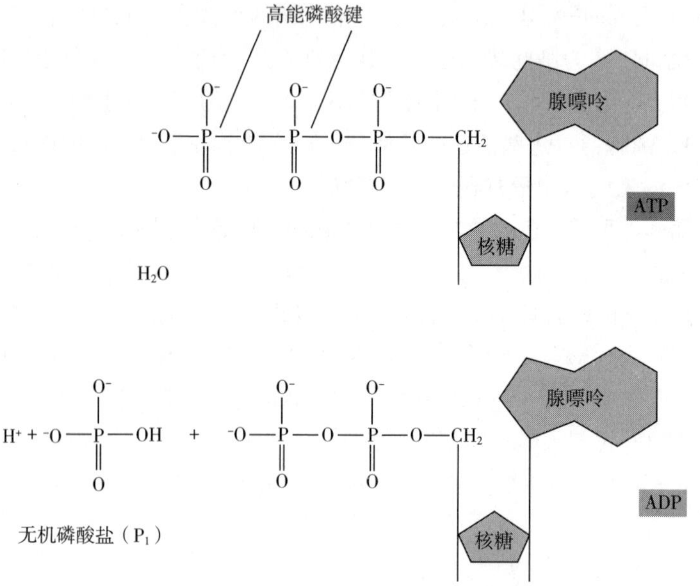

图 4-28　ATP 水解为 ADP 和无机磷酸盐

如图 4-29 中的磷酸化反应所示，由于 ATP 中的高能磷酸酐键被转换为磷酸酯键，因此该反应在能量上有利，具有较大的负 ΔG。这种类型的反应与磷脂的合成和糖分解初始反应步骤有关。作为细胞中最丰富的活化载体，ATP 被视为重要的"能量货币"。它为多种物质进出细胞提供能量，还能够驱动分子马达，例如，肌肉细胞的收缩等生物过程。

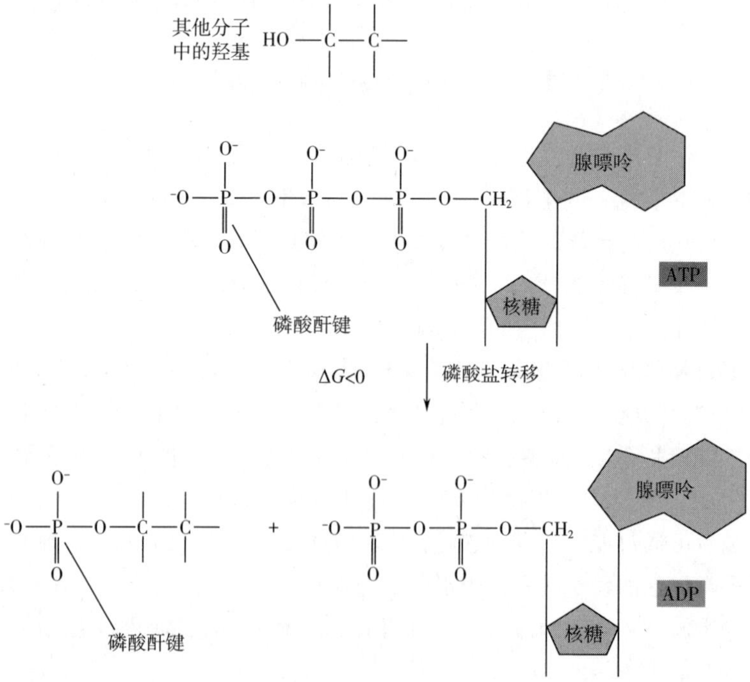

图 4-29　磷酸基团转移的示例

15. 储存于 ATP 中的能量通常用于两个分子的接合

能量有利的反应可以与能量不利的反应 X→Y 偶联,以推动反应 X→Y 进行。在该机制中,第二种酶催化了能量有利的反应 Y→Z,然而,当所需产物是 Y 而不是 Z 时,此机制将不适用。

典型的反应是两个分子 A 和 B 连接在一起,在能量不利的缩合反应中生成 A-B,即 A-H+B-OH→A-B+H_2O。一种间接途径使得 A-H 和 B-OH 生成 A-B,这是通过与 ATP 水解反应的偶联来实现的。ATP 水解产生的能量首先用于 B-OH 转化为高能中间体化合物,然后该化合物与 A-H 反应,生成 A-B。简化的反应机制为将磷酸基团从 ATP 转移至 B-OH 分子以生成 B-O-PO_3,在这种情况下,反应路径仅包含两个步骤:①B-OH + ATP→B-O-PO_3+ ADP;②A-H+B-O-PO_3→A-B+Pi 最终的反应可以总结为:B-OH+ATP+A-H→A-B+ADP+Pi 缩合反应本身是能量不利的反应,但通过酶催化的反应途径,它可以与 ATP 水解偶联,从而推动反应进行 [图 4-30 (1)]。

这种类型的生物合成反应也适用于合成氨基酸谷氨酰胺 [图 4-30 (2)]。类似的机制也被用来合成细胞中的大分子,例如,由谷氨酸和氨合成的氨基酸谷氨酰胺。在这个过程中,谷氨酸首先被转化为高能磷酸化中间体(如 B-O-PO_3),然后与氨(如 A-H)反应形成谷氨酰胺。这两个步骤都发生在同一酶(谷氨酰胺合成酶)的表面。高能键以红色阴影显示。其中符号 Pi 代表磷酸根离子 HPO_4^{4-},黄色圆圈中的 P 代表磷酸根离子 PO_3^{4-}。

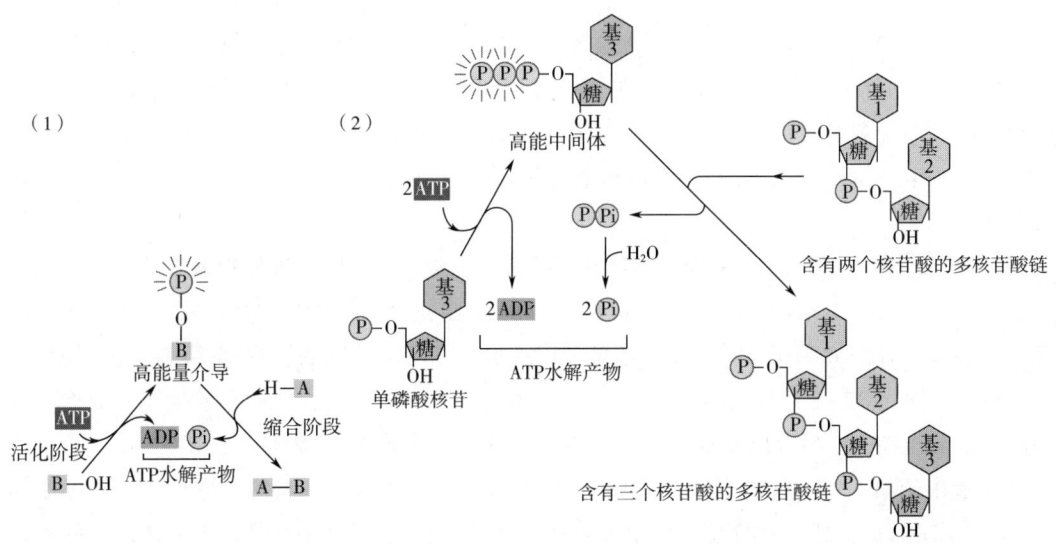

图 4-30 ATP 水解作用驱动的能量不利的生物合成反应的示例

16. NADH 和 NADPH 是重要的电子载体

除了 ATP,其他重要的活化载体分子参与氧化还原反应,并通常参与细胞的偶联反应。这些活化的载体分子专门携带高能级的电子,有时称为"高能"电子以及氢原子。在电子载体中,最重要的是 NAD^+(烟酰胺腺嘌呤二核苷酸)和 $NADP^+$(烟酰胺腺嘌呤二核苷酸磷酸),它们在与带有两个电子的质子(H^+)结合后分别转换为 NADH(还原型烟酰胺腺嘌呤二核

彩图 4-30

苷酸）和 NADPH（还原型烟酰胺腺嘌呤二核苷酸磷酸）（图 4-31）。这些分子可以被视为携带氢离子（带有两个电子的 H^+ 或 H^-）的载体。

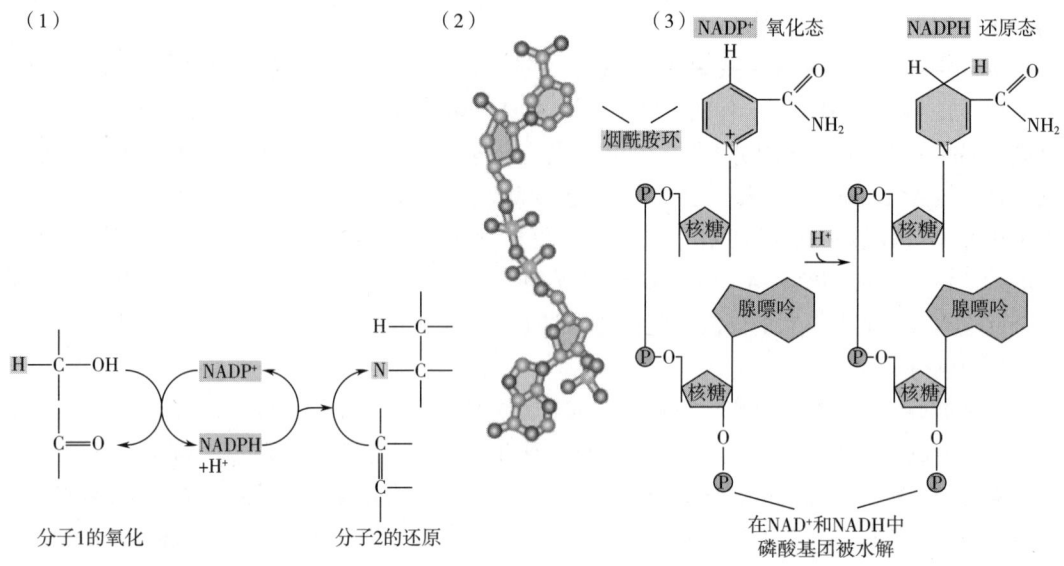

图 4-31 一种重要的电子载体——NADPH

与 ATP 一样，NADPH 是一种活化载体，它参与许多重要的生物合成反应，这些反应原本在能量上是不利的。通常，NADPH 的生成过程如下所示：在一组特殊的产生能量的分解代谢反应中，两个氢原子从底物分子中去除。然后，H^- 被加到 $NADP^+$ 的烟酰胺环上，形成 NADPH，并且 H^+ 释放到溶液中。这是典型的氧化还原反应，其中底物被氧化，而 $NADP^+$ 则被还原。

NADPH 在氧化还原反应中很容易释放所携带的氢负离子，因为这使烟酰胺环能够实现更稳定的电子排列。在 $NADP^+$ 的再生反应中，NADPH 被氧化，而底物则被还原。NADPH 是氢负离子供体，与 ATP 易于转移磷酸基团的原因相似，在两种情况的转移都伴随着较大的负自由能变化。图 4-32 展示了 NADPH 在生物合成中的一个应用示例，即胆固醇生物合成途径的最后阶段。与许多生物合成反应一样，C═C 键的还原是通过从载体分子 NADPH 中提供的 H^- 和溶液中的 H^+ 来实现。保持高水平的 NADPH 和低水平的 NADH 会改变它们对电子的亲和力。使 NADPH 成为比 NADH 更强的电子供体（还原剂），因此 NAD^+ 成为比 $NADP^+$ 更好的电子受体（氧化剂）。

与 NADH 相比，NADPH 上额外的磷酸基团位于与电子传递无关的区域，所以对 NADPH 的电子传递特性无影响，见图 4-31（3）。然而，这个额外的磷酸基团会使 NADPH 分子的形状略不同于 NADH，从而使 NADPH 和 NADH 可以与完全不同的酶结合。因此，这两种载体分子将电子（或氢负离子）从一组分子转移到另一组分子。

NADPH 主要与催化合成代谢反应的酶一起工作，为合成高能生物分子所需的高能电子提供支持。相比之下，NADH 在通过食物分子的氧化产生 ATP 的分解代谢反应系统中扮演着特殊的中间角色。NAD^+ 和 $NADP^+$ 分别生成 NADH 和 NADPH 的反应是相互独立发生且独立调节

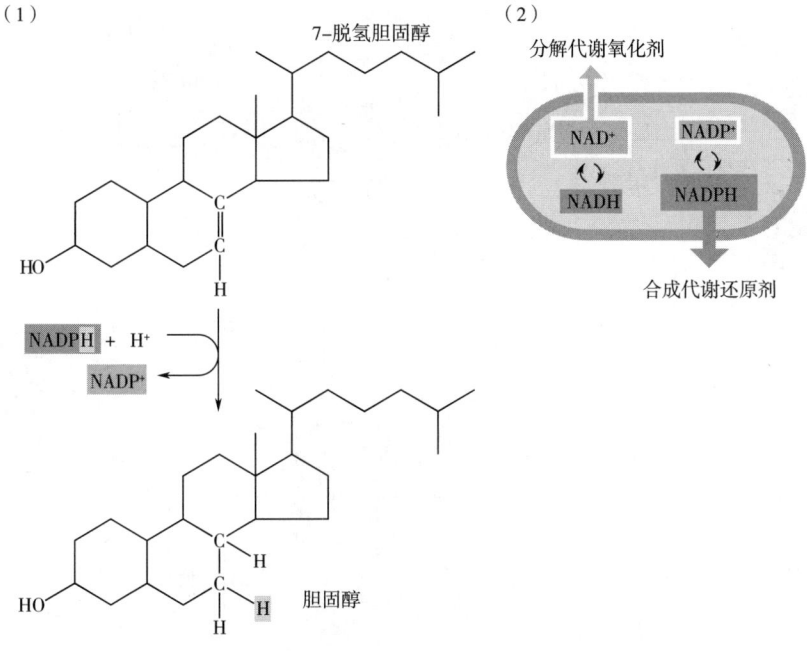

图 4-32 NADPH 作为还原剂

的,因此细胞能够针对性地调整电子供应给这两种反应。在细胞内,NAD$^+$ 与 NADH 的比值较高,而 NADP$^+$ 与 NADPH 的比值较低,这提供了大量的 NAD$^+$ 作为氧化剂和大量的 NADPH 作为还原剂,见图 4-32(2)。

17. 细胞内其他的活化载体分子

细胞内还存在其他的活化载体分子。例如,辅酶 A 的硫酯键中携带着易于转移的乙酰基,形式为乙酰辅酶 A(acetyl coenzyme A,CoA)的活化形式。乙酰 CoA(图 4-33)用于在大分子的生物合成大分子中提供两个碳单位,其中硫原子(显示为黄色)与乙酸盐形成硫酯键,这是一个高能键。当该高能键水解时,会释放大量的自由能。与其他载体分子一样,乙酰 CoA 中可转移的基团仅占分子的一小部分,其余部分由较大的有机部分组成,有助于特定酶识别载体分子。乙酰 CoA 分子中的主要部分含有核苷酸(通常是腺苷)。在早期生命形式中,人们认为主要催化剂是 RNA 分子,许多已知的载体分子源自 RNA,核苷酸部分帮助它们与 RNA 酶(核酸酶)结合。

ATP 负责转移磷基团,NADPH 用于电子和氢的转移,CoA 负责乙酰基的转移。与 NADH 类似,FADH$_2$(还原型黄素腺嘌呤二核苷酸)也参与电子和质子的转移(图 4-34)。其他活化载体分子涉及甲基、羧基或葡萄糖基团的转移,用于生物合成(表 4-3)。这些活化的载体是在与 ATP 水解反应偶联的反应中生成的,如图 4-35 所示。因此,它们的能量最终来自产生 ATP 的分解代谢反应。类似的过程也在细胞大分子的合成中发生,如核酸、蛋白质和多糖的合成,这些过程都需要能量来推动。例如,草酰乙酸生物素通过将羧基从丙酮酸转移到合成草酰乙酸反应中,是供应柠檬酸循环所需的重要分子。

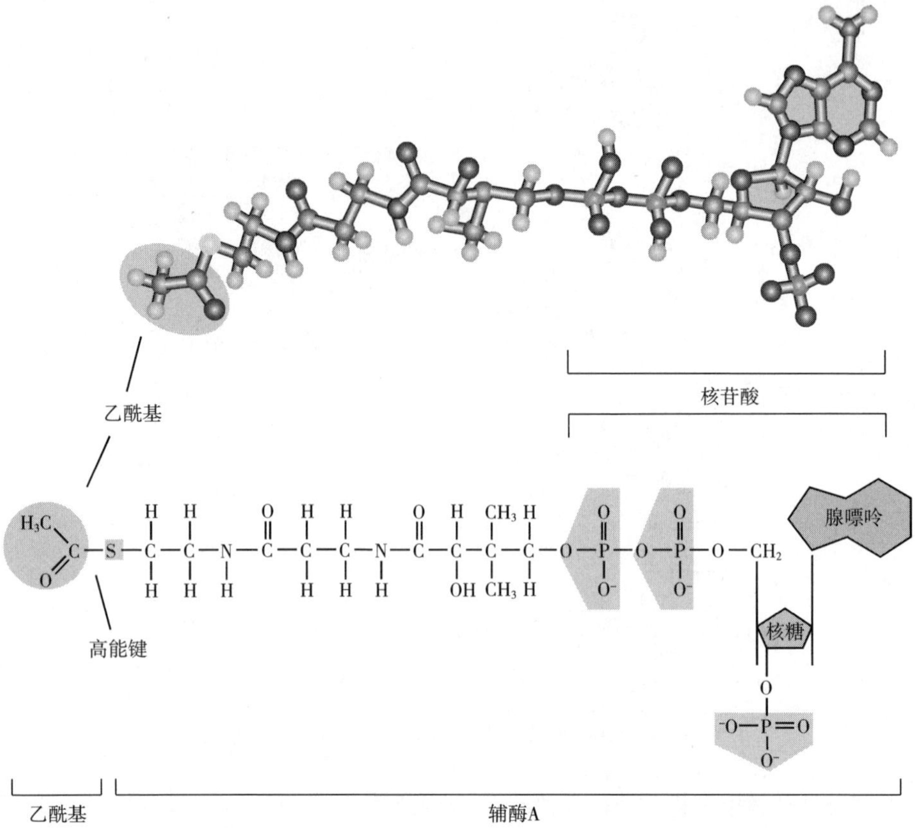

图 4-33 活化载体分子乙酰 CoA 的结构

(1) FADH$_2$

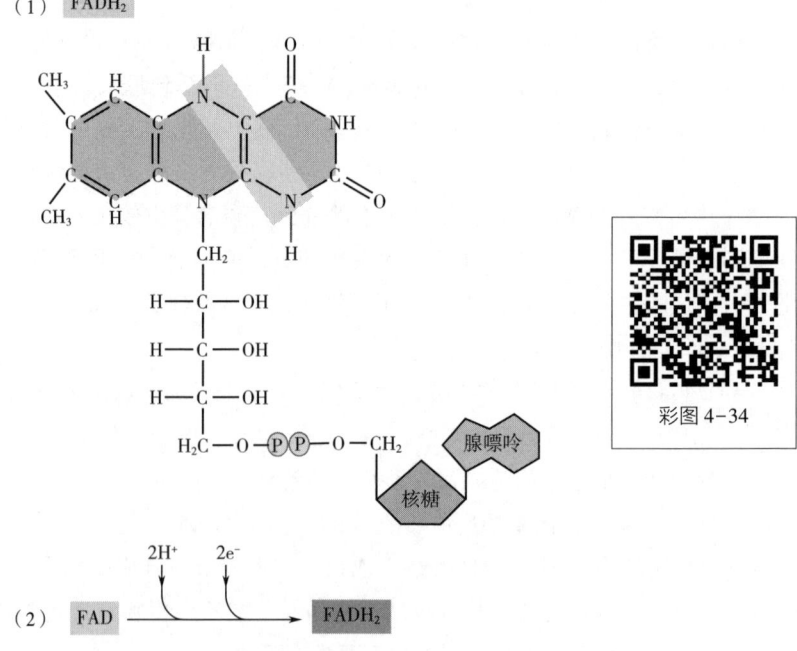

图 4-34 氢和高能电子的载体 FADH$_2$

(1) FADH$_2$ 的结构，其载氢原子以黄色突出显示　(2) 从 FAD 合成 FADH$_2$

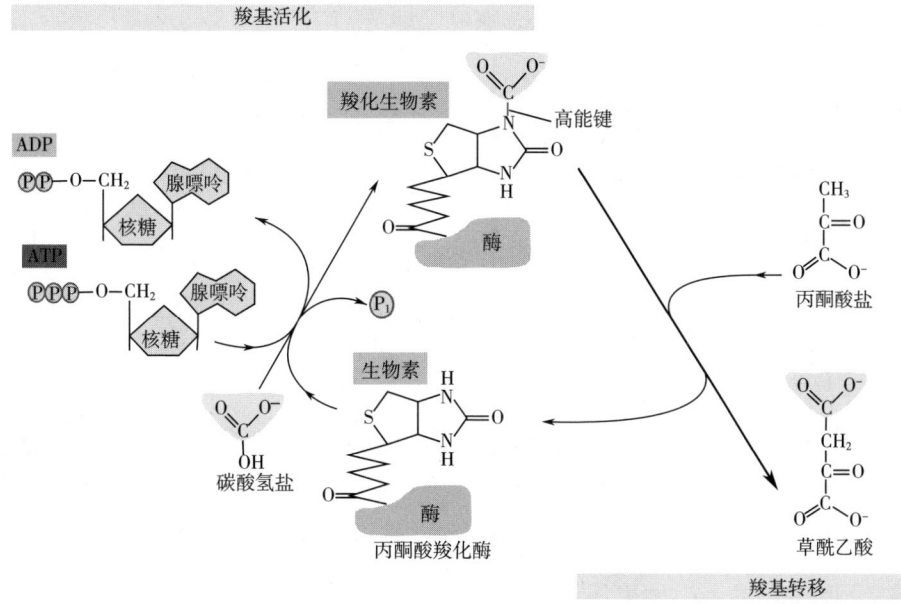

图 4-35 活化的载体分子进行的羧基转移反应

表 4-3 广泛用于代谢反应的活化载体分子

活化载体	携带高能键的基团
ATP	磷酸
NADH，NADPH，FADH$_2$	电子和还原性氢
乙酰 CoA	乙酰基
羧酸生物素	羧基
S-腺苷甲硫氨酸	甲基
尿苷二磷酸葡萄糖	葡萄糖

18. ATP 水解反应驱动生物聚合物的合成

细胞内物质主要由大分子组成，这些分子由亚基（或单体）通过缩合反应连接在一起合成。在缩合反应中，每两个反应物结合形成一个新的化合物，并且会失去一分子水。因此，聚合物的分解反应可通过酶催化的水解过程实现，水解反应在能量上是有利的，而生物合成反应则需要能量的输入。

核酸（包括 DNA 和 RNA）、蛋白质和多糖都是通过将单体重复添加到链的一端而合成的聚合物。这三种大分子的合成反应如图 4-36 所示，缩合步骤在每种情况下都依赖于来自核苷三磷酸（或类似的分子）水解释放的能量。需要注意的是，与核酸不同，蛋白质和多糖的终产物中不包含磷酸基团。释放 ATP 水解能量的反应与聚合物的合成反应巧妙地耦合在一起，推动了这些合成过程。与合成不同，聚合物的分解可以通过简单地加入水分子（水解）来实现。

生物大分子的合成与之前讨论的氨基酸的谷氨酰胺合成途径在酶催化机制上呈现出相似性，均涉及原始的—OH 基团的活化。尽管如此，将 ATP 的水解与蛋白质和多糖的合成机制相联系起来的过程却更为复杂，这需要通过产生缩合反应中失效的高能键的一系列高能中间产物来进行。每一个活化载体在生物合成中的驱动作用都受其能量输出的制约。在典型条件

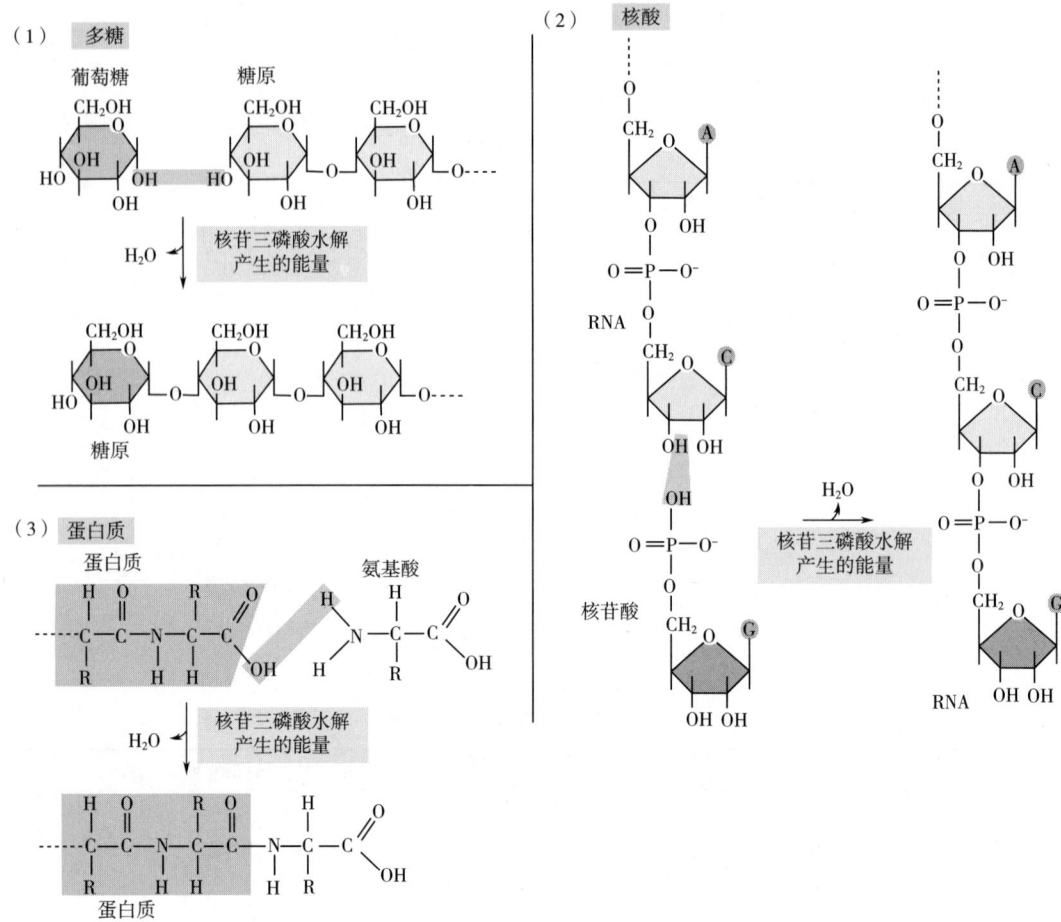

图 4-36 多糖（1）、核酸（2）和蛋白质（3）的合成

下，ATP 至 ADP 和无机磷酸的水解反应的 ΔG 受反应物浓度的影响，通常为 $-46 \sim -54 \text{kJ/mol}$。基本上，只要存在合适的反应路径，水解反应就能够推动能量不利的反应。然而，对于某些生物合成反应，即便 ΔG 为 -50kJ/mol，也无法提供足够的驱动力。在这种情况下，ATP 的水解可以转向生成 AMP 和焦磷酸（pyrophosphoric acid，PPi），随后在后续过程中继续水解。通过连续的两个水解反应，将水分子的氧原子保留在产物中，而氢原子则释放为游离的氢离子（图 4-37）。整体而言，该机制可以提供大约 -100kJ/mol 的自由能变化。例如，三磷酸核苷合成核酸是基于此机制驱动的合成过程。在第一阶段，通过两个 ATP 分子末端磷酸基团的连续转移，对核苷一磷酸进行活化，得到的高能中间体，即核苷三磷酸，它在溶液中自由扩散，与 RNA 或 DNA 的延伸末端进行反应，同时产生焦磷酸。焦磷酸的水解在能量上极具优势，进而驱动整个反应进程，促进核苷酸的生成。

在生物大分子的合成中，重复的缩合反应可以通过两种不同的机制进行：头端聚合或尾端聚合。在头端聚合过程中，活化的化学键位于聚合物链的起始端，且每添加一个单体菌需要重新活化此键。这意味着，每一个单体所附带的活化键是为了连接下一个单体而准备的。相比之下，尾端聚合过程中，单体自带的活化键直接为其自身的聚合所用。通常，多核苷酸及特定的多糖采用尾端聚合方式进行生物合成，而蛋白质的合成则遵循头端聚合的策略。

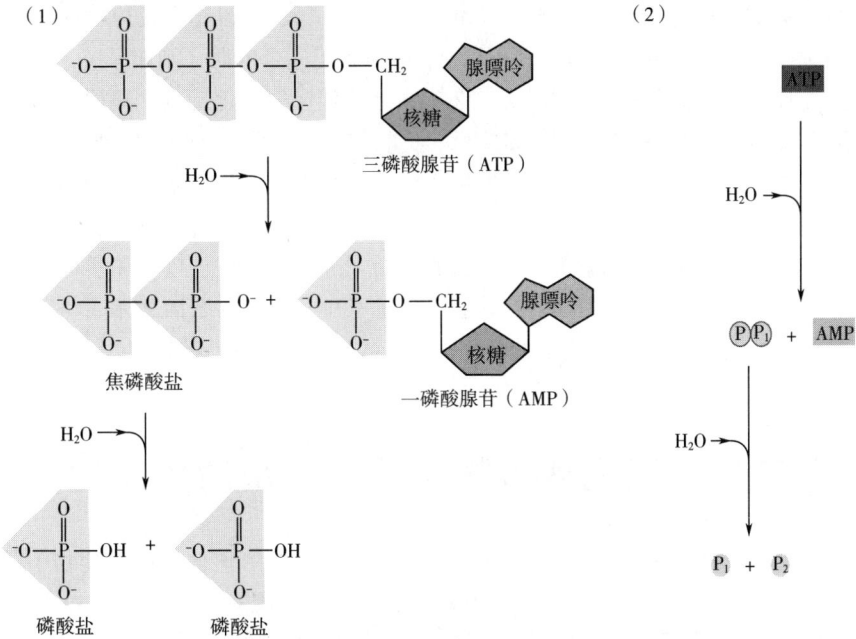

图 4-37 ATP 水解的途径

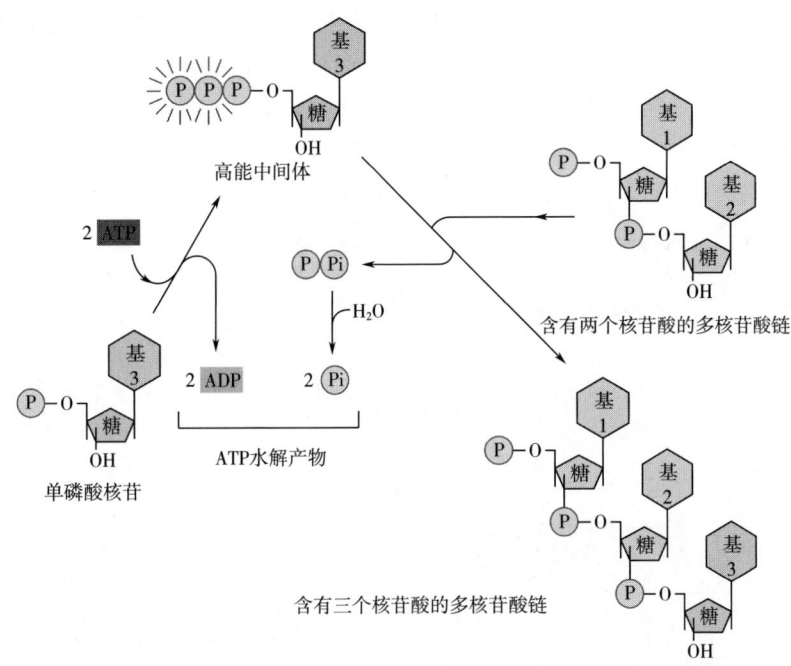

图 4-38 多核苷酸 RNA 或 DNA 的合成是 ATP 水解驱动的多步反应

19. 小结

为保持其生理功能和生长，活细胞必须在内部建立并维护一定的有序状态。从热力学角度看，这一现象得益于细胞持续不断地吸收并利用能量，其中部分能量以热能的形式耗散。在化学动力学范畴中，仅当反应促使系统熵增加时，该反应方为可行。反应的自发性由自由能变化（ΔG）描述：当 ΔG 为负值时，反应是自发的。反应的 ΔG 取决于反应物的化学性质和其初始浓度。知道了反应的标准自由能变化（$\Delta G°$）和平衡常数（K），可以结合反应物的浓度来确定实际的 ΔG。生命活动所需能量主要源自太阳辐射，这驱动了光合生物（例如绿植）进行有机物质的合成。动物则通过摄取这些有机物质，并在一系列酶催化的氧化反应中释放其能量，与 ATP 的生成紧密相关，ATP 是细胞的通用能量货币。将能量有利的反应（如 ATP 水解）与能量不利的反应耦合起来，可以驱动细胞内的连续生化过程。在大分子的生物合成中，通常使用 ATP 细胞的通用能量载体来产生高能的磷酸中间体，使得原本能量不利的合成反应变得可行。ATP 的水解为这些反应提供了必要的能量推动力。生物大分子，如蛋白质、核酸和多糖，通常将小分子前体通过连续的缩合反应组合而成。在这些合成途径中，特定的激活载体或辅助因子参与特定化学基团的转移，如 NADPH 负责氢的转移，而 CoA 则参与乙酰基的转移。

第三节 细胞从食物中获取能量的代谢途径

细胞维持生物有序性所需的恒定能量来自于食物分子中的化学键能。食物中的大分子，如蛋白质、脂质和多糖必须首先分解成较小的分子才能被细胞有效利用，作为能量的来源或用于构建其他分子。酶在消化过程中起着关键作用，将食物中的大分子分解为单体亚基。蛋白质被分解成氨基酸，多糖分解成糖，而脂肪则分解为脂肪酸和甘油。这些有机小分子随后进入细胞的胞质，并逐渐被氧化。糖是一种重要的燃料分子，它在细胞内被氧化为 CO_2 和 H_2O（图4-39）。这个氧化过程中，如果糖一次性完全氧化成 CO_2 和 H_2O，将释放出大量能量。在细胞中，通过一系列酶催化氧化反应，这些自由能被转移到特定的载体分子上，其中最常见的是 ATP 和 NADH。类似的代谢途径也存在于植物、真菌和细菌中。同时，细胞同样依赖脂肪酸的氧化作为能量来源，而蛋白质也可以被分解并用作能量来源。

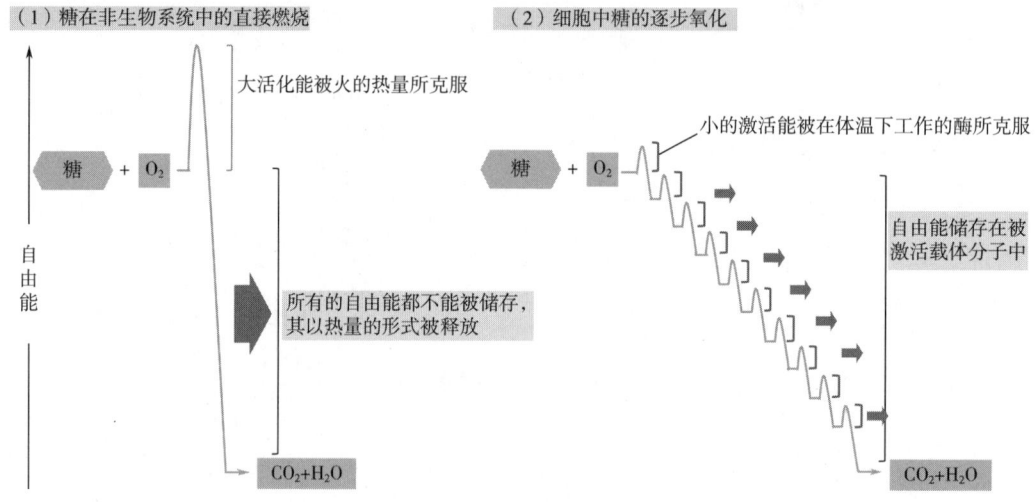

图 4-39 细胞中糖氧化的示意图

1. 糖酵解是生成 ATP 的主要途径

糖的主要氧化路径为糖酵解，此途径可在不需要氧气（O_2）的情况下产生 ATP。糖酵解过程主要发生在细胞质，并广泛存在于多种细胞中，包括某些厌氧生物。在糖酵解中，一个六碳的葡萄糖经过一系列反应转化为两个三碳的丙酮酸分子。整个过程的前半部分需要消耗两个 ATP，而后半部分则生成四个 ATP，从而使每个葡萄糖最终产生净增的两个 ATP 和两个还原态的载体分子 NADH。糖酵解由 10 个连续的酶催化步骤构成，每步产生特定的中间产物，并由特定的酶催化。这些酶如异构酶、脱氢酶等，其名称通常与其催化的反应类型相对应。其中，第四步是一个关键步骤，它将六碳的糖分裂为两个三碳的分子，因此随后的步骤中，每个中间体的数量将加倍。第六步标志着能量产出阶段的开始（图 4-40）。

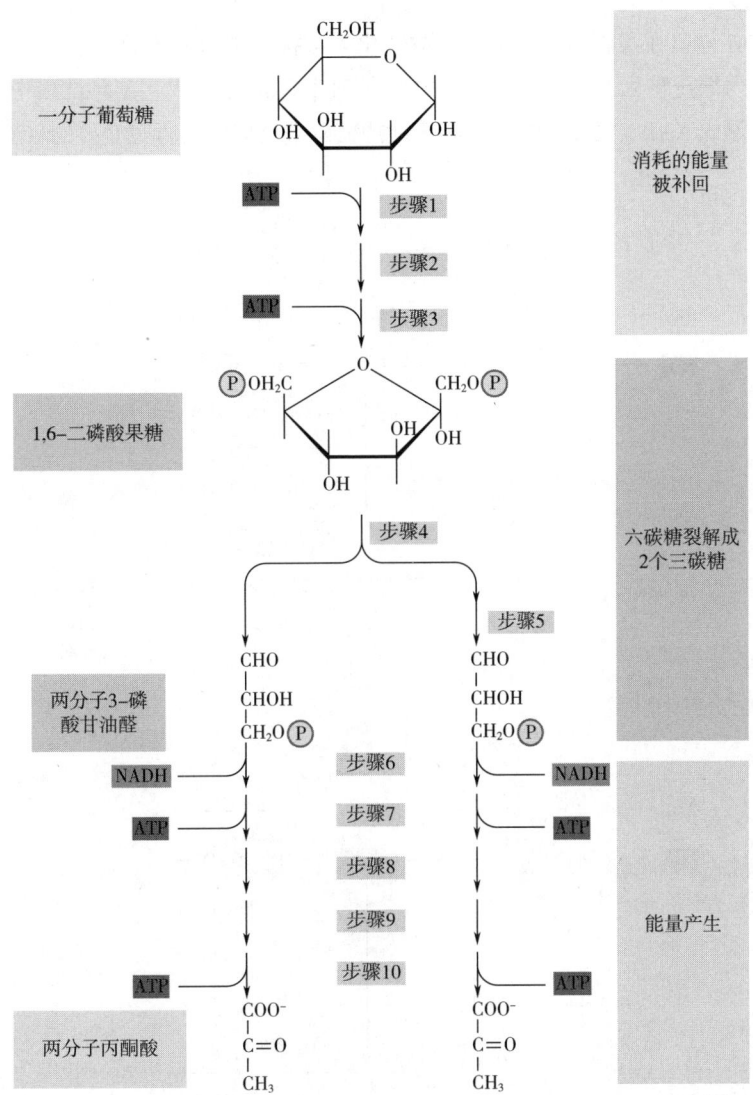

图 4-40　糖酵解反应图

在糖酵解中虽然没有分子氧参与，但仍然发生了氧化反应，这是因为在这个过程中，电子从葡萄糖分子的某些碳原子中被转移到 NAD^+ 上，生成 NADH。该反应释放的部分能量被用来合成 ATP 分子，而不是全部以热量的形式释放（图 4-39）。因此，氧化释放的能量一部分用于驱动 ADP 和 Pi 合成 ATP 分子，一部分保留在电子载体 NADH 中。

在糖酵解过程中，每个葡萄糖分子产生两个 NADH 分子。在需氧生物中，这些 NADH 分子将被用于电子传递链中，而由 NADH 形成的 NAD^+ 再次参与糖酵解反应中。

2. 无氧条件下发酵可生成 ATP

在无氧条件下，发酵可以生成 ATP，这对于大多数动植物细胞来说是关键的。糖酵解只是分解食物分子的初始步骤，其中丙酮酸由糖酵解产生，并被迅速转运到线粒体，在线粒体内转化为 CO_2 和乙酰辅酶 A。随后，乙酰辅酶 A 的乙酰基将完全氧化成 CO_2 和 H_2O。然而，厌氧生物在缺乏分子氧的情况下也能够生长和分裂，它们主要依赖于糖酵解来产生细胞 ATP。当分子氧供体受到限制时，某些动物组织也可以继续起作用，例如骨骼肌。在缺氧条件下，丙酮酸和 NADH 停留在细胞质中。丙酮酸被转化为可排出细胞的产物，例如，酿酒和面包制作中，酵母将丙酮酸转化为乙醇和 CO_2，或在肌肉中转化为乳酸。在此过程中，NADH 释放电子，并重新形成 NAD^+，NAD^+ 的再生对于维持糖酵解反应的进行是必要的（图4-41）。

（1）发酵生产乳酸

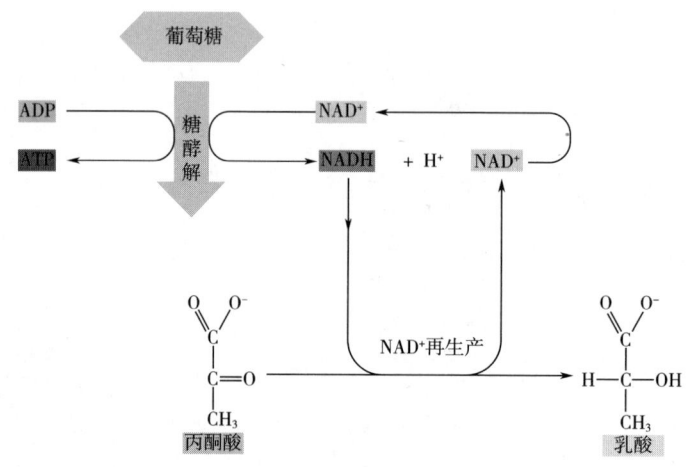

（2）发酵生产乙醇和CO_2

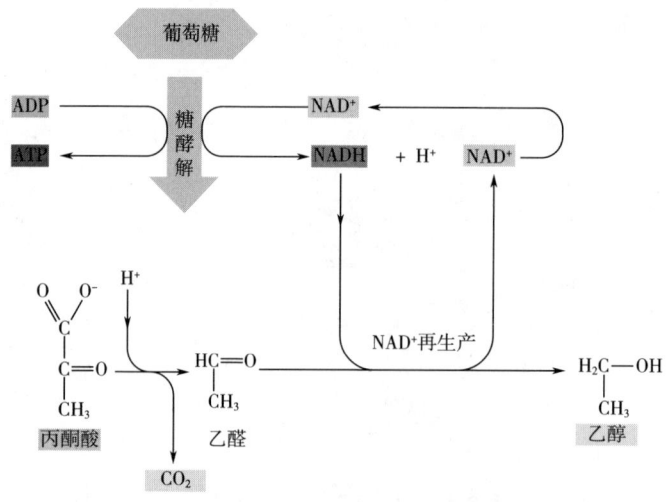

图 4-41　丙酮酸厌氧分解的两种途径

这种产生能量的途径被称为发酵（fermentation），其中的有机分子既提供电子又接受电子（通常在无氧条件下）。1896 年，研究者发现此类研究可在活细胞外的细胞提取物中进行，这一发现极大促进了对发酵过程中各类反应的研究进展。20 世纪 30 年代，科学家们成功构建了完整的糖酵解途径，此举标志着生物化学领域的一项重大突破。随后，人们迅速认识到

ATP 在细胞中的核心作用。

3. 酶如何实现氧化放能与能量储存的偶联

糖酵解过程中 ATP 的生成阐明了酶如何将能量不利的反应与能量有利的反应偶联在一起,从而驱动了许多化学反应。糖酵解中的两个关键反应步骤(图 4-40 步骤 6 和 7)将三碳糖中间体 3-磷酸甘油醛(一种醛类化合物)转化为 3-磷酸甘油酸(一种羧酸类化合物),从而将醛基氧化为羧酸基。整个反应释放出足够的自由能,使 ADP 转化为 ATP,并将两个电子和质子从醛转移到 NAD^+ 中,形成 NADH。同时,仍然释放足够的热量到环境中,使整个反应在能量上有利(整个反应的 $\Delta G°$ 为 -12.5kJ/mol)。如图 4-42 所示概述了能量采集的过程。化学反应由两种酶精确引导,这些酶与糖的中间体产物紧密结合。第一种酶(3-磷酸甘油醛脱氢酶)通过其酶上的活化的—SH 基团与醛化合物形成短暂的共价键,并催化其被 NAD^+ 氧化。然后,酶-底物的活性键被无机磷酸根离子所替代,生成高能磷酸化合物中间体,并从酶中释放出来。该中间体与第二种酶(磷酸甘油酸激酶)结合,酶催化将生成的高能磷酸化合物中的能量转移到 ADP 上,生成 ATP,并完成将醛类化合物氧化为羧酸的过程。在反应步骤 6 中,C—H 键氧化释放能量,驱动 NADH 和高能磷酸键的生成,而高能键的断裂则促使 ATP 的生成。

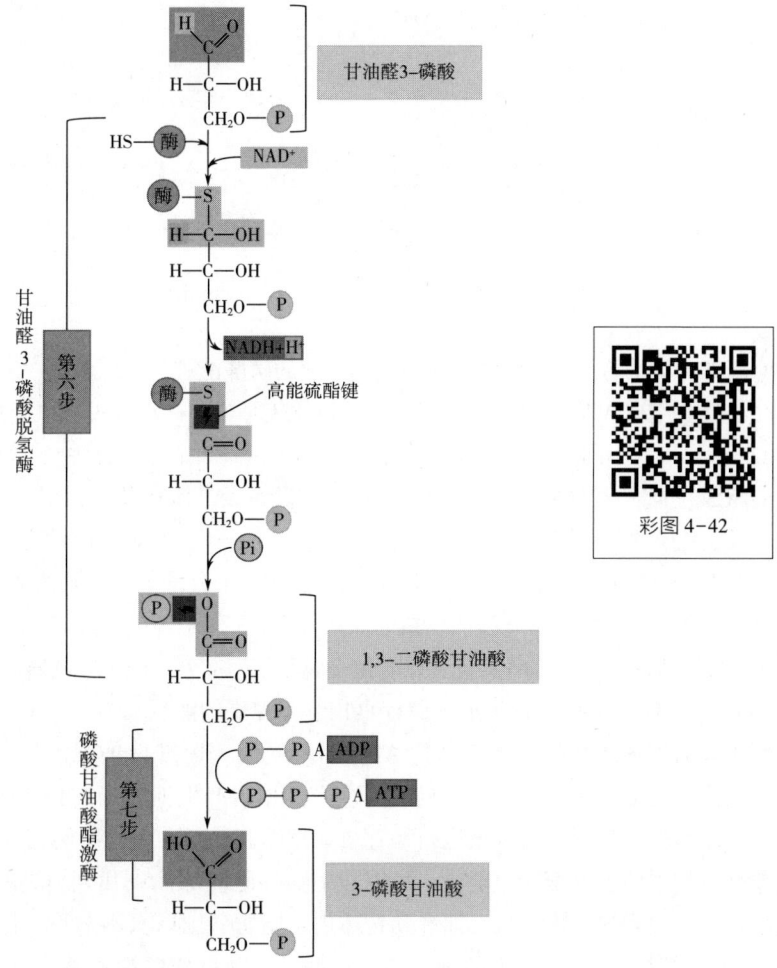

图 4-42 糖酵解反应中步骤 6 和 7 中的能量存储

在步骤 6 中，3-磷酸甘油醛脱氢酶将能量有利的醛氧化反应与高能磷酸键的形成反应偶联，同时将产生的能量存储在 NADH 中。高能磷酸键的形成是由氧化反应驱动的，因此该酶的作用类似于图 4-27（2）中"桨轮"的作用。在步骤 7 中，1,3-二磷酸甘油酸中新形成的高能磷酸酯键转移至 ADP 上，生成 ATP。图中蓝色阴影部分表示分子发生了变化。

这种特殊的氧化过程提供了一个通过偶联反应实现能量存储的示例，C—H 键的氧化能驱动了 NADH 和高能磷酸键的形成，而高能磷酸键的断裂则催化了 ATP 的产生（图 4-43）。反应步骤 6 和 7 是糖酵解中唯一能够直接通过无机磷酸盐产生高能磷酸盐键的反应，因此解释了为何每个葡萄糖分子产生两分子 ATP 和两分子 NADH。

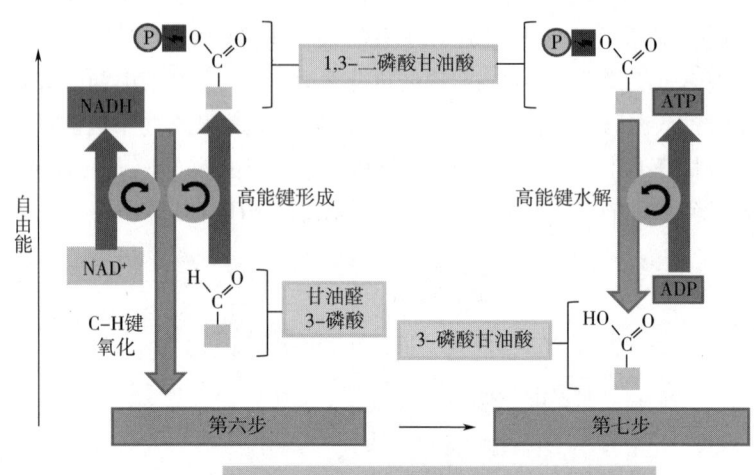

图 4-43 糖酵解反应步骤 6 和 7 中形成 NADH 和 ATP 的偶联反应示意图

当外部提供的能量足以使反应中间体形成的磷酸酯键达到或超过 ATP 中末端磷酸酯键的能量时，ADP 生成 ATP 的过程才能发生。通过比较每个键在水解过程中断裂时的标准自由能变化（$\Delta G°$），可以对不同磷酸键的能量进行排序。图 4-44 比较了 ATP 中的高能磷酸酯键与其他一些磷酸酯键的能量。左侧显示了不同类型的磷酸酯键及其水解位点，但这些分子只显示了部分结构，以灰色碳原子标记。右侧列出了包含这些键的分子，其中水解的标准自由能变化以 kJ 为单位。如果一个分子的水解自由能变化（ΔG）比另一个分子更负，则磷酸基团从一个分子到另一个分子的转移在能量上是有利的。在标准条件下，1,3-二磷酸甘油酸中的磷酸基团容易转移至 ADP，形成 ATP。这个水解反应可以看作是磷酸基团从分子向水中的转移过程。

4. 生物体以生物大分子形式储存食物营养提供的能量

所有的生物体都需要维持高的 ATP/ADP 比值，以维持细胞内的有序性。然而，动物只能定期获得食物，而植物无法在夜间通过光合作用产生糖分以维持生存。因此，动植物都会将糖和脂肪转化为特殊的形式进行储存。在植物和动物中，这些储存形式分别为淀粉和糖原。淀粉是植物中的主要糖储存形式，可以在植物细胞叶绿体中找到，这些叶绿体切片显示了通过生物合成积累的淀粉颗粒。而在动物体内，脂肪酸则以水不溶性三酰基甘油（又称甘油三酯）的形式存储在脂肪细胞的细胞质中。此外，糖以葡萄糖亚基的形式短期储存在糖原中，糖原以小颗粒形式存在于肝脏、肌肉等细胞的细胞质中（图 4-45）。

图 4-44　磷酸键具有不同的能量

彩图 4-44

彩图 4-45

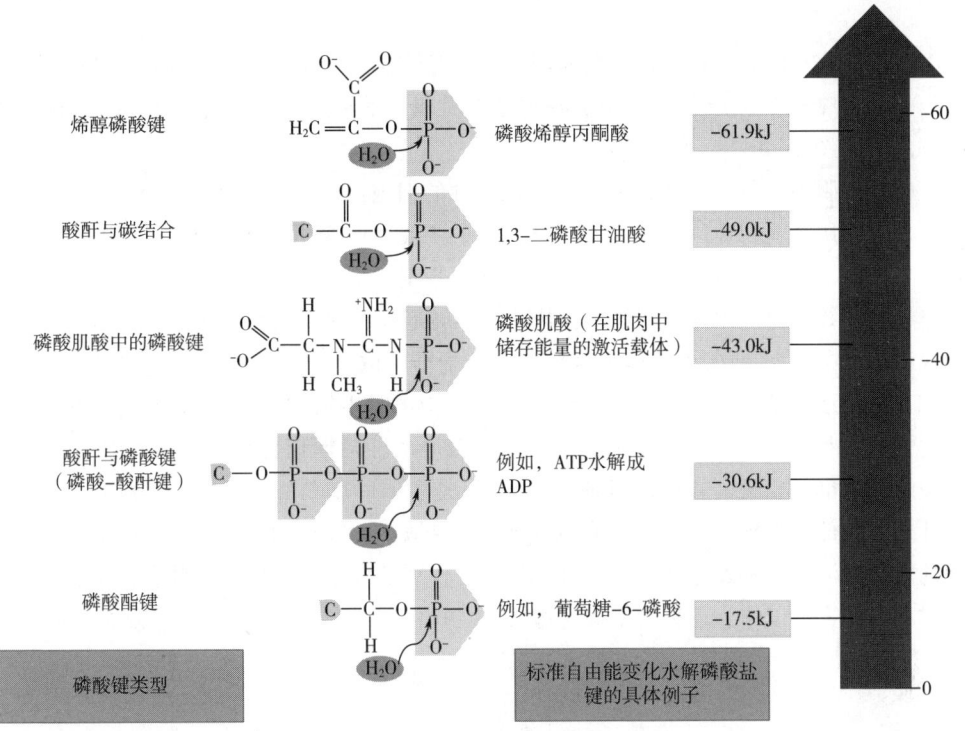

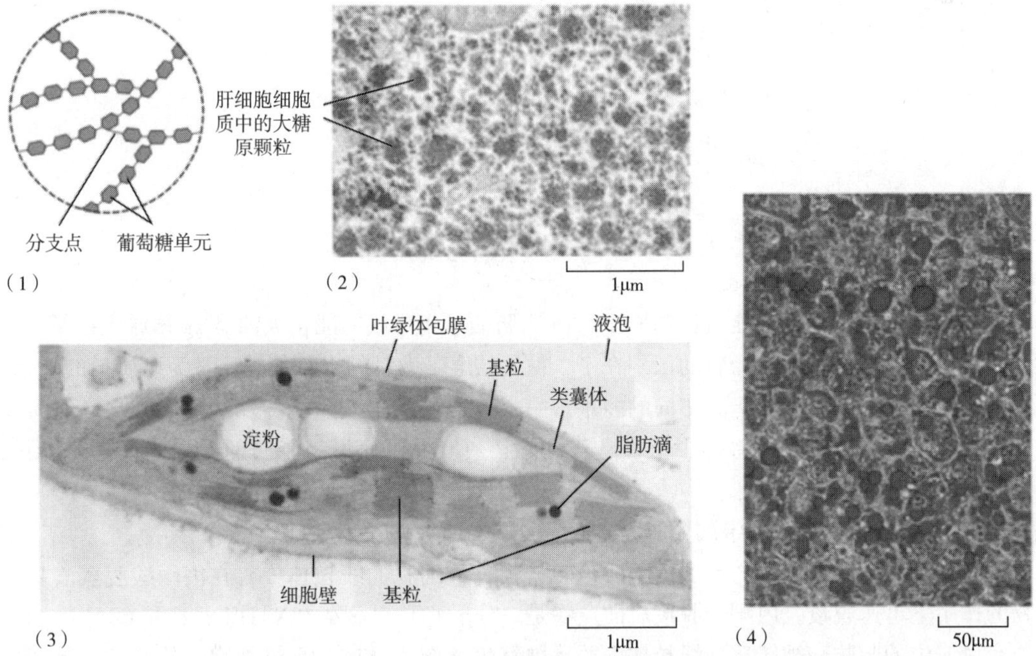

图 4-45　动物和植物细胞中糖和脂肪的储存

糖原的合成和降解可根据需要快速调节。当细胞需要的 ATP 超过从血液中摄取的食物分子所产生的 ATP 时，糖原会被分解成 1-磷酸葡萄糖，然后迅速转化为 6-磷酸葡萄糖，以供糖酵解使用（图 4-46）。

在植物细胞中，所需的糖和 ATP 主要在单独的细胞器中产生。糖的主要生产场所是叶绿体，这是专门用于光合作用的细胞器，而 ATP 的主要生产场所是线粒体。虽然植物在叶绿体中也产生大量 ATP 和 NADPH，但由于缺乏将这些细胞器与植物细胞的其余部分分离的膜，无法将糖从叶绿体分离出来。因此，糖从叶绿体转到植物所有细胞的线粒体中。一般植物细胞代谢所需的 ATP 是在线粒体中合成的，其中糖类的氧化分解途径与非光合生物完全相同，ATP 再转运到细胞的其余部分。在白天光合作用过剩的时期，叶绿体将它们生产的一些糖转化为脂肪和淀粉。淀粉是一种类似于动物糖原的葡萄糖聚合物。和动物中的脂肪一样，植物中的脂肪也是三酰基甘油（甘油三酯），只是主要的脂肪酸类型不同。脂肪和淀粉都存储在叶绿体内部，直到在黑暗期间植物需要能量时被氧化。植物种子中的胚胎必须长期依靠储存的能量存活，直到发芽并长出可以进行光合作用的叶子。因此，植物种子通常含有大量的脂肪和淀粉，可以作为动物的主要食物来源之一。

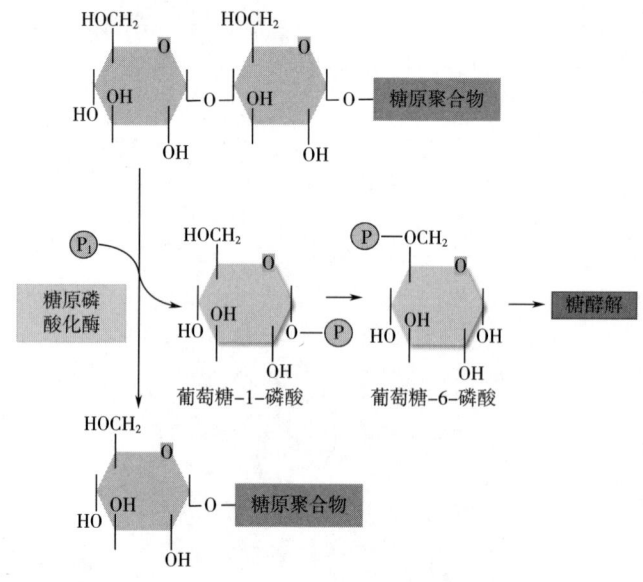

图 4-46　糖原如何生成糖

动物体内脂肪存储的能量比糖原多，1g 脂肪的氧化释放的能量大约是 1g 糖原氧化释放能量的两倍。此外，糖原与脂肪的区别在于，糖原结合了大量的水，使其质量为原质量的六倍，尽管如此，它可以储存与脂肪相同的能量。一个普通的成年人只能存储约一天常规活动所需的糖原，但是脂肪可以维持近一个月。若机体必须以糖原而不是脂肪的形式储存主要燃料，那么体重将增加约 27.21kg。

5. 糖和脂肪在线粒体中被分解为乙酰 CoA

有氧代谢中，糖酵解产生的丙酮酸被转运到真核细胞的线粒体中，在丙酮酸脱氢酶复合物的作用下迅速脱羧。丙酮酸脱羧后的产物是一分子 CO_2、一分子 NADH 和乙酰 CoA。

血液中的脂肪酸被转运到线粒体中并且被氧化（图 4-47），真核细胞中的线粒体是产生乙酰 CoA 的场所。线粒体是大多数细胞氧化反应发生的地方，也是多数 ATP 生成的地方。氨基酸也可以进入线粒体，转化为乙酰 CoA 或柠檬酸循环的一个中间产物。每个脂肪酸分子被一个循环反应完全分解，该反应从其羧基末端一次修饰两个碳原子，每次循环反应生成一分子乙酰 CoA，此过程中还会产生一分子 NADH 和一分子 $FADH_2$（图 4-48）。

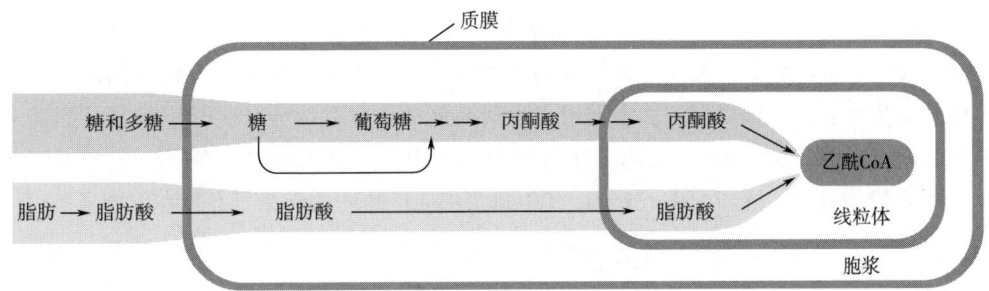

图 4-47　糖和脂肪产生乙酰 CoA 的途径

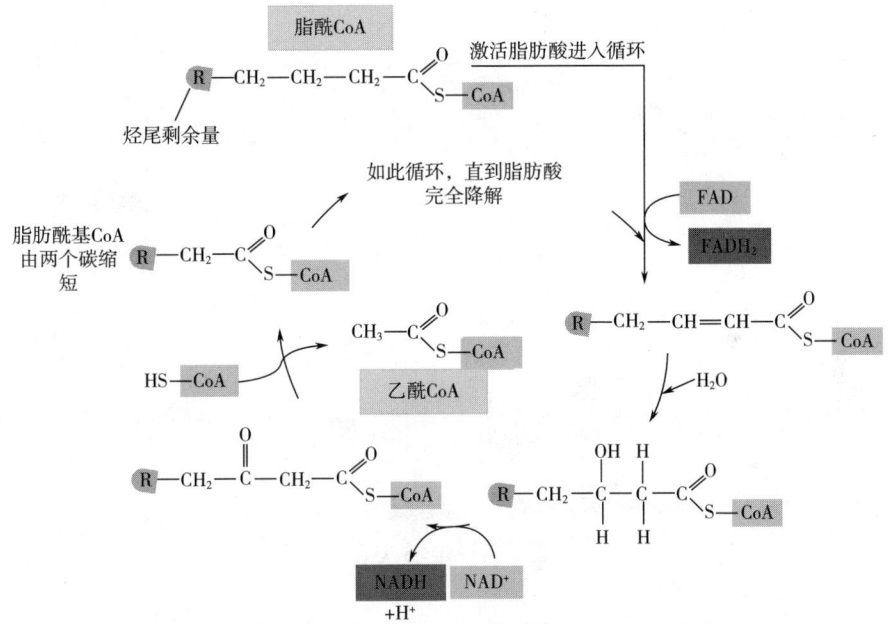

图 4-48　脂肪酸氧化为乙酰 CoA

糖和脂肪是非光合生物的主要能源，从这两类食物的氧化过程中释放的大部分能量存储在乙酰 CoA 中。在细胞中，将乙酰 CoA 中的乙酰基（—$COCH_3$）被氧化成 CO_2 和 H_2O 的柠檬酸循环是需氧生物的能量代谢的核心。在真核生物中，这些反应都发生在线粒体中，线粒体是动物细胞中 ATP 产生的主要地方。好氧细菌则在细胞质中进行所有的反应，包括柠檬酸循环。

6. 乙酰 CoA 在柠檬酸循环中被氧化成 CO_2 并生成 NADH

在 19 世纪，生物学家观察到，在厌氧条件下，某些细胞（如肌肉细胞）会产生乳酸，而某些细胞（如酵母）则产生乙醇。但在有氧条件下，细胞会消耗 O_2 并生成 CO_2 与 H_2O。1937

年,研究者们描述了柠檬酸循环,又称三羧酸循环或克雷布斯循环。此循环在大部分细胞中占据了碳水化合物氧化的约 2/3,并且其主要产物是富含高能电子的 NADH 和 CO_2。CO_2 会被排放出去,而 NADH 中的电子被传输至膜上的电子传递链,并最终与氧气结合生成水。尽管柠檬酸循环本身不直接使用气态 O_2(它使用 H_2O 中的氧原子),后续反应中需要 O_2 来维持,因为没有其他途径能够有效地从 NADH 中释放电子以再生 NAD^+。柠檬酸循环在真核细胞的线粒体中进行,将乙酰 CoA 中乙酰基完全氧化,将其转化为 CO_2。乙酰基不是被直接氧化,而是被转移到草酰乙酸上,形成一个六碳的柠檬酸分子,从而引发了一系列的循环反应。随着柠檬酸逐步被氧化,释放出的能量被用来生成高能的活化载体分子。柠檬酸循环涵盖了八个独立的反应步骤,如图 4-49 展示。在每一个循环中,生成两个 CO_2 分子、三个 NADH 分子、一个 GTP 分子和一个 $FADH_2$ 分子,其中每个中间产物中的碳原子数目在图中显示。

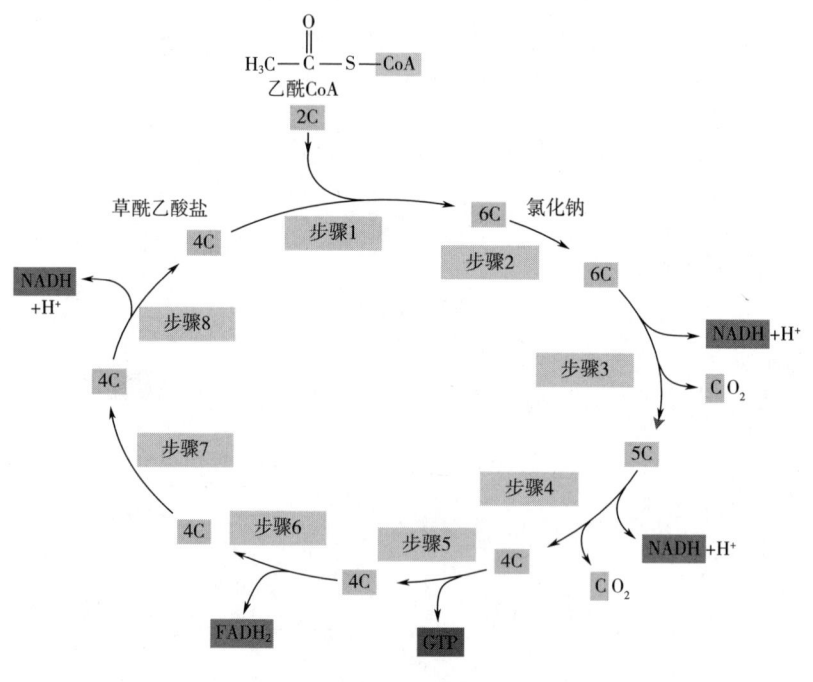

图 4-49 柠檬酸循环

柠檬酸循环的每个周期除了产生三分子 NADH 外,还有一分子 $FADH_2$(还原型黄素腺嘌呤二核苷酸)和一分子核糖核苷三磷酸 GTP(图 4-49)。GTP 与 ATP 在结构上相似,其中 GTP 分子可以通过将其末端磷酸基团转移至 ADP 来合成 ATP。存储在 NADH 和 $FADH_2$ 中的高能电子通过氧化磷酸化反应用于合成 ATP,这是食物氧化分解代谢中唯一需要气态氧气(O_2)的步骤。在柠檬酸循环中,水分子提供了生成 CO_2 所需的氧原子。每个循环周期会释放出三个水分子,其中一些分子的氧原子最终被用于 CO_2 的生成。

除丙酮酸和脂肪酸之外,一些氨基酸也会从细胞质进入线粒体,并在线粒体内被转化为乙酰 CoA 或柠檬酸循环的其他中间产物之一。在真核细胞中,线粒体是产生能量的反应过程的关键中心。柠檬酸循环和糖酵解均产生含碳中间体产物,如草酰乙酸酯和 α-酮戊二酸酯,这些中间产物用作生物合成反应的起始物质。一些分解代谢生成的物质从线粒体转运回细胞质,作为合成许多必需分子(例如氨基酸)的前体,在合成代谢反应中发挥作用(图 4-50)。氨基酸、核苷酸、脂质、糖和其他分子都是细胞中许多大分子的前体。图中的每个实线箭头代表由单个酶催化的反应，虚线箭头代表合成所示产物所需的反应。

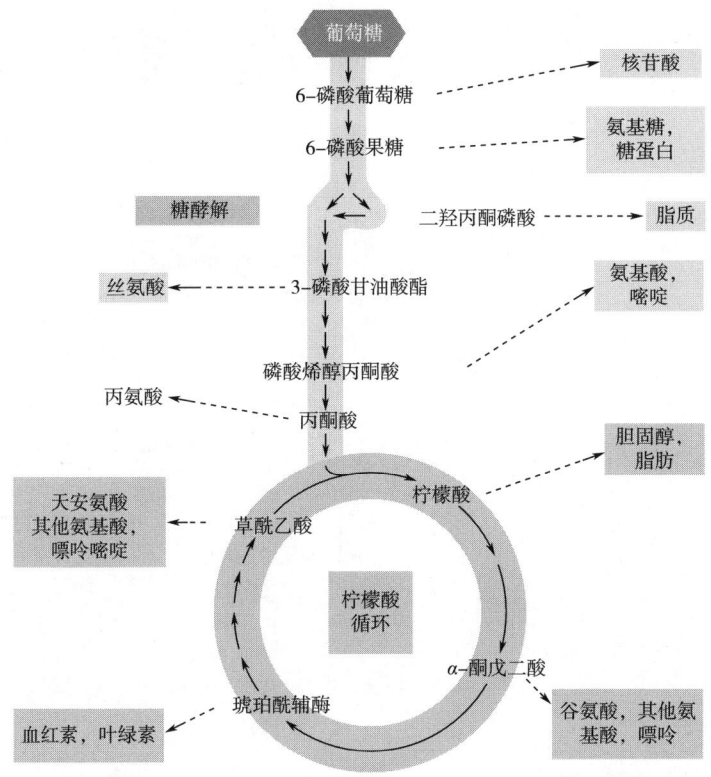

图 4-50　糖酵解和柠檬酸循环提供了许多生物分子合成所需的前体

7. 电子转移驱动细胞内大多数 ATP 的合成

食物分子降解的最后阶段释放化学能。在最终反应过程中，NADH 和 $FADH_2$ 从食物的有机分子氧化过程中获得电子，并将这些电子传递到嵌入线粒体内膜的电子传递链中（图 4-50）。随着电子在电子传递链传递，能量逐渐降低。此过程中释放的能量将 H^+（质子）从线粒体内膜的内腔转移到膜间隙，然后再到细胞质，从而形成 H^+ 梯度（图 4-51）。这种梯度是细胞的主要能量来源，用于推动多种需要能量的反应，其中最重要的是 ADP 磷酸化合成 ATP。

电子在经过一系列转移后最终传递给线粒体内的氧分子（O_2）上，同时 O_2 与周围的质子（H^+）结合生成水。在此时，电子已经处于低能量状态，食物分子氧化产生的所有可用能量都已被提取出来。线粒体内膜（或细菌的细胞质膜）上电子传递链中释放的大部分能量被用来驱动 ATP 的合成，这一过程称为氧化磷酸化（图 4-52），也发生在细菌的细胞质膜中。NADH 和 $FADH_2$（图 4-52 中未显示 $FADH_2$）由柠檬酸循环产生，它们携带着高能电子，最终用于将氧气还原为水。

总的来说，细胞将每个葡萄糖分子完全氧化为 H_2O 和 CO_2，同时产生约 30 分子的 ATP。相比之下，糖酵解反应中，每个葡萄糖分子仅产生 2 分子 ATP。

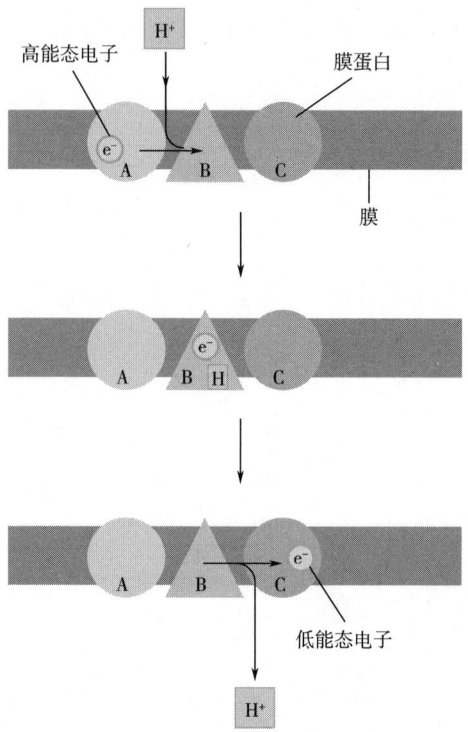

图4-51 电子传递反应在膜上形成H⁺梯度

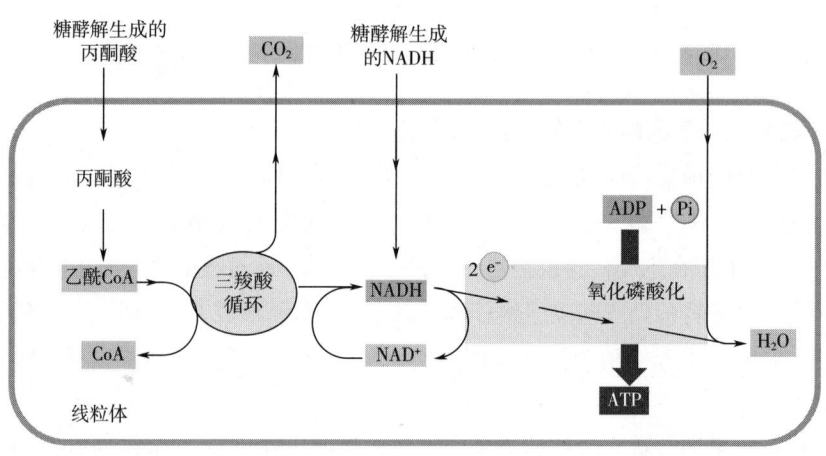

图4-52 食物分子氧化的最后阶段

8. 氨基酸和核酸分子参与氮循环

氮和硫在生物大分子中起到关键的构成作用，它们在生物体中经由一系列可逆循环进行转运。尽管大气中的氮含量较高，氮在化学上表现出惰性，仅有部分生物能够实现其与有机分子的结合，称为固氮反应。这种作用不仅在特定的微生物中发生，而且可以在一些自然现象中见到，如闪电。氮对生物圈至关重要，没有氮的参与，生命将难以在地球上存续。生物体内的有机氮大部分都在不同生物之间进行了循环。因此，固氮仅为总体氮供应提供"补足"。脊椎动物主要从食物中的蛋白质和核酸获取氮。在消化过程中，这些大分子被降解为氨基酸和核苷酸，氮则用于合成新的蛋白、核酸和其他生物分子。其中，约半数氨基酸为脊椎动物的必需氨基酸，需要通过饮食摄取，其余可以由机体合成，包括柠檬酸循环的中间物。RNA 和 DNA 所需的核苷酸通过特定的生物合成路径产生，其中的氮来源于谷氨酰胺、天冬氨酸和甘氨酸，核糖和脱氧核糖则源自葡萄糖。

每个氨基酸的代谢涉及多个酶催化步骤。非生物合成用途的氨基酸会经历氧化，以提供能量，其中的碳和氢最终转化为 CO_2 或 H_2O，而其氮原子则经多种途径转移，最终以尿素形式排出。

9. 代谢受到高度的组织和调节

糖酵解、柠檬酸循环以及其他代谢途径的相互关系展示了细胞生物化学反应的复杂性。这些反应都发生在细胞内，而细胞的直径通常小于 0.1mm。每个反应都需要不同的酶来催化，从图 4-52 可看出，同一分子可参与到许多不同代谢途径中。例如，丙酮酸是多种不同酶的底物，每种酶以不同的方式对其进行化学修饰。有些酶将丙酮酸转化为乙酰 CoA，有些将其转化为草酰乙酸，有些则将其转化为氨基酸丙氨酸，还有一些酶将其转化为乳酸等。这些不同的反应都竞相争夺丙酮酸分子，而成千上万的其他小分子也经历了类似的竞争。

在多细胞有机体中，代谢途径的复杂性显著增加。特定的细胞种类具有其专一性酶组合，并在全体代谢活动中起到独特的贡献。除了特殊产物如激素或抗体等差异外，即使在相同的代谢通路上不同细胞类型间也可能呈现出区别。

虽然每个细胞都携带执行糖酵解、柠檬酸循环、脂质合成与降解以及氨基酸代谢所必需的酶，但各组织对这些代谢活动的依赖程度会有所不同。例如，神经细胞基本不积累糖原或脂肪酸，主要依赖血液中的葡萄糖供能。而肝细胞可以为主动工作的肌肉细胞供应葡萄糖，并有能力将肌肉细胞释放的乳酸重新转化为葡萄糖。不同细胞类型具有其固有的代谢特征，并在有机体正常、应激或饥饿条件下展现出协同与反应性。

细胞维持的代谢平衡是高度稳定的。当平衡被扰动时，细胞迅速启动调节机制以恢复正常状态。哪怕在饥饿或病理状态下，细胞也能进行适应并保持其功能。尽管某些突变可能损害或废除某一特定代谢途径，但只要满足基本的生理需求，细胞仍可维持生存。这种稳定性得益于细胞内的精密调控网络，它能够调整各反应的速率，该调控基于蛋白质在环境变化下改变其构象和化学特性的独特能力。

葡萄糖及其他营养分子的氧化分解是生成 ATP 和 NADH 化学能量的过程。这一过程可细分为三个主要的代谢途径：糖酵解（发生于细胞质）、柠檬酸循环（发生于线粒体基质）以及氧化磷酸化（发生于线粒体内膜）。每个途径的输出成为下一个途径的输入，彼此的代谢产物可互为中间底物。糖酵解和柠檬酸循环不仅产生代谢能量，而且其中间产物还为生物合成提供了必要的前体。在动物中，葡萄糖以糖原形式储备；在植物中，葡萄糖以淀粉形式存储。此外，无论是植物还是动物，它们都有能力积累大量脂肪作为能量储备。

> **思考题**
>
> 1. 酶在细胞代谢中如何发挥作用?
> 2. 主要的营养物质(碳水化合物、脂类、蛋白质)在细胞代谢中的核心角色是什么?
> 3. 细胞在不同环境压力下如何调整代谢策略以满足能量需求?
> 4. 好氧和厌氧代谢途径之间有何区别?
> 5. 通过深入探讨细胞代谢、催化机制及其细胞生物学基础,我们如何更好地了解细胞在多变的外部环境中展现出的适应性?

第五章

食品营养信号转导及活性调节

学习目标

1. 掌握信号转导途径。
2. 熟悉食品营养相关信号转导通路。

学习重点与难点

1. 重点：熟悉信号转导途径中的受体、配体、蛋白激酶和转录因子。
2. 难点：理解食品营养相关的信号转导通路调控机制。

多细胞生物体的生命活动和功能完整性依赖于高度复杂且精细调控的过程，这些过程包括多个生物化学反应和细胞间互动。为适应各种环境和生理变化，对这些生命活动的调控显得尤为关键。在这种调控网络中，信号转导途径起到核心作用，它们是细胞内外信息交流的主要桥梁，并对细胞的代谢活动和基因表达模式产生决定性影响。

在生物体内，特定的信号分子由某一细胞或器官分泌，并被体内其他器官或细胞感知并识别。这类信号分子涵盖了激素、细胞因子、神经递质等多种物质，它们负责在细胞间传递具体的生物信息。这些信号通过精密的信号转导途径被转化为细胞内的代谢活动或导致基因表达模式的改变。信号转导路径涉及许多分子和连续的反应过程，它们协同工作，确保细胞外的信号能够准确地被细胞内部解读和响应。

信号转导通路不仅传递信息，而且还会放大初始信号，并引发特定效应分子的性质变化。这种信号放大和转导机制是确保生物体对不同刺激作出适当反应的关键机制。食品营养在这一过程中起到关键作用，因为它们可以对信号分子的产生、受体的活性、信号通路的效率等方面产生影响。

第一节 信号转导途径

在多细胞生物中，体外应激或者体内环境的特定化学成分变化，可以通过信号转导调整其代谢活动或更改基因表达策略来感知这些化学物质的变化。在多细胞生物体中，相关的化学信号在协调生理反应方面扮演着重要的角色（图5-1）。肾上腺素、胰岛素和表皮生长因子

(epidermal growth factor，EGF) 作为三种经典的化学分子信号，能够迅速协调生理反应的进行。例如，当哺乳动物受到外界因素强烈刺激时，肾上腺素的释放导致心跳、血液流速增加，瞳孔放大，为身体活动提供更多能量。在饱餐后，机体血糖浓度升高，胰岛 β 细胞通过释放胰岛素，触发一系列生理反应，包括促进葡萄糖的吸收和利用，以及促使葡萄糖转化为糖原进行储存。当机体受伤并出现伤口时，EGF 被释放以刺激特定细胞的生长和分裂。在上述情境中，当体内某种分子的浓度超过阈值时，会促使细胞感知周边环境的变化，促进特定分子与受体结合并启动一系列生理反应。该一系列活动过程称为信号转导。

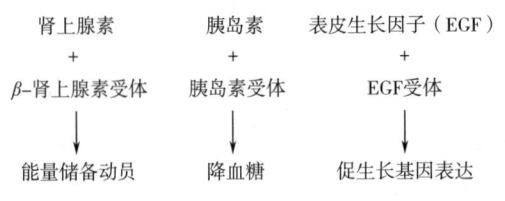

图 5-1　三种信号转导途径

信号转导的机制依赖于分子信号通路，这一过程大致可以被视为分子级的信息传递线路，如图 5-2 所示。这些线路都包含以下关键的步骤：首先，环境中的信号通过与细胞组分（最常见的是细胞表面受体）相互作用，以感知外界刺激；然后，与外界信号刺激相关的信息将经历多个化学形式等步骤，这些步骤构成信号转导的过程。需注意的是，通常情况下，信号在引起细胞响应之前会在信号转导通路中被放大，并由整个信号转导过程受到反馈回路的调控。这一系列的步骤构成信号转导的基本机制，从接收外部信号的起始阶段到最终产生细胞响应的阶段。

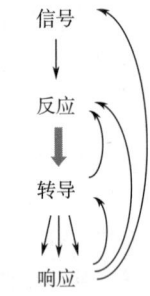

图 5-2　信号转导原理

（1）释放第一信使（primary messenger）　当生物体受到外部刺激，例如，食物摄入时，触发信号分子的释放，这些分子也称主要信使或第一信使。

（2）接收第一信使　大多数信号分子不会进入细胞内，而是与细胞膜上的蛋白质受体相互作用，将外部环境中的信息传递到细胞内部。这些受体通常以跨膜方式分布于细胞膜上，分为细胞外和细胞内两部分。细胞外部的结合位点具有特异性，用于识别信号分子（通常称为配体），这些结合位点类似于酶活性位点，但不会催化反应。配体与受体的相互作用导致受体的三级或四级结构等空间构象发生变化，从而诱导了细胞内部分的结构变化，并触发细胞内信号的传递。

（3）第二信使（second messenger）　在细胞内部传递信息。另一类被称为第二信使的小分子则在细胞内传递受体-配体复合物的信息。第二信使是细胞内分子，通过其浓度来响应外部信号，并介导分子信息途径中的后续反应。常见的第二信使有环磷酸腺苷（cyclic adenosine monophosphate，cAMP）、环磷酸鸟苷（cyclic guanosine monophosphate，cGMP）、Ca^{2+}、肌醇 1,4,5-三磷酸（inositol 1,4,5-triphosphate，IP_3）和甘油二酯（diacylglycerol，DAG）等（图 5-3）。

第二信使在信号转导中发挥关键作用。首先，它们具有信号放大功能，研究表明，仅有少数受体分子能够被信号分子直接激活，但每一个被激活的受体分子可以导致大量第二信使的产生。因此，即使环境信号分子浓度很低，甚至只有极少的分子，也能引发大规模的细胞

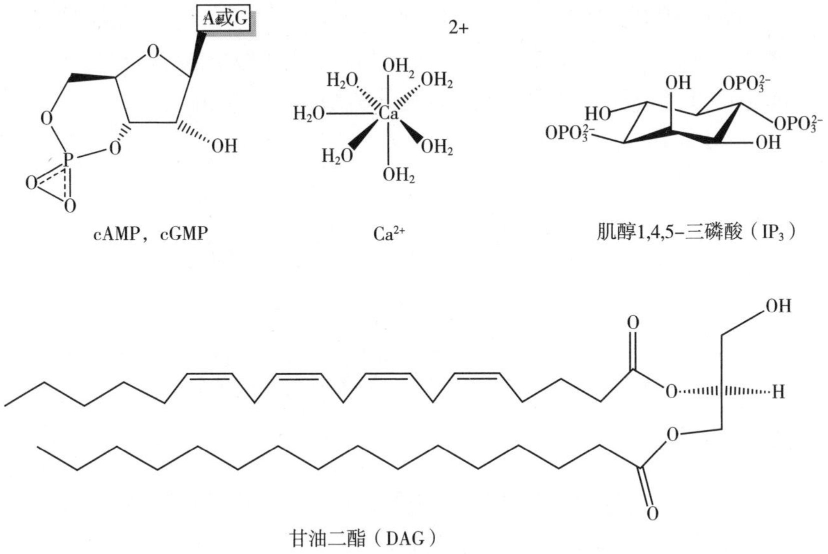

cAMP，cGMP　　　　Ca²⁺　　　　肌醇1,4,5-三磷酸（IP₃）

甘油二酯（DAG）

图5-3　常见的第二信使

内信号和响应。其次，第二信使通常能自由扩散到细胞其他区域，影响整个细胞的响应进程。最后，多个信号转导途径可能共用相同的第二信使，这提供了信号转导的高效性，但也存在潜在的串扰问题。来自多个信号通路的转导，通常称为"串扰"，可能会改变第二信使的浓度。相较于单独的独立途径，串扰可更好地调节细胞活性。但是，不适当的串扰会导致第二信使浓度的异常变化，从而引起细胞代谢反应的紊乱。

（4）激活生理反应的效应器　信号通路的基本效应是激活（或抑制）离子泵、离子通道、酶和转录因子。这些泵、通道、酶和转录因子能直接控制代谢途径、基因表达和膜对特定离子的渗透性。这一过程是信号转导的最终目标，将外部信号转化为生物学响应。

（5）信号终止　当细胞完成对信号响应后，必须有效终止信号转导过程，否则细胞将出现过度反应或无法对新信号进行响应。此外，不适当的信号终止可能导致极为严重的后果，尤其在控制细胞生长等重要过程的信号转导中，许多癌症的发展与信号终止的异常相关。

在探讨图5-1所示的三种信号转导途径的各个组成部分过程中，我们将探讨信号转导蛋白中存在的适配器结构域类型。这些结构域通常用于识别特定类别的分子，并协助信号从一种蛋白质传递到另一种蛋白质。在这三种途径中，有几个组分在其他信号转导途径中也重复出现，以下是几个特定的示例。

一、异源三聚体 G 蛋白传递信号并自行复位

在哺乳动物中，肾上腺素是一种由肾上腺分泌的激素，用以应对内部和外部压力刺激，从而迅速调节机体的生理状态，如心率增加、气道平滑肌扩张、以及糖原与脂肪酸的快速代谢。肾上腺素的信号转导过程始于其与β-肾上腺素能受体（β-adrenergic receptor，β-AR）的配体结合。β-AR属于七跨膜螺旋（seven transmembrane helix，7TM）受体家族，是其代表性成员之一，包含七个跨膜双层的螺旋结构，负责传递不同信号的启动信息，如图5-4所示。这些信号可能来源于激素、神经递质、气味物质、甜味物质或环境中的光子等多种刺激，进

而调控诸如激素分泌、神经传输、趋化反应、血压调节、胚胎形成、细胞增长与分化、嗅觉、味觉、视觉、胞内外物质运输、抵抗病毒入侵、维持内环境稳态等众多生理过程。现有研究已发现超过 20000 种此类受体，其中近 800 种在人类基因组中有编码。

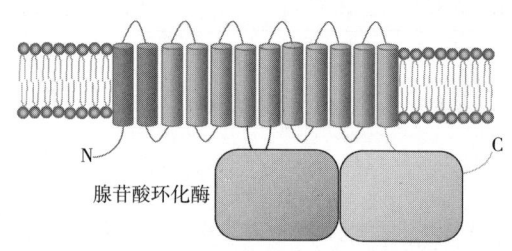

图 5-4　7TM 受体七次穿过膜的示意图

视紫红质（rhodopsin）是 7TM 受体家族中第一个成员，其三维结构的成员已经精确测定［图 5-5（1）］。作为一种关键的信号级串联蛋白质，视紫红质主要在眼视网膜中负责感知光子存在，并启动单色视觉等功能。视紫红质中的一个赖氨酸残基与 11-顺式维生素 A 醛的醛基发生共价修饰，从而形成了其一级结构中的 11-顺式-视黄醛。该修饰域被七个跨膜螺旋围绕，位于受体的细胞外侧。当 11-顺式-视黄醛受到光线照射时，将异构化为全反式结构，进而导致动作电位的启动，最终这些电信号被大脑解读为视觉刺激。

在 2007 年，X 射线晶体学首次成功解析出了人体肾上腺素能受体 β_2-亚型（β_2-adrenergic receptor，β_2-AR）的三维结构，该受体是肾上腺素能受体抑制剂的常见结合部位。竞争性抑制剂，如咔唑醇，与肾上腺素竞争性地结合到 β_2-AR 上，该过程与竞争性抑制剂作用于酶活性位点的原理基本一致。β_2-AR 的结构与视紫红质相似，尤其是视紫红质中的 11-顺式-视黄醛的配体结合位点和 β_2-AR 中抑制剂咔唑醇结合位点在空间定位中基本一致［图 5-5（2）］。

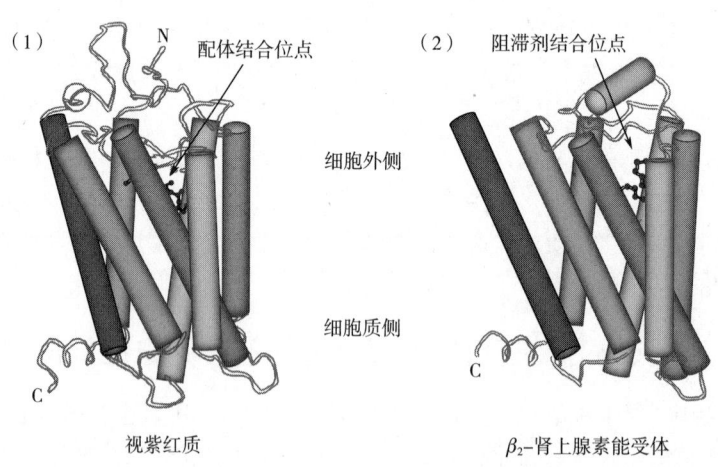

图 5-5　视紫红质（1）和 β_2-肾上腺素能受体的结构（2）

1. 配体与 7TM 受体的结合导致异三聚体 G 蛋白的激活

当肾上腺素能受体与肾上腺素结合时，受体的胞质结构域发生了构象变化，从而激活 G

蛋白并与 G-鸟苷酸结合。活化的 G 蛋白能够激发腺苷酸环化酶的活性，促使 ATP 转化为 cAMP。G 蛋白和腺苷酸环化酶都定位在细胞膜上，而第二信使 cAMP 则承载着最初由肾上腺素引发的结合信号，将这一信号传递至整个细胞内。图 5-6 概述了相关步骤，说明了肾上腺素与 7TM 受体结合后如何启动信号转导途径，该途径涉及 G 蛋白和 cAMP 激活蛋白激酶 A（Protein Kinase A，PKA）。

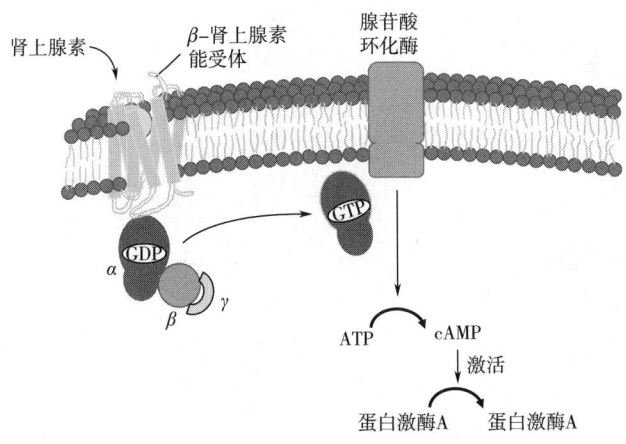

图 5-6　通过 G 蛋白途径激活蛋白激酶 A

在非激活状态下，G 蛋白与 GDP 结合形成异三聚体 G 蛋白，由 α、β 和 γ 亚基组成。通常情况下，α 和 γ 亚基与脂肪酸发生共价结合，从而锚定在膜上。其中的 α 亚基（称为 G_α）能够结合核苷酸（图 5-7），作为 P 环 NTP 酶家族成员的一员，参与核苷酸的结合。激素与受体的相互作用促使 GTP 替代 GDP，从而催化 GTP 与 GDP 的转换作用（即 GDP 被转换成 GTP）。在 2011 年，科学家鉴定了该复合物的晶体结构，详细描述了激素-β_2-AR 复合物与异三聚体 G 蛋白之间的相互作用。在这种结构中，合成的激动剂（Agonist）或激活受体的小分子可诱导 β_2-AR 产生活性构象。

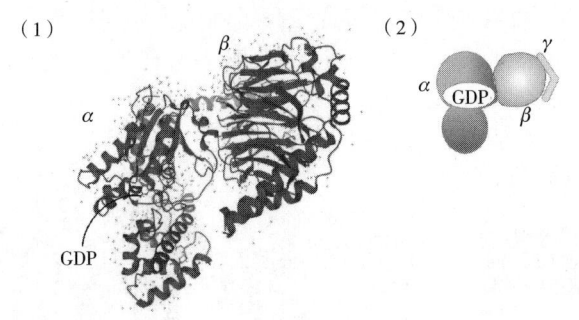

彩图 5-7

图 5-7　异三聚体 G 蛋白结构

（1）功能区图显示了三个子单元之间的关系　（2）异源三聚体 G 蛋白的示意图

激动剂与 β_2-AR 的结合可导致复合物中的两个跨膜螺旋发生运动，并与 G_α 亚基异三聚体形成广泛的相互作用表面［图 5-8（1）］。这导致 G_α 亚单位的核苷酸结合位点打开，从而使 GTP 取代 GDP，实现了核苷酸的转换［图 5-8（2）］。GTP 形式的 G_α 显示为红色，而受体结合形式的白异源三聚体中的核苷酸交换。一个激素分子的结合可以触发数百个 G_α 亚单位从其与 GDP 的结合状态转变为与 GTP 的结合状态，极大地放大了信号转导的效应。由于这些七跨膜受体通过 G 蛋白介导信号转导，因此又称 G 蛋白偶联受体（G protein-coupled receptor, GPCR）。

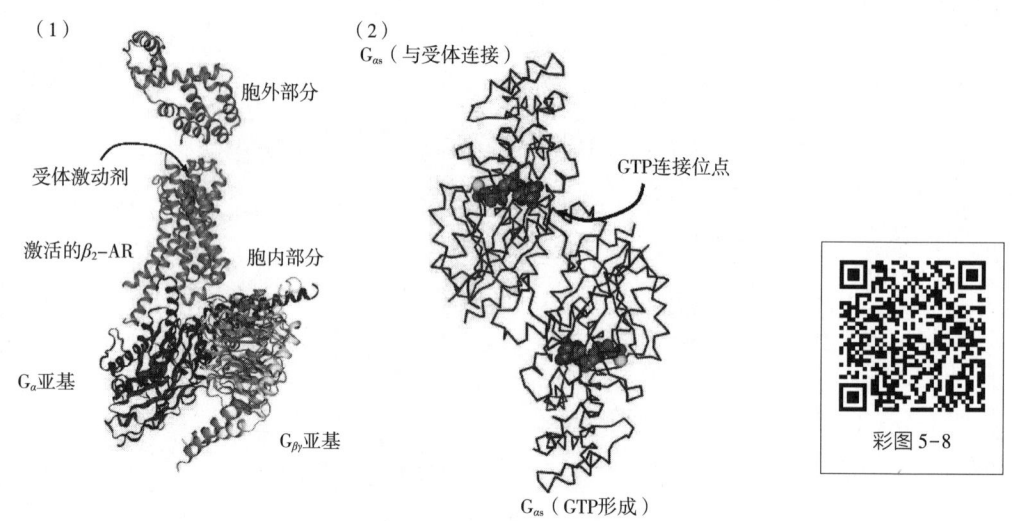

图 5-8　激活的 β_2-AR 和异三聚体 G 蛋白之间的复合物结构

2. 活化的 G 蛋白通过与其他蛋白结合来传递信号

当 GTP 与 G 蛋白结合时，G 蛋白会经历显著的构象变化，导致其与 $\beta\gamma$ 亚基的亲和力显著降低，从而暴露出能够与其他蛋白质结合的相关位点。在 β-AR 途径中，新的结合对象是腺苷酸环化酶。腺苷酸环化酶是一种膜蛋白，包含 12 个跨膜螺旋，由两个大的细胞质结构域构成其催化部分（图 5-9）。G_α 与腺苷酸环化酶的相互作用有助于增强环化酶的催化活性，进而刺激 cAMP 的产生。实际上，在参与 β-AR 途径的 G_α 亚单位被称为 $G_{\alpha s}$（其中的"s"代表"刺激性"）。因此，肾上腺素与细胞表面受体的结合提高了细胞内 cAMP 产生的速率。所生成的 cAMP 为胞外信号转导提供了二级放大机制，因为每个腺苷酸环化酶的激活可以将许多 ATP 分子转化为 cAMP，进而放大信号转导的效应。

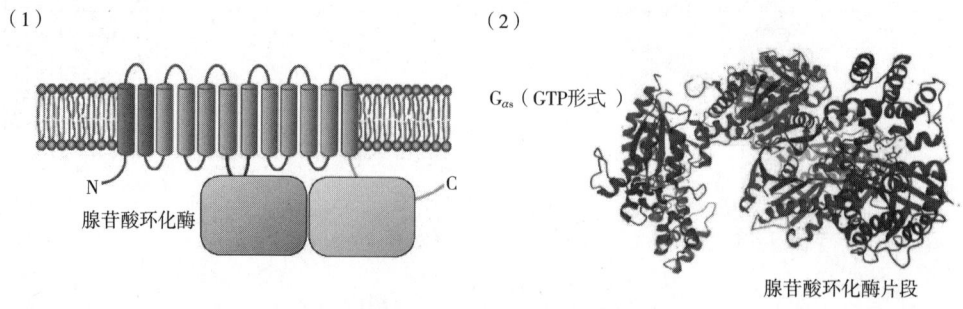

图 5-9　腺苷酸环化酶结构
（1）腺苷酸环化酶中两个大的胞内结构域的膜蛋白结构　（2）G_α 的 GTP 形式与腺苷酸环化酶催化片段结合的复合物结构

3. cAMP通过激活蛋白激酶A刺激相关靶蛋白的磷酸化

cAMP浓度升高会对不同的细胞过程产生影响。在肌肉细胞中，cAMP能刺激肌肉收缩以生成ATP作为能量来源。在其他细胞类型中，cAMP促进了储存能源的降解、增加了胃黏膜的胃酸分泌、诱导黑色素颗粒的分散、减少了血小板的聚集，以及诱导氯通道开放等功能。这是因为cAMP在真核细胞中的多数真核细胞中的作用主要通过激活一种特定蛋白激酶的激活所介导，该关键酶称为蛋白激酶A（PKA）。

彩图5-9

在cAMP不存在的情况下，R_2C_2复合物本身没有催化活性。然而，cAMP通过与调节亚基结合并释放出催化亚基，这些催化亚基本身就具有催化活性。激活的PKA可以磷酸化许多目标蛋白的特定丝氨酸和苏氨酸残基，从而改变其蛋白活性。PKA能通过与cAMP反应元件结合的蛋白质（cAMP-response element binding protein，CREB）来刺激特定目标蛋白基因的表达。这表明信号转导途径能够将细胞外信号传递到细胞核内，从而影响基因转录。

肾上腺素引发的信号转导途径如图5-10所示。肾上腺素与β-肾上腺素能受体的结合启动了信号转导途径。

4. G蛋白通过GTP水解自发重置复位

肾上腺素引发的信号终止机制涉及G蛋白的G_α亚基，其具备内在的GTP酶活性，用于加速结合的GTP水解为GDP和无机磷酸根离子（Pi），导致G_α亚基丧失信号传递功能。然而，该水解过程缓慢，需要数秒至数分钟的反应时间。这种缓慢的水解反应一方面延长了G_α结合GTP的信号激活时间，使信号通路下游组分保持活化状态；另一方面，G_α亚基结合的GTP可充当"内置时钟"作用，在较短时间段后重新设置G_α子单元。例如，一旦GTP水解并释放出Pi后，G_α的GDP形态会快速与$G_{\beta\gamma}$重新结合，快速形成无活性的异源三聚体蛋白，从而有效终止相关的信号转导（图5-11）。这一过程不仅确保了信号转导的精确终止，还维护了时序性。

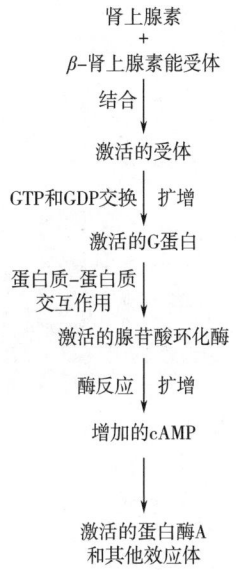

图5-10 肾上腺素信号通路

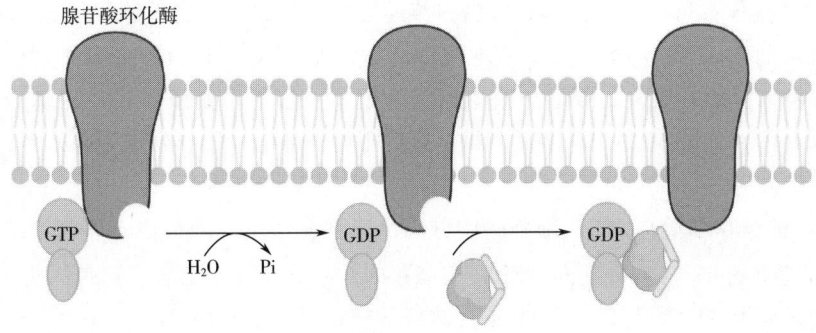

图5-11 异源三聚体蛋白形成路径图

受到激素激活的受体经历构象调整，确保 G 蛋白不被持续激活。这一调控过程可以分为两个关键阶段（图 5-12）。首先，依赖于细胞外的激素浓度，激素从受体上解离，使受体恢复到其未激活的基线状态。随后，激素与受体形成的复合物触发的信号途径激活了特定的激酶，该激酶催化受体的羧基端的丝氨酸和苏氨酸残基进行磷酸化，导致激素-受体复合物的失活。以 β-肾上腺素能受体激酶（β-adrenergic-receptor Kinase，又称 G 蛋白受体激酶 2 或 GRK2）为例，它特异性地磷酸化激素-受体复合物的 C 末端，进而抑制该复合物对下游分子的激活。接着，β-抑制蛋白（β-arrestin）与磷酸化的受体结合，进一步降低了 G 蛋白的激活状态，这一系列精确的步骤确保激素信号的有序终止和精准调节。

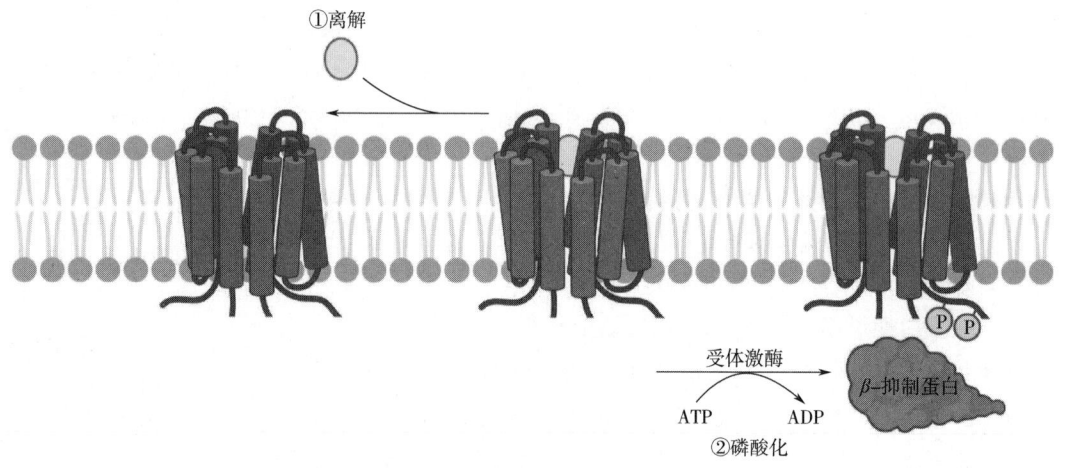

图 5-12　信号终止示意图

5.7TM 受体激活磷酸肌醇级联反应

另一个常见的第二信使级联反应也涉及 7TM 受体的激活。磷酸肌醇级联（phosphoinositide cascade）反应，类似于 cAMP 级联反应，将来自细胞外的信号传递到细胞内，然后进一步放大。细胞膜上存在一种名为磷脂酰肌醇 4,5-二磷酸（phosphatidylinositol 4,5-bisphosphate，PIP_2）的磷脂分子，通过信号转导通路，该分支会发生水解产生第二信使。一个实例是血管紧张素 Ⅱ 受体与调控血压的激素结合，这展示了磷酸肌醇级联反应的一种情况。

每种 7TM 受体都可以通过独特的 G 蛋白传递信号。例如，β-肾上腺素能激活 $G_{\alpha s}$ 受体蛋白，而血管紧张素 Ⅱ 受体激活 $G_{\alpha q}$ 受体蛋白。激活后，$G_{\alpha q}$ 与 GTP 结合并激活磷脂酶 C（phospholipase C）的 β 亚型，催化 PIP_2 裂解为两个第二信使，肌醇 1,4,5-三磷酸（IP_3）和甘油二酯（DAG）如图 5-13。这些反应机制有助于将外部信号转导到细胞内，并在信号通路中产生多样的效应。

IP_3 是一种水溶性分子，能从细胞膜中分离出来并在细胞质内扩散。作为第二信使，IP_3 促使内质网（endoplasmic reticulum，ER）中储存的 Ca^{2+} 迅速释放出来。这是因为内质网通过如肌质网型钙离子 ATP 酶（Ca^{2+}-ATPase）这样的转运蛋白来储存 Ca^{2+}。当 IP_3 与内质网的特定 Ca^{2+} 通道蛋白结合，该通道打开，从而允许 Ca^{2+} 从内质网释放到细胞质。Ca^{2+} 作为信号分子，可以与多种信号传递蛋白，如钙调素和蛋白激酶 C 等结合，进而触发各种生理响应，如

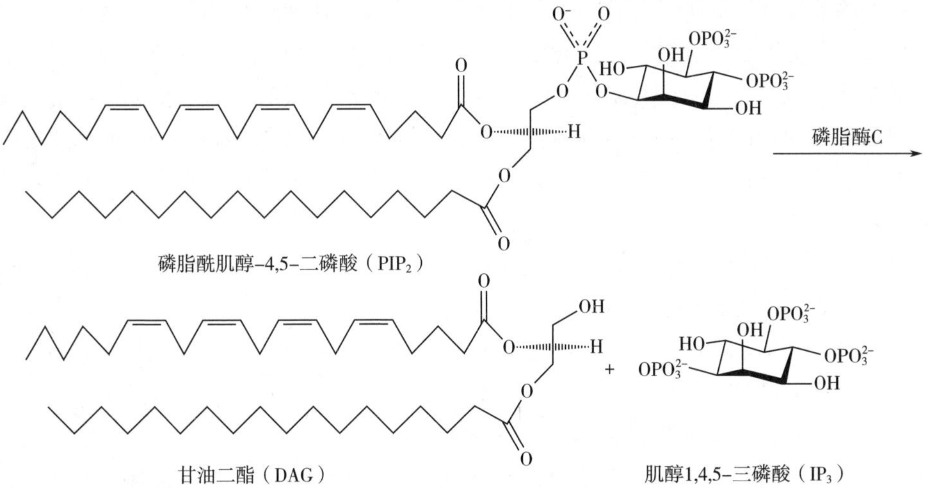

图 5-13 磷脂酶 C 反应

平滑肌的收缩、糖原的分解和囊泡的释放等。

与此同时，甘油二酯（DAG）保持在细胞膜上，并能够激活蛋白激酶 C（PKC）。PKC 能够磷酸化多种目标蛋白的残基，如丝氨酸和苏氨酸。PKC 的 DAG 结合部位的活性依赖于 Ca^{2+}。此外，IP_3 和 DAG 在功能上是协同的：IP_3 通过提高 Ca^{2+} 浓度，进一步促进了 DAG 介导的 PKC 的激活。磷脂酰肌醇信号途径可参考图 5-14。IP_3 和 DAG 的活性是暂时的，因为它们可能会通过磷酸化或其他代谢途径被转化为其他分子。

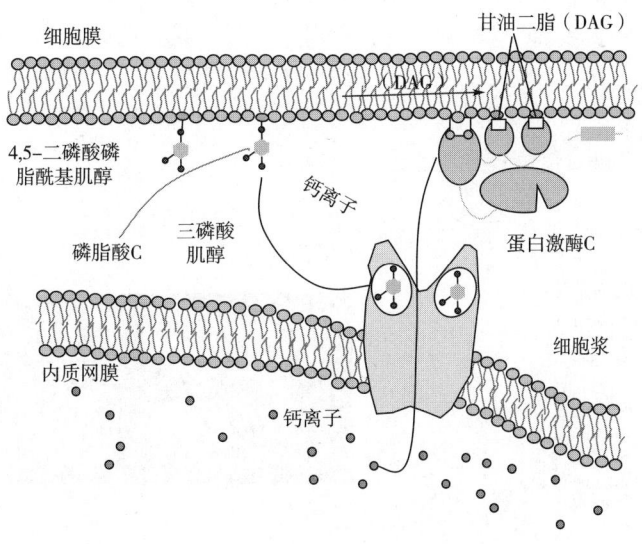

图 5-14 磷脂酰肌醇信号途径

6. 钙离子是信号转导重要的第二信使

钙离子（Ca^{2+}）是细胞内许多生物过程的关键调节因子，包括神经递质的释放、肌肉收缩、细胞分裂、基因表达等。在很多情况下，某些细胞表面受体的激活会导致细胞内钙浓度的短暂增加，从而激活一系列下游的生物响应。Ca^{2+} 在信号转导机制中占据核心地位，不只在磷酸肌醇级联反应中起关键作用,还与众多其他的信号转导路径相关联。其在信号转导中的普遍重要性可追溯至其独特的生物化学特性。首先,细胞内 Ca^{2+} 浓度经历显著的变化:在非刺激状态下,胞内 Ca^{2+} 浓度相对较低,有助于预防 Ca^{2+} 与羧酸和磷酸形成不溶性沉淀。其次,细胞内专门的 Ca^{2+} 传输系统确保胞质中的 Ca^{2+} 浓度维持在约 100nmol/L 的水平,这明显低于胞外 Ca^{2+} 浓度。在这样的低浓度基线状态下,细胞能够迅速检测到由信号事件触发的暂时性 Ca^{2+} 浓度升高。

此外,Ca^{2+} 可与蛋白质紧密结合并诱导蛋白发生构象变化,这是其作为细胞信使的另一个关键因素。Ca^{2+} 可与带负电荷的氧原子(来自谷氨酸和天冬氨酸的侧链)和不带电荷的氧原子(来自谷氨酰胺和天冬酰胺的主链羰基和侧链氧原子)形成紧密的结合,见图 5-15。Ca^{2+} 还可以通过与多个配体(通常是 6~8 个氧原子)形成配位键,将蛋白质的不同片段交联在一起,诱导蛋白质发生构象变化。这种能力使 Ca^{+2} 能够与多种蛋白质相互作用,调控细胞内信号转导的多个方面。

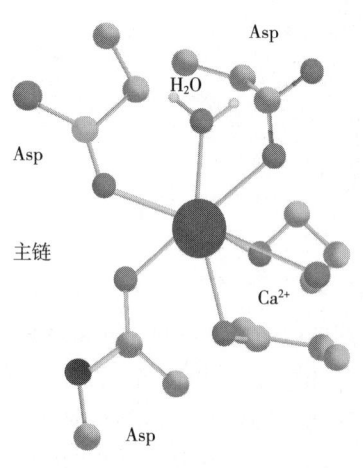

图 5-15 钙结合位点

通过检测并实时追踪细胞内 Ca^{2+} 浓度的变化,我们能够更深入地理解 Ca^{2+} 在细胞过程中作用。特殊染料如 Fura-2,能够精准高效检测 Ca^{2+} 浓度变化 [图 5-16(1)]。这些染料通过与 Ca^{2+} 结合,从而导致其结构中特定的位置的氧原子(标记为红色)与 Ca^{2+} 结合,从而导致 Fura-2 的荧光性质发生改变。当将此类染料注入到细胞中后,可以通过显微镜检测荧光变化,从而监测 Ca^{2+} 浓度的变化。如图 [5-16(2)],在精子受精后,Ca^{2+} 散布在整个卵细胞中,橙色代表高 Ca^{2+} 浓度,绿色代表低 Ca^{2+} 浓度。此外,还开发出用于检测其他第二信使(如 cAMP)的探针,这些分子成像能够促进对信号转导动态过程的理解。

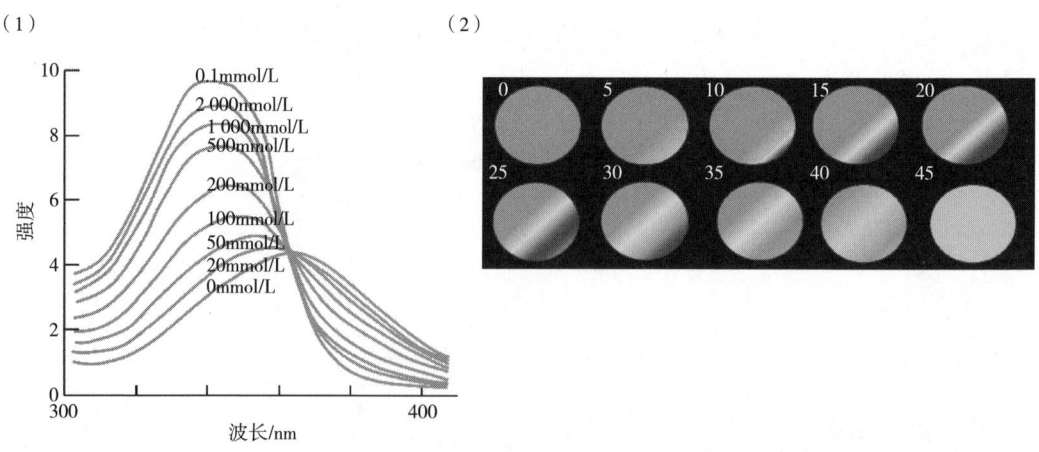

图 5-16 钙成像

7. 钙离子激活钙调蛋白

钙调蛋白（calmodulin，CaM）是一种具有四个 Ca^{2+} 结合位点的调节性蛋白质，其分子质量约为17ku，作为钙传感器，在所有真核细胞中都普遍存在。当胞质内 Ca^{2+} 浓度升高至 500nmol/L 以上时，钙调蛋白可与 Ca^{2+} 结合并被激活。该蛋白属于EF-手蛋白家族，其特征结构包括两个 α-螺旋、一个环结构以及另一个 α-螺旋，共同形成 Ca^{2+} 的结合位点。这种结构模式最早在肌动蛋白中被鉴定，称为EF-手形状，这是因为其形态类似于一只手的食指和拇指部位（图 5-17）。在此结构中，两个螺旋和中间的环构成了 Ca^{2+} 的结合位点，其中 Ca^{2+} 与七个氧原子配位，六个来自蛋白质本身，而另一个来自结合的水分子。总体来看，钙调蛋白包含四个这样的EF-手结构域，每个域都能结合一个 Ca^{2+}。

彩图 5-16

Ca^{2+} 与钙调蛋白的结合诱导了EF-手结构域的显著构象变化，从而露出其疏水性表面，这些表面适合与其他蛋白质结合。钙调蛋白的两组EF-手结构域在目标蛋白特定区域上呈夹持状，从而使得具有适当疏水基团和带电基团的 α-螺旋区域被暴露（图 5-18）。由于这种构象改变，Ca^{2+}-钙调蛋白复合物能够调节多种酶、离子泵和其他目标蛋白的活性。例如，钙调蛋白依赖性蛋白激酶（caM kinase）家族能磷酸化多种蛋白，进而影响能量代谢、离子通道的渗透性、神经递质的合成和释放等生理功能。这种机制揭示了信号转导路径中的一个典型模式：第二信使（如 Ca^{2+}）浓度的升高，信号由第二信使结合蛋白（如钙调蛋白）捕捉，并通过诱导效应器酶（如钙调蛋白依赖性激酶）的构象变化进行传递。

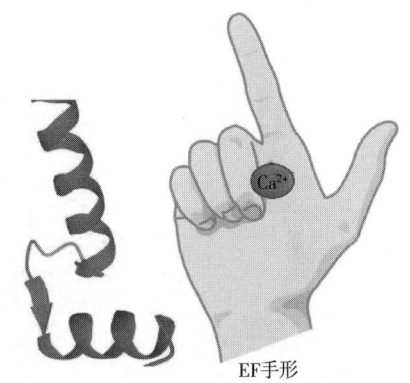

图 5-17　EF 手形

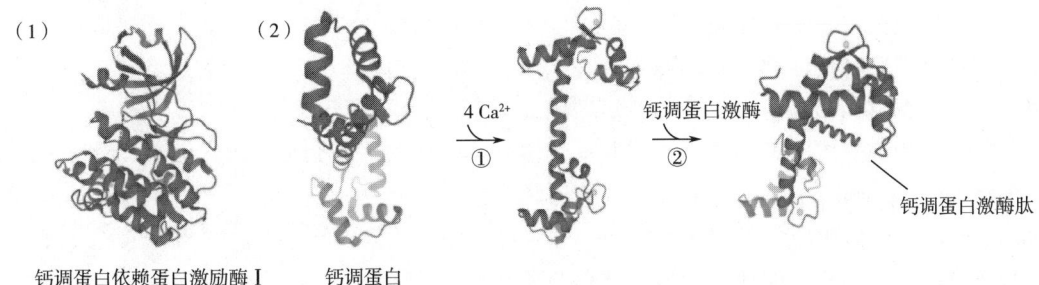

图 5-18　钙调蛋白与螺旋结合

二、胰岛素信号转导

胰岛素（insulin）引发的信号转导途径在餐后血糖水平升高时发挥重要作用。虽然胰岛素的释放与作用机制相对复杂，但此处我们主要关注其核心步骤：促进葡萄糖转运蛋白转移到细胞膜，从而增强细胞对餐后高血糖的摄取。该过程可以分解为以下阶段。

彩图 5-18

1. 胰岛素受体是封闭结合胰岛素分子的二聚体

胰岛素是一个由两条多肽链构成的肽激素，这两条链通过链间二硫键连接（图 5-19 中蓝色和黄色部分）。其受体与 β-肾上腺素能受体（β-AR）有显著的结构差异。胰岛素受体是一个由两个同质亚单位组成的二聚体，其中每个亚单位包括一个 α 链和一个 β 链，它们通过二硫键连接（图 5-20）。胰岛素受体的 α-亚基完全位于细胞外部，而 β-亚基穿越细胞膜，其主要部分位于细胞内。两个 α-亚基协同作用，为一个胰岛素分子提供结合位点，尽管这个胰岛素分子的两侧结构有所不同，但它可以与两个同构的胰岛素受体结合。当胰岛素分子存在时，二聚体受体通过构象变化激活相关的信号转导途径。许多受体，特别是那些具有蛋白激酶活性的受体，都利用这种配体结合或受体聚合的策略来触发信号转导。

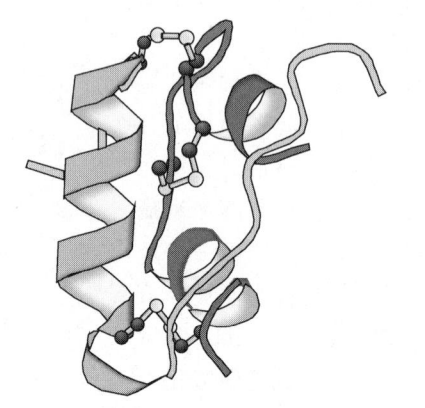

彩图 5-19

图 5-19　胰岛素结构

β-亚基主要由一个与蛋白激酶 A 同源的蛋白激酶结构域组成。尽管如此，胰岛素受体激酶结构式在两个关键方面与蛋白激酶 A 存在显著差异。首先，胰岛素受体激酶是一种酪氨酸激酶（tyrosine kinase），其功能是将 ATP 的磷酸基团转移到底物蛋白的酪氨酸残基的羟基上，这与蛋白激酶 A 将磷酸基团转移至丝氨酸和苏氨酸的方式不同。由于酪氨酸激酶是受体的组成部分，胰岛素受体又称受体酪氨酸激酶（receptor tyrosine kinase）。当结构域未经共价修饰时，胰岛素受体激酶处于非活性构象；在其结构域的中心位置有一个非结构化的环状区域，被称为激活环，其存在导致激酶的失活。

2. 胰岛素结合导致胰岛素受体的相互交叉磷酸化和激活

当胰岛素分子被两个 α-亚基环绕时，两个 β-亚基的蛋白激酶结构域被吸引到彼此附近。当它们结合时，一个结构域的活化环深入到另一个蛋白激酶的活性中心。在两个 β-亚基相互靠近的情况下，激酶结构域会将磷酸基团添加到激活环的酪氨酸残基上。当这些酪氨酸残基被磷酸化时，就会发生显著的构象变化（图 5-21）。在该胰岛素受体 β-亚基的蛋白激酶结构域模型中，激活环以红色显示。在未磷酸化状态下（左侧），结构域无催化活性。但当激活环中的三个酪氨酸残基

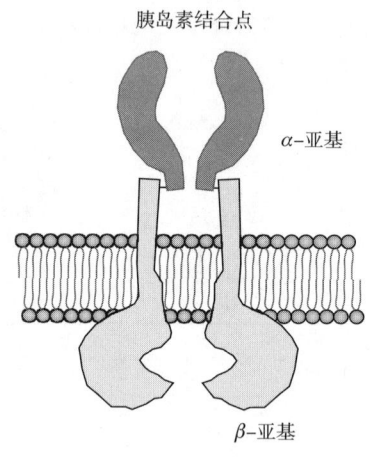

图 5-20　胰岛素受体

被磷酸化时,激活环在整个结构上发生摆动,并且蛋白激酶结构呈现更加紧凑的构象。在激活化环发生构象变化后,蛋白激酶进入激活状态。因此,胰岛素在细胞外结合导致细胞内膜相关激酶的激活。

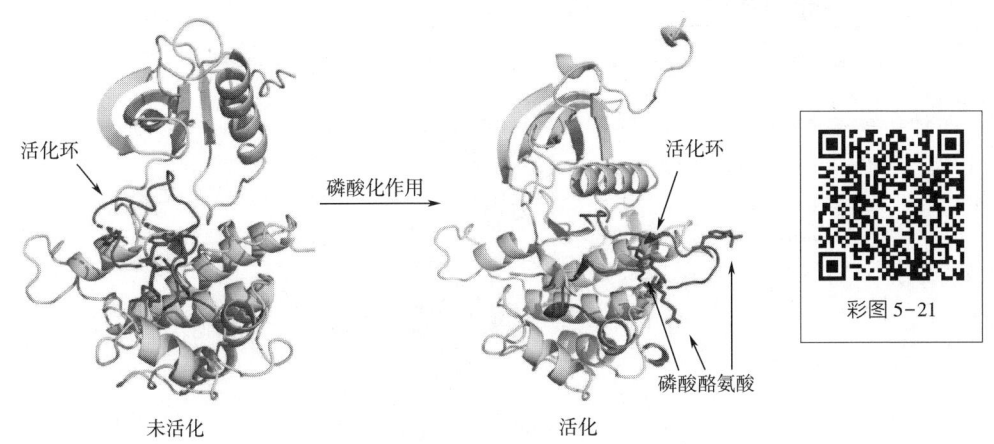

图 5-21 通过磷酸化激活胰岛素受体

3. 活化的胰岛素受体激酶启动激酶级联反应

经过磷酸化后,胰岛素受体酪氨酸激酶被激活。由于受体的两个单元相互靠近,其他位点也同时磷酸化。这些磷酸化位点可以充当其他底物的结合位点,其中包括一类称为胰岛素受体底物(insulin receptor substrate,IRS)的分子(图5-22)。IRS-1 和 IRS-2 是两种同源蛋白,具有相似的模块结构(图 5-23)。它们的氨基末端包括结合磷酸肌醇的 PH 结构域(pleckstrin homology domain)和磷酸酪氨酸结合结构域。这些结构域共同起作用,将 IRS 蛋白系在胰岛素受体和相关膜上。每个 IRS 蛋白都包含四个近似于 Tyr-X-X-Met 形式的序列,这些序列也是活化的胰岛素受体激酶的底物。当这些序列中的酪氨酸残基被磷酸化为磷酸酪氨酸残基时,IRS 分子充当转接蛋白(adaptor protein),其作用是将该信号转导途径定向到膜上的下游成分,与酶催化作用不同,它将信号转导途径与膜上的下游成分连接起来。

磷酸化的酪氨酸残基(如 IRS 蛋白中的残基)通常可被 Src 同源 2(SH$_2$)结构域所识别(图5-24)。这些结构域广泛存在于许多信号转导蛋白中,并与包含磷酸酪氨酸残基的多肽片段的相关受体蛋白结合。各种 SH$_2$ 结构域具有特异性,它们可以识别并结合到不同的磷酸酪氨酸肽序列。包含能与 IRS 蛋白质中含磷酸酪氨酸序列结合的 SH$_2$ 结构域的蛋白质中,最重要的是一类称为磷酸肌醇 3 激酶(phosphatidylinositol-3-kinase,PI3Ks)的脂质激酶,其功能是在磷脂酰肌醇 4,5-双磷酸的肌醇的 3 位上添加一个磷酸基(PIP$_2$)(图 5-25)。该类酶是由分子质量为 110ku 的催化亚基和 85ku 的调节亚基组成的杂聚物。通过调节亚基中的 SH$_2$ 结构域,这些酶可以与 IRS 蛋白结合并锚定在细胞膜上,在膜上可使 PIP$_2$ 磷酸化形成磷脂酰肌醇 3,4,5-三磷酸(PIP$_3$)。IP$_3$ 通过该激酶中的 PIP$_3$ 特有的 PH 结构域结合,从而激活蛋白激酶 PDK1(图 5-25)。被激活的 PDK1 磷酸化并激活另一种蛋白激酶 AKT,该酶并未锚定在细胞膜上,而是在细胞内移动,被 AKT 磷酸化的目标蛋白将控制葡萄糖受体 GLUT4 运输到细胞表面以及刺激糖原合成酶的活性。

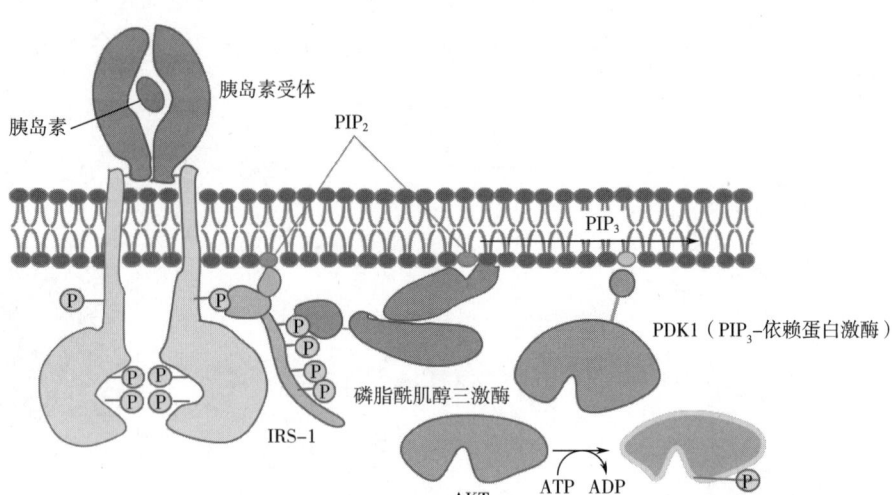

图 5-22 胰岛素信号

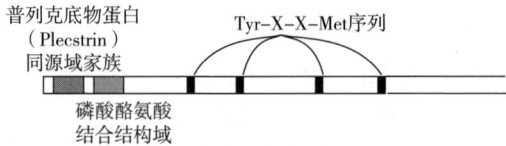

图 5-23 胰岛素受体底物 IRS-1 和 IRS-2 的模块化结构

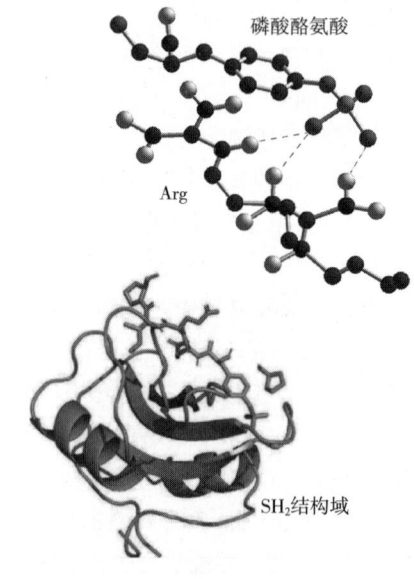

图 5-24 SH$_2$ 结构域

磷脂酰肌醇-4,5-二磷酸（PIP_2） 磷脂酰肌醇-3,4,5-三磷酸（PIP_3）

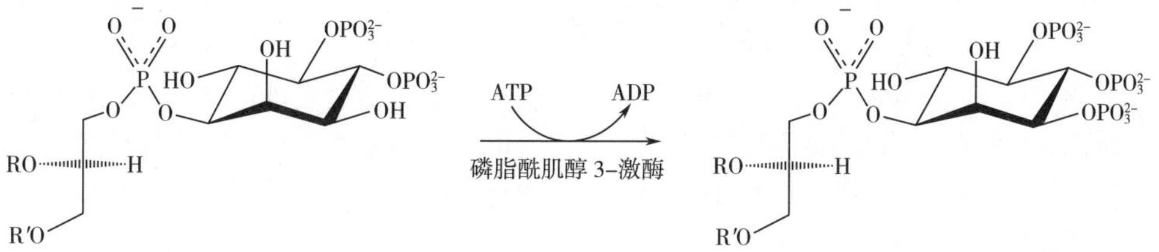

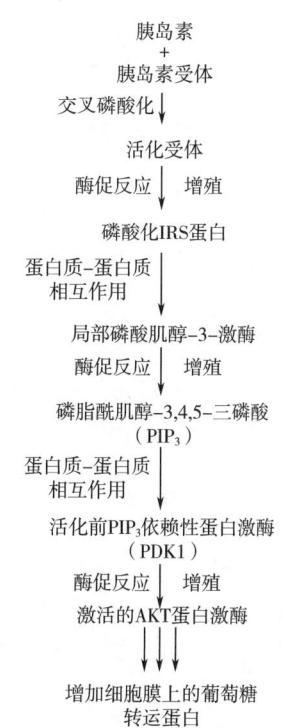

图 5-25 脂质激酶在胰岛素信号传导中的作用

图 5-26 总结了由胰岛素与胰岛素受体结合引发的级联反应。这一信号通过该途径的几个阶段得到放大。活化的胰岛素受体本身是蛋白激酶，因此每个活化的受体都能够磷酸化多个 IRS 分子。活化的酶至少在两个后续步骤中进一步增强信号。因此，仅需少量胰岛素即可引发强烈的细胞内应答反应。尽管此处描述的胰岛素途径看似复杂，但其复杂程度远低于由胰岛素引发的完整信号网络。

4. 胰岛素信号通过磷酸酶的作用而终止

在胰岛素信号转导的终止阶段，活化的 G 蛋白通过 GTP 水解使磷酸基团释放，从而导致其自我失活。与此相对照，锚定于蛋白质的丝氨酸、苏氨酸或酪氨酸残基的磷酸化位点在动力学上表现出高度稳定性，它们需要特异的酶，即蛋白质磷酸酶，来进行水解，从而将磷酸化蛋白还原到信号转导启动前的状态。在胰岛素信号转导中，有三种磷酸酶在终止信号中起到了核心作用：①蛋白质酪氨酸磷酸酶，主要负责去除胰岛素受体以及 IRS 接头蛋白上酪氨酸残基的磷酸基团；②脂磷酸酶，作用是将 PIP_3 水解为 PIP_2；③蛋白丝氨酸磷酸酶，主要去除活化蛋白激酶（如 AKT）上的磷酸基团。需要指出的是，这些磷酸酶中的很多在胰岛素刺激后会被激活或被募集，因此，初始信号的强度会直接决定信号终止反应的强度。

图 5-26 胰岛素信号转导途径

三、表皮生长因子（EGF）信号

肾上腺素和胰岛素触发的信号转导级联体现了信号转导通路的组成部分如何协同参与应答的过程，并且揭示了关键酶结构可以通过微量的结构修饰而被活化。例如，G 蛋白亚基仅通过 GTP 到 GDP 的转化便可以实现信号传递。这种交换反应是在热力学定律下进行的，但在未适当激活的 7TM 受体的情况下，这种反应相当缓慢。与此相似，二聚胰岛素受体中的酪氨酸激酶结构域经由磷酸化可得到活化，但这要求胰岛素与两个 α 亚单位结合，进而间接地使一个酪氨酸激酶的活化环进入另一个酪氨酸激酶的催化活性中心，从而触发信号转导级联反应。

另一个示例描述了细胞是如何对相关信号级联进行快速响应的。这一信号路径是由表皮生长因子（EGF）所激活的。与胰岛素受体类似，此路径的初始信号是受体酪氨酸激酶。在

EGF 信号通路中，还涉及其他信号转导网络的众多组分。

1. EGF 结合导致 EGFR 二聚化

表皮生长因子（epidermal growth factor，EGF）是一种分子质量为 6kDa 的多肽，具有刺激表皮和上皮细胞生长的作用，三个链内二硫键稳定了生长因子的紧凑三维结构（图 5-27）。EGFR（epidermal growth factor receptor，EGFR）与胰岛素受体相似，都是由两个相同亚基组成的二聚体。每个亚基包含一个能够进行相互交叉磷酸化反应的细胞内酪氨酸激酶结构域以及富含酪氨酸的羧基末端结构域（图 5-28）。与胰岛素受体不同的是，EGFR 以单体形式存在，只有与 EGF 分子结合时才形成二聚体。此外，每个 EGFR 单体都具有一个细胞外结构域，用于结合一个 EGF 分子（图 5-29）。因此，每个 EGF 分子都与二聚体界面远离，这个界面包括来自每个单体的二聚臂，该二聚臂（dimerization arm）伸出并插入到另一个单体的结合口袋中。

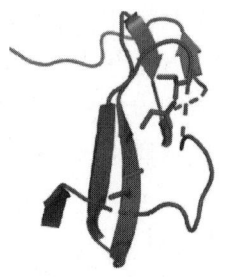

图 5-27　EGF 的结构

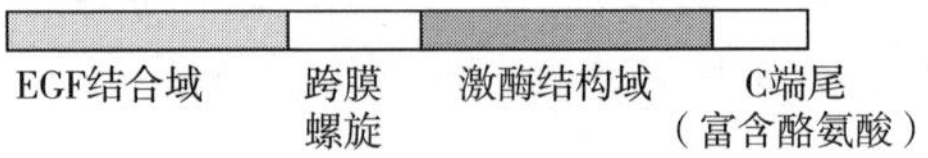

彩图 5-27

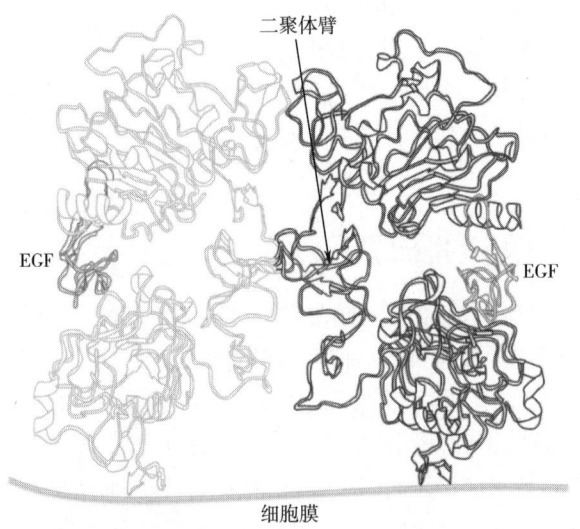

图 5-28　EGFR 的模块结构

图 5-29　EGFR 二聚体结构

彩图 5-29

虽然这种结构有效地揭示了分子间的相互作用，这种相互作用有助于形成受体二聚体并促进交叉磷酸化，但它也引发了另一个问题：为什么在没有 EGF 存在的情况下，受体二聚体不与自身相互作用并启动信号传递？该问题的答案在于通过研究无配体存在时的 EGFR 结构来揭示（图 5-30）。当 EGF 不存在时，EGFR 结构实际上是以单体形式存在的，且每个单体的构象与配体存在时形成的二聚体构象差异较大。二聚臂结合到同一单体内的结构域，并使受体保持成环状结构。基本上，受体通过相互作用成为一种弹簧状构象，该构象易有助于配体结合并形成具有活性的二聚体，从而启动信号转导。

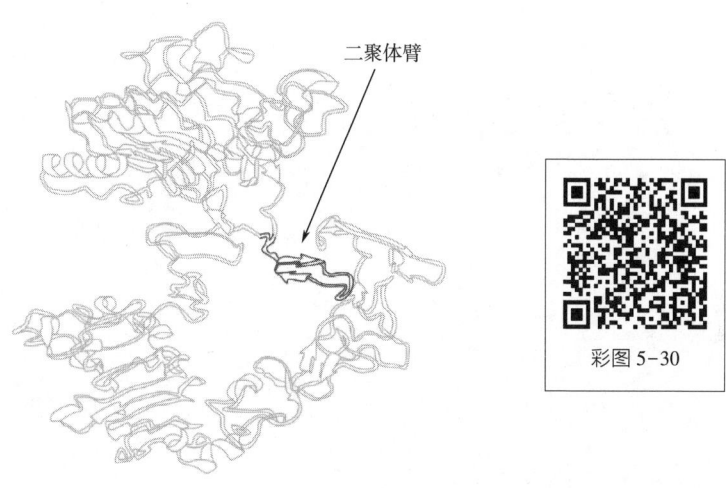

图 5-30　未激活的 EGFR 的结构

通过构象的观察结果表明，即使在没有结合配体的情况下，处于扩展构象的受体也具备活性。HER2 受体与 EGFR 氨基酸序列上具有约为 50% 的同源性，并且它们具有相同的结构域。尽管 HER2 受体不与任何已知的配体结合，但晶体研究揭示了其扩展结构与配体结合的 EGFR 非常相似。在正常条件下，HER2 受体能够形成异二聚体与 EGFR 家族的其他成员相互作用，并参与交叉磷酸化反应。在某些癌症情况下，HER2 受体会过度表达，这可能在无配体存在情况下，HER2 受体也能与其他受体蛋白形成异源二聚体并传递生长信号。

2. EGFR 的羧基末端尾端发生磷酸化

与胰岛素受体相似，EGFR 形成二聚体后，其亚基进行了交叉磷酸化以实现激活。然而，不同于胰岛素受体的是，EGFR 的磷酸化的位点不在激酶的活化环内，而是位于激酶结构的 C 末端的区域，该区域包含多达五个酪氨酸残基，这些酪氨酸残基会被磷酸化。EGFR 的二聚化将受体的 C 末端区域引入其伴侣激酶的活性位点，而激酶自身则无需磷酸化即具有激酶活性，再次展示了该信号系统如何对外界刺激作出响应。

3. EGF 信号转导导致小 G 蛋白 Ras 活化

EGFR 上的磷酸酪氨酸残基可充当其他蛋白质的 SH_2 结构域的结合位点。信号级联在受体与 Grb2 的结合开始，Grb2 是一种关键的适配蛋白，包含一个 SH_2 结构域和两个 Src 同源 3 （SH_3）结构域。当受体被磷酸化时，Grb2 的 SH_2 结构域与受体酪氨酸激酶的磷酸酪氨酸残基结合。然后，Grb2 招募 Sos 蛋白，Sos 蛋白通过其两个 SH_3 结构域与富含多脯氨酸的多肽基序结合。接着，Sos 与 Ras 结合并激活 Ras。Ras 是一种非常重要的信号转导成分，属于小 G 蛋白（small G protein）成员，这些蛋白在未激活状态下结合 GDP。Sos 通过打开 Ras 的核苷酸结合口袋，促使 GDP 脱出，而 GTP 则能够结合。由于对 Ras 蛋白的这种影响，Sos 称为鸟嘌呤-核苷酸交换因子（guanine nucleotide exchange factor，GEF）。因此，EGF 与其受体的结合会通过 Grb2 和 Sos 中介导使得 Ras 转化为 GTP 结合的激活形式（图 5-31）。

图 5-31 Ras 激活机制

4. 激活的 Ras 启动蛋白激酶级联反应

当 Ras 蛋白由 GDP 转换为 GTP 形式时，其构象发生改变，使其能够与其他蛋白质相互作用，其中包括一种名为 Raf 的蛋白激酶。与 Ras 结合引发 Raf 蛋白的构象发生变化，从而激活 Raf 蛋白激酶结构域。Ras 和 Raf 蛋白都通过共价脂质修饰与细胞膜相互连接。活化的 Raf 蛋白能够磷酸化其他蛋白质，包括一种称为 MEK 的蛋白激酶。MEK 进一步激活细胞外信号调节激酶（extracellular signal-regulated kinase，ERK）的激酶，而 ERK 磷酸化多种底物，包括核内的转录因子和其他蛋白激酶。图 5-32 总结了从 EGF 信号的接收到影响基因表达的完整信息传递通路。

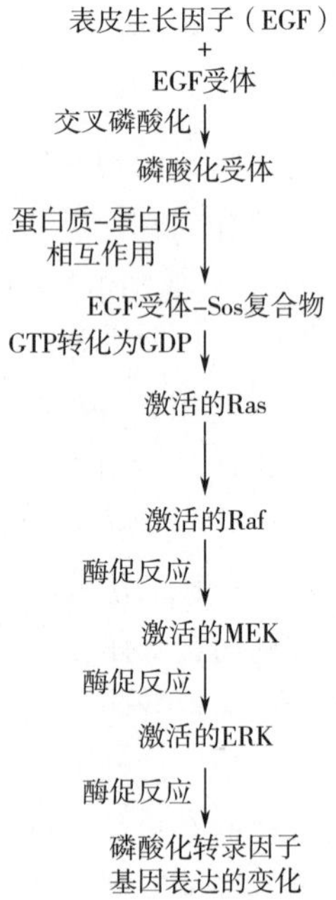

小 G 蛋白，又称小 GTP 酶（small GTPases），是一个广泛的蛋白家族，它包括了如 Ras、Rho、Arf、Rab 和 Ran 等子家族。这些蛋白在众多关键的细胞功能中扮演着重要角色，例如，细胞增长、分化、细胞迁移、细胞分裂以及细胞内物质的传输（表 5-1）。小 G 蛋白与异源三聚体 G 蛋白一样，都经历一个由 GTP 与 GDP 间的交换驱动的活性循环。小 G 蛋白通常的分子质量范围为 20~25ku 或 30~35ku，并且主要以单体形态存在。值得注意的是，这两个蛋白家族在进化层面上都表现出高度的保守性。G 蛋白的 G_α 亚基与异源三聚体 G 蛋白中的 G_α 亚单位在功能机制和结构特性上展现出诸多的相似性。

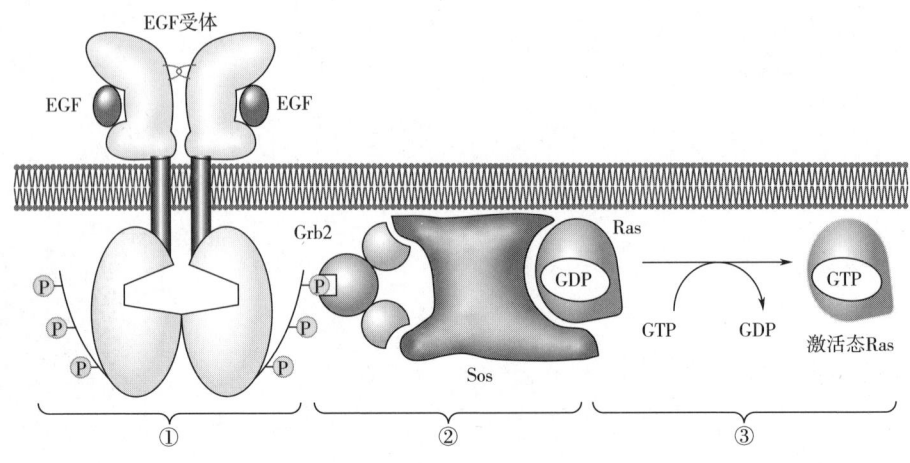

图 5-32 EGF 信号转导途径

表 5-1　　　　　　　　　　　　　　　小 GTP 酶的子家族

亚科	功能
Ras	通过丝氨酸-苏氨酸蛋白激酶调节细胞生长
Rho	通过丝氨酸-苏氨酸蛋白激酶重组细胞骨架
Arf	激活霍乱毒素 A 亚基的 ADP 核糖基转移酶；调节水泡运输途径；激活磷脂酶 D
Rab	在分泌和内吞通路中起关键作用
Ran	在 RNA 和蛋白质进出核的转运中发挥作用

5. EGF 信号终止：蛋白磷酸酶和 Ras 的固有的 GTP 酶活性

由于 EGF 信号转导途径中的许多关键酶都通过磷酸化修饰而活化，因此蛋白磷酸酶在终止 EGF 信号转导中扮演关键角色。磷酸酶能够去除 EGFR 上的酪氨酸残基以及参与信号级联反应的蛋白激酶中的丝氨酸、苏氨酸和酪氨酸残基的磷酸基团，从而终止 EGF 信号。虽然信号传递过程本身活化了许多磷酸酶，但信号激活也会启动信号终止。与被 7TM 受体激活的 G 蛋白类似，Ras 蛋白具有内在 GTP 酶活性。因此，激活的 Ras 蛋白（GTP 结合型）可自动转化成失活的 Ras 蛋白（GDP 结合型）。当存在 GTP 酶激活蛋白（GAP）时，Ras 蛋白上 GTP 的水解速度加快。因此，细胞内辅助蛋白调节 Ras 的 GTP 酶活性，对终止细胞生长信号至关重要。

第二节　食品营养相关的信号通路

在严格的定义中，信号通路是指一连串的酶催化反应链，它能将细胞外的分子信号转导到细胞内部，进而触发具体的生物响应。然而，在基础生物学研究中，该概念并不仅限于胞外至胞内的信息传递，而是更为广义地描述了信息从一种分子传递到另一种分子的机制。信号通路实际上是对历史上相关研究的集成与概括，提供关于信号分子及其调控策略的系统性描述。

1. 受体和配体

受体（receptor）在生物学和生物化学中是指一个特异性的蛋白质或蛋白质复合体，它能够识别并与特定的信号分子（通常称为配体，ligand）结合，从而引发细胞内的一系列生物反应或信号转导事件。这种特定的结合通常是可逆的，并且结合的强度或亲和力可以通过不同的方法进行测定。受体的活化通常导致细胞内信号传递途径的激活或其他生物效应的发生，例如，基因表达的改变。受体在许多生物过程中，如细胞通信、生长、发育和免疫反应中，都起着关键作用。

配体在生物化学和分子生物学中指的是一个可以特异性地结合到目标分子（通常是一个蛋白质受体）的分子或离子。这种结合过程通常是由于静电相互作用、氢键、范德华力或共价键等非共价或共价相互作用而导致的。在结合后，配体可能会调控或修改受体的功能，如触发信号转导途径或抑制酶的活性。配体可以是天然存在的，如神经递质、激素或其他小分子，也可以是合成的，如药物或实验室中合成的化合物。

信号转导是指细胞将外部信号（通常以配体的形式）转化为功能性的细胞内响应的分子过程。这一过程起始于配体与其受体的特异性结合，然后涉及一系列的事件，其中蛋白质和其他分子通过一系列的生化反应中继并放大信号。这些反应通常涉及添加或去除磷酸基团，从而导致蛋白质的构象变化，并调节它们的活性。信号转导的结果可以表现为各种细胞响应，包括基因表达的改变、代谢变化、细胞生长或分化。

2. 蛋白激酶

蛋白激酶（kinase）是一类酶，它们的主要功能是通过将磷酸基团从高能化合物（如ATP）转移至特定的底物蛋白上，从而催化蛋白的磷酸化。这一过程中，底物蛋白上的一个氨基酸残基（通常是丝氨酸、苏氨酸或酪氨酸）被磷酸化。蛋白磷酸化是细胞信号转导、代谢调控以及其他多种细胞功能中的关键翻译后修饰过程。

3. 转录因子

转录因子（transcription factors）是一类蛋白质，它们能够结合到DNA上的特定序列，并调控特定基因的转录。通过与启动子或增强子等调控元件结合，转录因子可以增强或抑制RNA聚合酶的招募，进而调控基因表达的启动、增强或抑制。转录因子在多个生物学过程中，如细胞分化、生长、应激反应和疾病发展等，都起到关键的调控作用。

一、膳食营养与NF-κB信号转导

NF-κB（nuclear factor kappa-B）是一类二聚体转录因子，主要存在于哺乳动物中，其家族包含5种蛋白，即NF-κB1（p50/p105）、NF-κB2（p52/p100）、RelA（p65）、RelB和c-Rel，这些NF-κB蛋白质的特征在它们的N末端拥有300个保守氨基酸的Rel同源结构域（Rel homology domain，RHD），这一结构域在NF-κB的二聚化过程、与其特异性抑制剂的相互作用以及DNA结合中发挥重要作用。在没有外界刺激的情况下，NF-κB二聚体与IκB（inhibitor of κB）蛋白质结合并保持稳定状态。但一旦受到刺激，NF-κB会调控影响生命过程的基因表达，包括肿瘤细胞生长、增殖、炎症、免疫反应和肿瘤转化等生物过程（图5-33）。

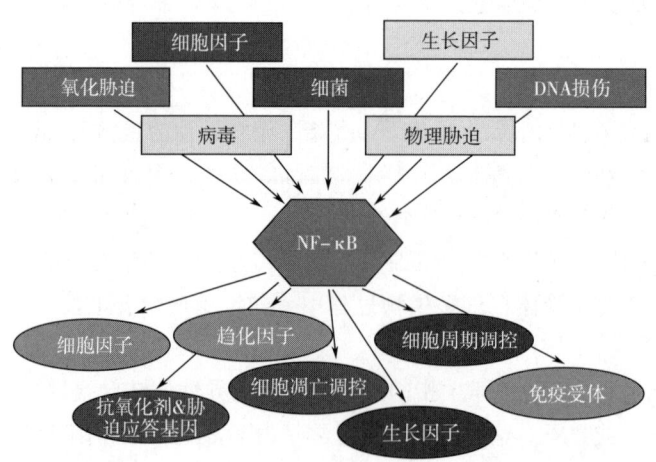

图5-33 NF-κB在受到众多刺激物的刺激时转录调节数百个基因

NF-κB 的激活可通过多重分子途径实现（图 5-34）。经典途径涉及由 NF-κB1 RelA（p65）、c-Rel 组成的二聚体。在炎症或感染条件下，促炎细胞因子的表达会触发 IκB 激酶（inhibitor of kappa kinase，IKK）复合物中的 β 亚基（IKKβ）激活，从而导致 IκB 蛋白降解，释放 NF-κB 二聚体。此 NF-κB 二聚体进而转位至细胞核，与特异 DNA 序列结合，激活大约 100 个与多种生物过程相关的基因的转录。肿瘤坏死因子（tumer necrosis factor，TNF）则通过激活 IKKα 亚基来影响此路径。一旦激活，IKKα 磷酸化 p100，导致其水解，从而释放 p52 并转位至细胞核，促进特定目标基因的转录。此激活状态的 NF-κB 与 κB 位点结合，进一步改变基因表达模式，编码多种功能蛋白。

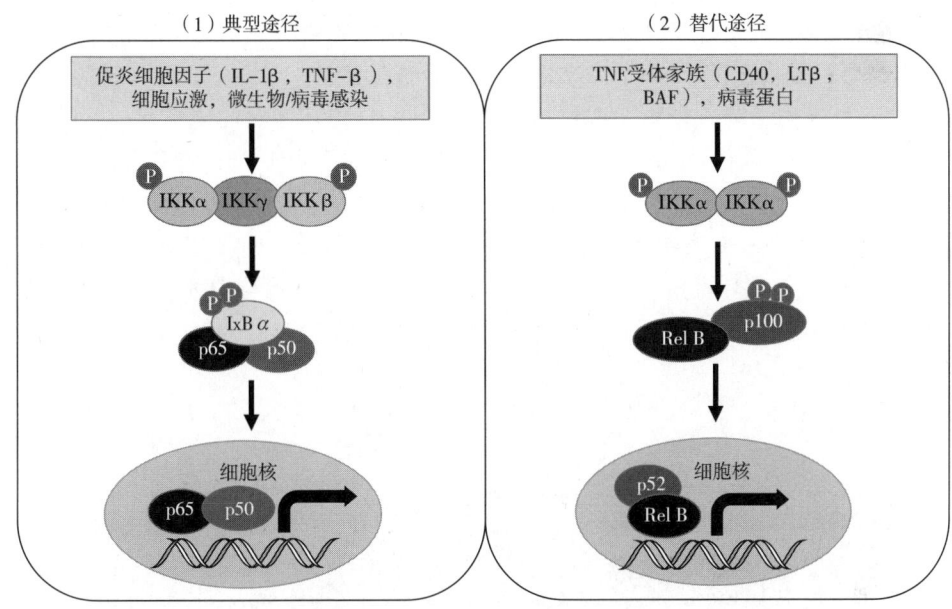

图 5-34　NF-κB 活化的分子途径

NF-κB 信号转导途径可被氧化应激及 IL-1 和 TNF-α 的刺激因子激活。活化的 NF-κB 可以直接或间接增强 HIF-1α 的稳定性和转录活性，促进 HIF-1 的表达和功能。此过程在心血管疾病的病理机制和肿瘤的发展中起到关键作用。在肿瘤背景中，NF-κB 及 HIF-1α 的活化与肿瘤生长、进展以及对化疗的抗性密切相关。此外，已有研究证明，糖尿病及其相关并发症中 NF-κB 上调。现有资料表明，高血糖可增强 NF-κB 的基因表达，并在脂肪组织中作为促炎介质促进胰岛素抵抗。某些病毒靶向 NF-κB 信号转导途径的组分以增强细胞生存与繁殖。在持续的病毒感染背景下，NF-κB 的持续激活可能增加癌症的风险。

作为一个具有广泛靶基因的调节因子，NF-κB 已成为治疗各种疾病的分子靶点，包括但不限于炎症性疾病，如哮喘、关节炎和自身免疫性疾病。近年来，许多植物来源的化合物已被确认为潜在的 NF-κB 信号通路的调节剂。其中，天然多酚被认为是重要的生物活性天然产物之一，也是分布最广的膳食植物化学物质之一，具有多种药理和生理功能。在靶向 NF-κB 通路方面，有报道表明，一些多酚可抑制与 NF-κB 通路相关激酶的磷酸化，从而阻止其进入细胞核，进而减少促炎介质的基因转录。此外，多酚还能够直接干扰 NF-κB 与其靶向 DNA 之间的结合。这两种机制最终都可以抑制由 NF-κB 调节的多种促炎蛋白和酶的表达。

二、膳食营养与 Wnt/β-连环蛋白信号转导

1. Wnt/β-连环蛋白信号通路概述

Wnt/β-连环蛋白信号通路是生物早期发育过程中保守的经典信号通路途径之一。Wnt 是一类富含半胱氨酸的分泌型糖蛋白，它可以与多种受体结合，其中包括（frizzled，Frz）、脂蛋白受体相关蛋白5/6（LRP5/6）、Ror2 和 Ryk，激活多种细胞内相互关联或独立作用的信号转导级联反应。Wnt/β-连环蛋白信号途径在胚胎发育、机体稳态以及其他病理过程中的细胞增殖、细胞极性和细胞命运决定中发挥关键作用。

Wnt/β-连环蛋白信号通路可以由多种 Wnt 蛋白如 Wnt1、Wnt3、Wnt3a、Wnt7a 和 Wnt8 激活并介导。在缺乏 Wnt 信号刺激时，β-连环蛋白与细胞质中的一个复合物结合，这个复合物包含 CK1α（酪蛋白激酶-1-α）、GSK3β（糖原合成酶激酶-3-β）、Axin（轴突蛋白）和 APC（腺瘤性息肉病结肠）蛋白。这种相互作用导致 β-连环蛋白的磷酸化，并随后与 β-TRCP（β-转导蛋白重复序列蛋白）结合，进一步导致 β-连环蛋白的泛素化和由蛋白酶体介导的降解。然而，当 Wnt 信号存在时，Wnt 蛋白与其受体 Frz 结合，并激活 Dishevelled 蛋白（简称 Dsh 或 Dvl）。这一过程导致 GSK3β 活性受到抑制，从而中断 β-连环蛋白的降解。因此，未经磷酸化的 β-连环蛋白在细胞质中累积，随后进入细胞核与 TCF/LEF（T 细胞因子/淋巴增强因子）结合，从而调控特定靶基因的转录活性（图 5-35）。

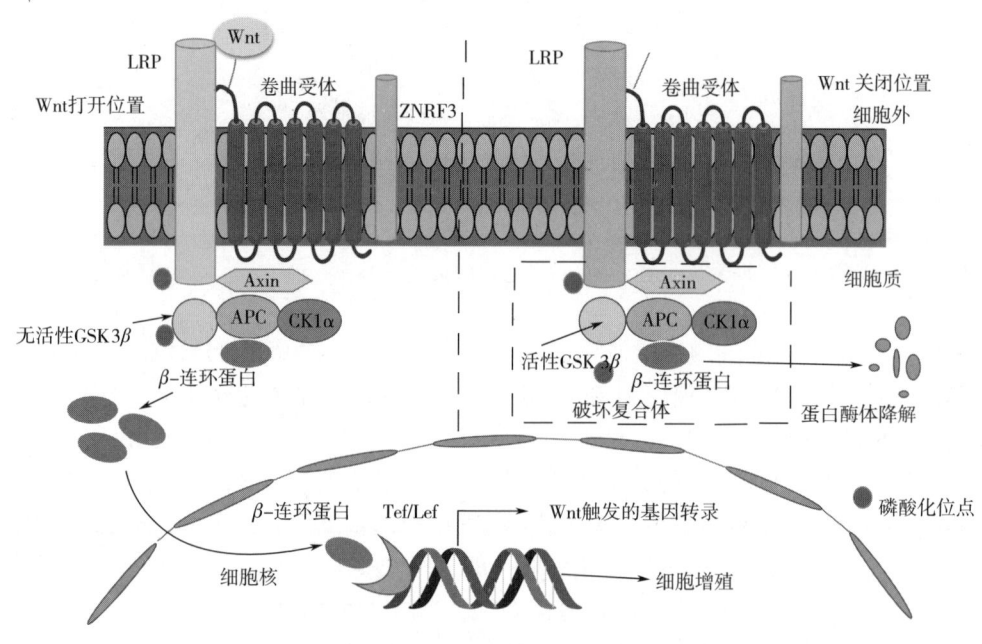

图 5-35 经典信号通路的激活与抑制

2. 调节 Wnt/β-连环蛋白信号的食源性活性因子

食源性活性因子可能通过两种主要机制影响 Wnt 信号转导。首先，它们可以通过改变蛋白质的构象来调节蛋白质与其受体之间的亲和力，这种构象变化可能是通过电子转移引发的。其次，这些活性因子可能直接与 Wnt 通路的受体或配体结合，也可透过细胞膜而进入胞内，从而直接影响 Wnt 信号转导中的关键激酶活性。

Wnt 信号转导与胃溃疡、黑色素瘤等多种疾病的发生发展密切相关，因此，寻找有效的 Wnt 通路调节剂对于治疗相关疾病具有重要意义。近年来，植物多酚因其抗炎、抗氧化、抑菌、抗肿瘤及增强免疫力等生理活性，已成为开发 Wnt 信号调节小分子化合物的研究热点。研究者从 26 种植物中筛选出枳实与桂枝两种具有显著 Wnt 信号抑制活性的原料。通过 75% 乙醇提取法获取多酚粗提物，并利用福林-西奥卡特（Folin-Ciocalteu）法测定其多酚含量。采用 HEK293-TOPflash 双荧光素酶报告基因细胞模型评估各提取物对 Wnt 信号的调控作用。结果显示，枳实与桂枝多酚提取物在体外能显著抑制 Wnt3a 条件培养基激活的 Wnt 信号，而其他 24 种植物多酚提取物则无明显抑制活性。进一步地，构建急性胃溃疡大鼠模型与 B16 黑色素瘤小鼠模型，对枳实与桂枝多酚提取物进行体内生物活性评价。结果表明，枳实多酚提取物在保护无水乙醇诱导的大鼠胃黏膜损伤方面表现出优于桂枝多酚提取物的效果。同时，在黑色素瘤小鼠模型中，枳实多酚提取物也展现出更强的肿瘤抑制活性，与阳性药物达卡巴嗪相比无显著性差异。为深入探究枳实多酚的抗肿瘤机制，本研究采用单因素优化实验筛选出纯化多酚的最适条件参数和大孔树脂种类，并利用柱层析法纯化得到枳实多酚组分。该组分在体外能显著抑制 HCT116 肿瘤细胞的增殖，并通过 UHPLC-Q-TOF/MS 分析鉴定出其中 68 种化合物，包括 6 种未知化合物，为后续的结构解析与功能研究提供了基础。该研究揭示了枳实多酚在体外抑制 Wnt 信号及在体内保护胃黏膜与抑制黑色素瘤方面的显著活性。因此，枳实多酚有望作为胃黏膜保护和辅助抑制黑色素瘤的功能食品或特殊医用食品配料，在 Wnt 信号通路相关疾病的预防与治疗中具有广阔的应用前景。

三、膳食营养与 Hedgehog 通路信号转导

Hedgehog（Hh）信号通路在果蝇中被发现，其中 Hh 基因的突变果蝇体型呈现出与刺猬毛发类似的尖锐突起，因此得名。此通路在脊椎动物中的功能尤为重要，对胚胎发育进行精细的调控。Hedgehog 蛋白作为该通路的核心分子，参与多种生物学过程，其介导的信号调控途径因受体、细胞类型或生理环境等多种因素而异。这些信号通路可广泛调控生物过程，如形态发生、细胞分化和细胞增殖等。例如，Hedgehog 蛋白能够通过浓度依赖的方式影响形态发生，或者通过调控有丝分裂过程来调控细胞增殖。在哺乳动物的基因家族中，Hh 基因存在三种已知的同源基因：Indian Hedgehog（IHh）、Sonic Hedgehog（SHh）和 Desert Hedgehog（DHh）。其中，SHh 的研究最为广泛和深入，其在多种细胞类型中的信号转导功能尤为关键，特别在胚胎发育和伤口愈合、组织修复等过程中有着不可替代的作用。

对 Hedgehog 通路的深入了解不仅有助于揭示胚胎发育的复杂机制，还为各种疾病，特别是遗传性疾病和癌症的治疗提供了新的研究方向和潜在的治疗策略。

IHh 是一种特殊的信号分子，由软骨细胞产生。在骨骼发育中，它起到了至关重要的作用，特别是在控制软骨细胞的分化上。此外，在关节炎等骨关节疾病中，IHh 也发挥了关键的调节作用。IHh 的信号转导过程相对复杂，涉及多个蛋白分子和受体。该通路的关键组件是两种跨膜蛋白：PTCH1（Patch1）和 Smo（Smoothened）。在 IHh 信号缺失的条件下，PTCH1 会抑制 Smo 的活性，通过进一步抑制下游的 Gli 转录因子家族，特别是 Gli1、Gli2 和 Gli3。这一机制确保了在无 IHh 信号时，Smo 和 Gli 转录因子的活性都被抑制。然而，一旦 IHh 蛋白存在，整个信号转导过程发生了改变。IHh 的结合导致了 PTCH1 对 Smo 的抑制作用

被解除，从而激活 Smo。此时，Gli 家族的转录因子得到活化并开始迁移到细胞核，进而促进下游目标基因的转录。需要注意的是，Gli 转录因子在没有 Hh 蛋白的情况下会受到特定的修饰和调控。例如，Gli3 会被裂解成 Gli3R 形式，这是一种 Gli3 的抑制型变体。而 Gli2 会受到进一步的降解作用。但是，在 IHh 蛋白存在的情况下，Gli2 的这种切割和降解过程会被阻断，它还可能经历 N 端截断，从而产生一个非活性的 Gli2A 形式。

SHh 通路主要控制胚胎的生长和发育，同时也与中枢神经系统相关的机制有关。这一通路由信号分子 SHh 介导，其活性依赖于在神经管中的沉积来调节转录因子的表达情况。与 IHh 途径类似，SHh 的表达使 PTCH1 对 Smo 的抑制解除，并增强了 Gli 转录因子的表达。SHh 的活性具有浓度依赖性，因此 SHh 蛋白的浓度决定了其信号特定性。例如，在低浓度 SHh 蛋白存在时，它控制腹侧神经元发育，而高浓度时控制运动神经元的发育，而在极高浓度时控制底板细胞发育。

PTCH1 还有两个同系物 PTCH2 和 HHIP1（HH 相互作用蛋白-1），这三个蛋白质在胚胎发育过程中扮演着重要角色，介导 Hh 配体信号的传递。Smo 蛋白是 Hh 信号通路中的关键分子，它介导与 Hh 配体相关的反应。虽然 Smo 蛋白在结构上与 G 蛋白偶联受体相似，但尚无充足证据表明它能够直接与 G 蛋白偶联受体发生偶联作用。Smo 蛋白在不同物种中的定位存在差异，如在果蝇中，Smo 蛋白在 Hh 激活时在细胞膜上积累，而在脊椎动物中，Smo 蛋白在 Hh 通路激活后进入细胞膜内。还有一些特异性蛋白可直接磷酸化 Smo，激活蛋白质并启动 Hh 通路，如 CK1（酪蛋白激酶 1）和 GRK2（G 蛋白偶联受体激酶 2）。

四、膳食营养与 MAPK 信号转导

促分裂素原活化蛋白激酶（mitogen-activated protein kinases，MAPK）是一组能被多种细胞外刺激（如细胞因子、神经递质、激素、细胞应激及细胞黏附等）激活的丝氨酸/苏氨酸蛋白激酶，是受体酪氨酸蛋白激酶（tyrosine protein kinase，TPK）介导的信号转导途径之一。MAPK 家族在所有真核生物都有表达，是相对保守的基因，其与细胞生长、分化、凋亡等信号转导途径密切相关。MAPK 信号通路是一个三级磷酸化过程，关键物质包括 MAPK 激酶激酶（MAP kinase kinase kinase，MAP3K）、MAPK 激酶（MAP kinase kinase，MAP2K）和 MAPK，三种激酶依次激活，在多种细胞生理和病理过程中发挥重要作用（图 5-36）。

目前，MAPK 家族中研究最为广泛的是 ERK1/ERK2 激酶。在该通路中，EDF、PDGF 等胞外生长因子与其受体结合并引起 TPK 激活，生长因子受体连接蛋白（growth factor receptor-bound protein 2，Grb2）与受体结合后，招募 Sos 蛋白至细胞膜，并通过消耗 GTP 促进无活性的 Ras 所结合的 GDP 置换为 GRP，活化 Ras 形成 Ras-GTP。活化后的 Ras 即 MAP3K，可以与 AF6、PI3K 等多个下游蛋白产生效应，进而激活 MEK，最终导致 ERK 的激活，起到调节细胞周期、增殖、内吞作用等细胞生理过程的作用（图 5-37）。MAPK 信号通路失调常见于数种人类疾病和免疫系统异常，如胰腺癌、结肠癌等癌症以及炎症反应。

研究证明，蕴藏在饮食中的各类食物营养因子（如蛋白质、肽、氨基酸、多糖、多酚、黄酮、维生素）能够对 MAPK 信号通路起到调节作用，在治疗各种相关疾病上均显现出良好的辅助治疗效果。作为一种安全、易于接受且副作用低的手段，膳食营养素为维护人类健康开辟了新途径，为医疗方案注入了创新思维。

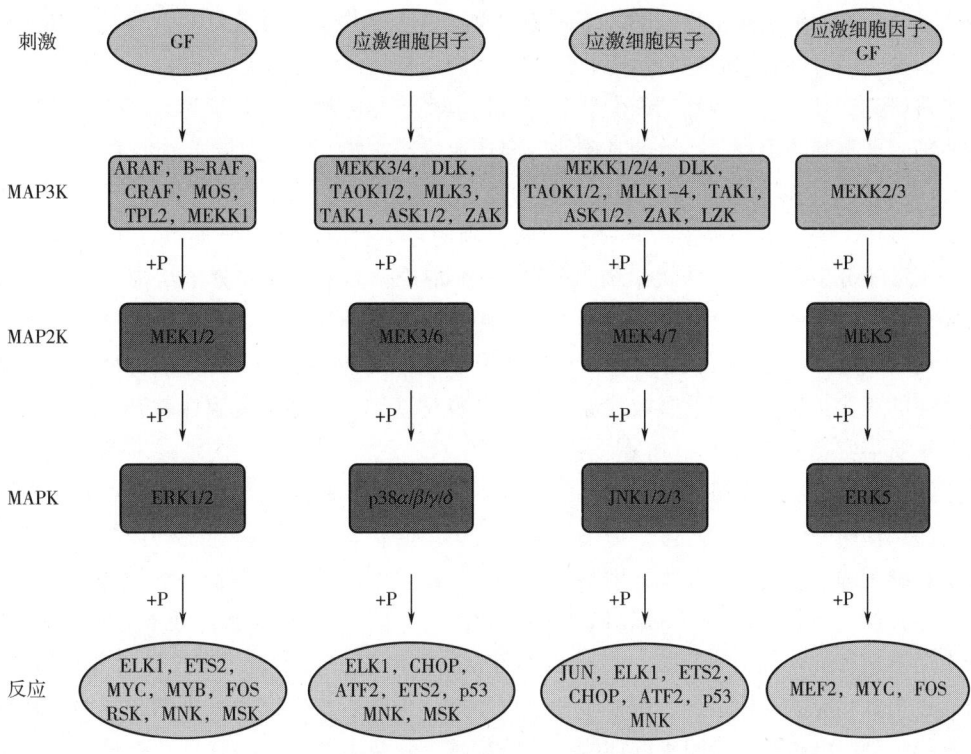

图 5-36 MAPK 的四条经典通路

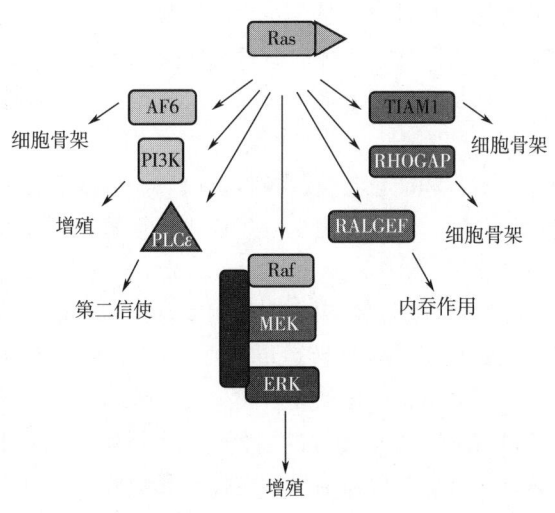

图 5-37 Ras 的下游蛋白

第三节 食源性活性肽调节营养代谢

肽是分子结构介于氨基酸和蛋白质之间的化合物，具有易吸收、低渗透压、低免疫原性、高组织渗透性等营养特性，可调控细胞代谢，是组织细胞的重要化学信使。食源性肽是食物蛋白质经限制性酶解法或生物发酵法等制备的重要营养基料,兼具良好的营养价值和多种生理调节活性。但目前食源性肽转运吸收过程、胞内亚细胞器时空动态分布以及营养代谢调控功能尚待研究,且不同结构和功能的肽分子(跨膜肽、信号肽、转运肽等)间协同作用模式也未明晰,严重制约了食源性肽的基础研究与产业快速发展。研究人员通过化学、体外生物、低等/高等模式动物以及临床等多维度的肽功能评价方法,解析了食源性肽的分子构效关系,以"自上而下"与"自下而上"的 2 种方式分别阐述了食源性肽的分子构效规律分析方法,并创新了基于分子杂化轨道的"结构-功效"表征理论,揭示了不同分子结构特征(一级氨基酸序列、空间构型、主链肽键的排列方式、侧链官能团的多样化及 α-碳的手性等)的肽分子在转运吸收过程中的构效关系,探讨营养研究领域中复杂体系下食源性蛋白肽吸收及调控机体代谢的规律,深度挖掘肽吸收代谢与营养的科学基础,对基于食源性肽开展精准营养调控具有重要借鉴意义。

生物体内源性肽是由机体自身合成的小分子肽,具有多种生理功能,包括调节免疫反应、神经传递、代谢、生长和发育等,通过与相应受体结合传递信号,从而主动调控参与机体器官和组织细胞的生理功能,如大脑内脑啡肽通过与 μ-受体结合,发挥镇痛和镇静作用;降钙素基因相关肽(calcitonin gene related peptide,CGRP)作为一种神经肽,可通过与 CGRP 受体结合来调节血管扩张和炎症反应;其他内源性肽,如肝素、胰岛素、生长激素释放激素等,也可通过与其相应的受体结合,调节多种生理功能。但随着机体面临社会精神压力、环境污染、食物污染、电磁辐射等因素的加剧,饮食模式、作息节律、运动静息状态也不断发生变化,导致机体整体机能的适配性减弱、内分泌稳态失衡、内源性合成肽减少,如催乳素等肽类物质分泌减少导致哺乳期妇女母乳分泌量不足;血管紧张素等肽类物质分泌不足导致血压问题;防御素等肽类物质分泌不足导致机体对致病微生物易感性改变;神经肽等物质分泌失衡导致抑郁症等患病率极大增加。此外,人体内源性肽随着生命周期的生理特点不同而变化,尤其是婴幼儿期(合成不足)、围孕期(需求旺盛)、老年期(匮乏期)等特殊人群。

食物蛋白质为机体提供营养和能量支持,各种蛋白质经机体消化道相关酶水解后释放大量具有生物活性的特异性肽片段,穿过肠道上皮组织进入血管达到器官、组织、细胞发挥作用(图 5-38)。

最早曾认为蛋白质在生物体内消化代谢发挥作用的基本结构单元是氨基酸,研究人员首次发现小肠上皮细胞特异表达质子依赖型转运蛋白质 PepT1,可主动转运蛋白质水解产物中的二肽、三肽以及与二肽、三肽结构类似的化合物,提示食物蛋白质消化吸收主要发挥营养健康作用的可能为"肽"类物质。不同结构的肽分子摄入机体后,由于不同肽段其结构、大小和电荷等特性不同,因此不同肽段可通过转运体消化吸收后,对机体组织发育与新陈代谢、神经内分泌调节、肠黏膜屏障稳态、肠道菌群成熟度、机体免疫力等发挥不同的作用。然而,外源性食物蛋白肽相关研究极具挑战,主要归因于两点:①肽结构序列多样。由于肽类化合物肽链基本组成单元为常见 20 种氨基酸,仅按一级氨基酸序列组合即可形成二肽 400 种、三肽 8000 种、四肽 160000 种等(20^n,n 为肽链中氨基酸数目),叠加空间高级结构(螺旋、折叠、无规卷曲等)后,导致肽类化合物种类数量多到无法估量。②肽营养机制复杂。外源性食物蛋白肽在机体内代谢涉及许多复杂的生物化学过程,如胃酸和胃蛋白酶的消化、小肠中肽蛋白酶/胰凝乳蛋白酶的分解和吸收、肝脏代谢酶的作用以及肾脏中的重吸收与排泄。基于此,本节阐述了食源性功能肽的功效评价模型、构效分析方法及其营养调节机制。

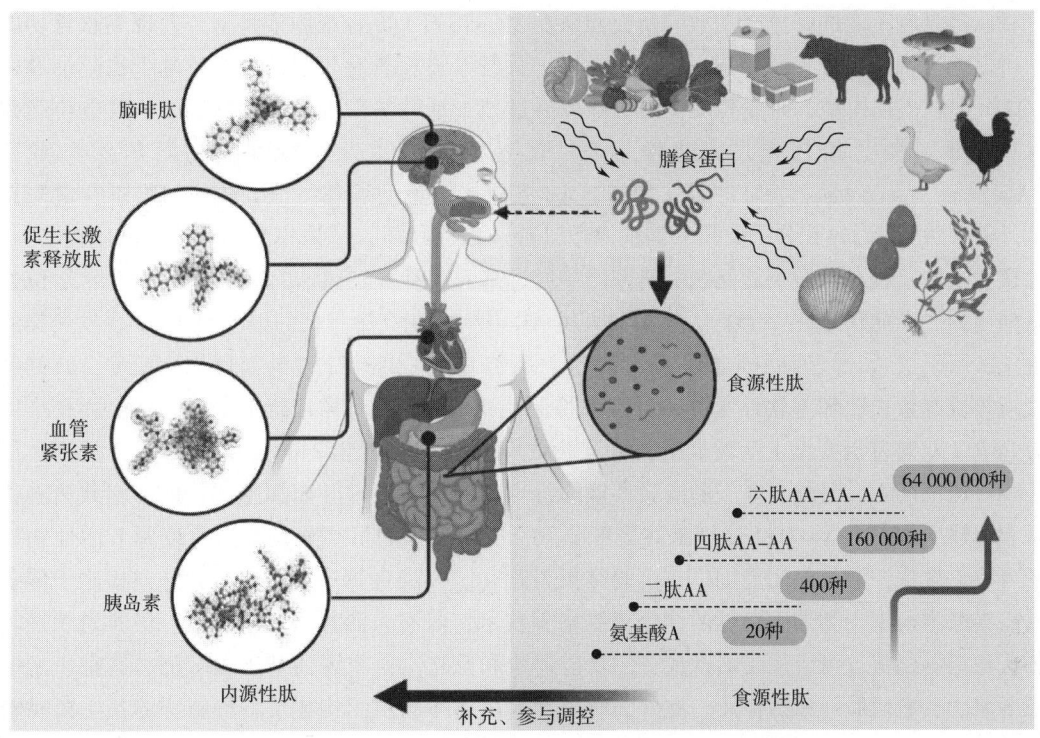

图 5-38 内源性肽和外源性肽的关系概述

(一)食源性肽的功能特性评价方法

1. 体外化学测定法

基于氧化还原反应生成显色物质、联合吸收光谱或发射光谱法等体外化学评价法被广泛用于评估食源性肽在抗氧化、降尿酸等方面的活性能力（包括自由基清除率、超氧化物歧化酶活性、过氧化氢酶活性、脂质过氧化物及脂质氧化损伤产物检测等）。清除自由基作用体外实验方法最为常用，分光光度法、化学发光法和荧光法均可用于检测反应体系产生的颜色变化、发光现象等，实现间接或直接测定自由基的量。研究表明，在体外的 DPPH 清除能力、$ABTS^+$ 清除能力、铁离子还原能力（ferric-ionreducing antioxidant power，FRAP）、抗氧化能力指数（oxygen radical absorbance capacity，ORAC）等实验中，食源性抗氧化肽（大豆肽、核桃肽、河蚬肽等）显示出较强的体外抗氧化能力。此外，可基于酶与底物结合反应，评价食源性肽与机体代谢关键酶的结合能力。研究人员通过体外黄嘌呤氧化酶（xanthine oxidase，XO）抑制活性实验及双倒数（Lineweaver-Burk）动力学分析显示核桃蛋白肽具备较好的 XO 抑制活性，在大鼠高尿酸血症模型中其亦展示出较强的降尿酸活性。尽管体外化学方法具有快速高通量筛选功能性肽的优势，但由于其反应条件的单一性，尚存在一定局限性，主要体现在反应条件及原理的局限性，基于该方法筛选出的活性肽，无法相对真实地模拟体内肽代谢吸收环境。

2. 体外生物测定法

利用细胞、微生物等对食源性肽的生物活性进行评估，可实现高通量快速筛选，且比动物模型更高效。研究者采用 XO 联合腺苷诱导 HK2 肾细胞构建高尿酸血症模型证实肌肽、谷胱甘肽等具有一定的降尿酸功效。研究团队在 MC3T3-E1 成骨细胞模型上，发现鸡软骨功能肽可促进其增殖、分化及抗凋亡损伤，在保护骨健康方面具有较强的潜力。基于乙醇诱导的 LO2 肝细胞损伤模型，研究者发现河蚬肽可通过减少活性氧簇水平和提升线粒体膜电位起到保护肝细胞免受损伤作用。此外，针对衰老相关的慢性退行性疾病阿尔茨海默病（Alzheimer's disease，AD），研究多基于 Aβ 沉积这一典型病理特征，体外细胞研究常采用体外孵育 Aβ42 诱导其分子聚集的细胞模型以筛选活性物质，但该模型无法模拟细胞内 Aβ42 寡聚的毒性过程。为解决此问题，研究团队通过基因工程方法将 Aβ42 蛋白序列中第 22 位谷氨酸（E）替换为甘氨酸（G），模拟与人类 AD 发病机制高度相似的细胞内 Aβ42 自发聚集的现象，用于抗 Aβ 聚集活性肽的评价与筛选。基于 *HEK-293 E22G* 转基因细胞模型，研究者发现核桃源蛋白肽和鸡软骨蛋白肽可有效抑制胞内 Aβ42 蛋白异常聚集，其中核桃肽在小鼠 *APP/PS1* 双转基因模型上活性显著，可显著减少模型小鼠脑组织中 Aβ 沉积，提升模型小鼠的学习记忆能力。另外，基于肿瘤微环境的特点，研究者通过肿瘤细胞与免疫细胞共培养体系，构建了 MC38-N4/OT1 多细胞共培养模型，该模型作为可高通量筛选免疫调节活性物质的可视化评价，兼具应用范围广、实验结果可视化、高通量筛选等特点。另外，相比于传统的二维细胞模型，类器官培养的体外三维培养技术，具有人源性、近生理性、培养周期短与传代稳定等优势，可应用于活性成分的功能评价和筛选。研究者还基于人肝脏类器官模型论证了肌肽、鹅肌肽降尿酸作用。此外，研究者采用离体肠组织构建了一种新型的益生菌黏附体外模型，基于该模型研究发现，核桃肽可有效促进益生菌（鼠李糖乳杆菌 LRa05）的黏附和定殖。

目前研究中，研究者采用多种永生化细胞系（如人源 LO2、HK-2 等）建立了二维培养的细胞模型用于探究功能性肽的生物活性，此类模型所需试剂耗少且实验周期短，易于获得无限的细胞数并具有较高的可重复性等优势，但遗憾的是，此类模型尚无法模拟组织中细胞与细胞间相互作用及人体三维组织中的复杂性及异质性。类器官技术具有更接近人体生理细胞信息流，可更加接近正常机体的细胞组成和行为，实现体外长期培养，为功能性肽高通量筛选提供重要工具。此外，利用细胞或微生物作为功能评价模型时，需充分考虑肽的作用靶标及与体内生物相关等问题，选择合适的活性评价模型。

3. 动物评价法

低等模式动物的遗传性状通常相对保守，具有某些与其他高等模式动物类似的生物学特征和代谢通路，该保守性状可用于研究细胞分裂、细胞凋亡、发育、代谢通路等各种生物学过程。线虫、果蝇和斑马鱼等低等模式动物具有短的生命周期、繁殖能力强、低成本以及易于进行基因操作等优点，其基因组序列、生理特征和发育过程已被详细描述和分析，多用于探究许多基础生物学问题的机制，但其未必适应于食源性肽的营养功效评价。而高等模式动物（小鼠、食蟹猴、猕猴等）生理和病理特征更接近人类，因此更适用于模拟人类疾病和评估食源性肽的功能特性。

研究者利用 *APP/PS1* 双转基因小鼠模型研究核桃源蛋白肽改善学习记忆效果，发现核桃肽可通过降低脑内 Aβ 斑块、调节肠道微生物菌群多样性和血清代谢物组成，改善 *APP/PS1* 小鼠的学习记忆损伤。根据食源性功能肽多靶点的特点，研究者构建了多个营养代谢评价动物模型，如营养素消化吸收评价小鼠模型、营养素调控线粒体能量代谢评价小鼠模型、营养素调控嘌呤代谢功能评价小鼠模型、营养素调控蛋白代谢功能评价食蟹猴模型和免疫调节评价小鼠模型等，可用于研究食源性肽体内外消化吸收、代谢途径、营养功效机制等。首先，基于肠道菌群在 AD 治疗中的重要作用，研究者通过粪便移植的方式，证实肠道菌群与 Aβ 斑块形成的相关性，突破传统靶向神经递质导致神经毒性的痛点，提出调制星形胶质细胞可塑性的新策略，该项研究功能特性的靶点清晰、作用机制明确，可为食源性肽的改善学习记忆功效评价提供新型快速模型。其次，针对目前降尿酸肽研究所采用的体外化学、细胞及化学药物诱导的动物评价模型，不能真实模拟机体嘌呤代谢过程，研究团队采用 CRISPR/Cas9 基因敲除技术，构建自发高尿酸的稳定 *Uox* 基因敲除小鼠模型，该模型可全面表征高尿酸病理特征，模拟嘌呤代谢紊乱过程，从而可用于评价降尿酸活性肽作用机制。此外，研究者构建了线粒体能量代谢障碍的 *slc25a46* 转基因敲除小鼠模型，用于活性肽的功能评价，该小鼠模型具有显著表型优势（包括寿命短、体型小、行动缓慢、线粒体功能障碍、氧化应激损伤、表型稳定、重复性高及成模时间短等优势），尤其适用于食源性肽在改善线粒体功能障碍方面的研究。另外一类最接近人类的理想模式动物是非人灵长类动物（如猕猴、食蟹猴等），其基因组和生理机制与人类高度相似。相较于其他动物品种，非人灵长类动物的生理和病理机制更加接近人类，它们在食源性肽的营养功效及机制研究中的结果更加可靠，在临床前研究中具有不可替代的作用。其中，幼儿、孕期及老年等处在特殊生命周期的食蟹猴对于评估食源性肽的营养功效、安全性及功效性方面尤为适用。基于自发性营养不良食蟹猴模型考察大豆肽改善营养不良的作用，研究发现大豆肽组（每日补充 9 g 大豆肽的营养不良食蟹猴）比大豆蛋白组的体重和 BMI 增幅更大。

4. 临床评价法

食源性功能肽的临床研究主要集中在改善营养状况、降高血压等方面，并且食源性肽临床研究数量超过在非人灵长类动物模型上开展的相关研究。研究者通过干预处于化疗期高危营养不良脑癌患者的探索性人群试验，发现补充大豆肽可有效缓解患者的肌肉蛋白分解和体重下降，改善机体营养不良体征。一项随机、双盲、安慰剂对照试验显示，酪蛋白来源的三肽 IPP 和 VPP 可有效改善高血压受试者的中心收缩压和臂-踝脉搏波传导速度。此外，一项双盲随机对照试验，考察酪蛋白肽（TMP）改善老年人认知功能障碍和神经活动障碍的作用，发现摄入 TMP 可暂时抑制参与执行功能的特定脑区的互补性神经活动及默认模式网络活动，以改善认知神经活动。

尽管小鼠和非人灵长类动物模型均可用于食源性功能肽活性评价，但其并未被广泛应用于食源性功能肽的筛选。这是因为该研究过程所需的多肽样品量大，而高纯度食源性肽的制备难度大、成本高，难以满足实验要求，无法实现大规模、高通量活性评价和功能筛选。此外，目前用于食源性肽的高等动物模型仍多为医学生物领域的模型，而肽独特的分子结构特征使其生物活性的作用途径、靶点和功效方面与药物存在巨大差异。因此，医学生物领域中动物模型的评价指标和体系并不完全适用于食源性肽的功能评价。上述因素限制了小鼠和非人灵长类动物模型在食源性功能肽研究中的应用。

食源性功能肽的评价涉及多个维度，如化学、分子-细胞、低等-高等模式动物等。评价方法实验原理、适用范围各不相同，所得结果也存在差异。虽然当前食源性功能肽研究领域中多利用体外化学、生物学的常用方法进行功效评价研究，并少量开展以高等动物为主的临床前研究和人的临床研究，但由于食源性功能肽的结构多样性、体内过程复杂所带来的分析复杂性、作用靶点多样性，使其在功能特性评估方面极具挑战。因此，建立适用于食源性功能肽的功能评价体系,对其"构-效"关系研究及未来食源性功能肽的研发具有重要意义(图5-39)。

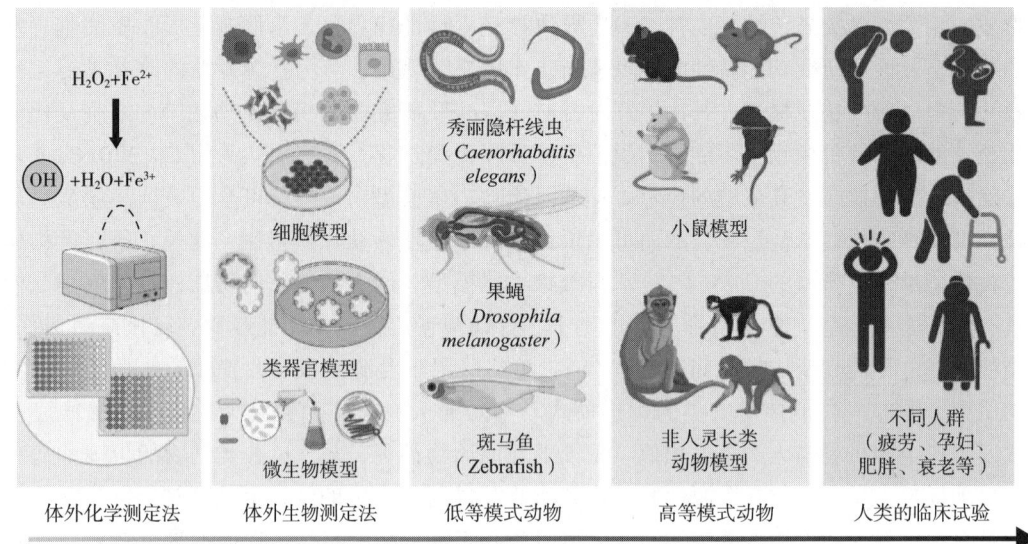

图 5-39 食源性功能肽的功能特性评价方法

(二)食源性肽的分子构效关系的分析方法

当前,食源性功能肽分子构效关系的研究和分析,主要有两种方式。一种是基于蛋白水解、分离纯化、结构鉴定和生物活性评价,建立的"自上而下"的肽结构与活性之间关系的方法,该方法优点是实验数据准确可靠,其缺点是工作量大、时间长、成本高;另一种则是基于计算机辅助分子建模的方法,通过"自下而上"的方式分析肽构效关系并加以验证。该方法可通过计算机模拟来预测肽分子的结构和生物活性相关性,并快速地筛选出具有潜在生物活性的肽分子,该优点是快速、高效、成本低,但其需对计算机建模技术有一定的掌握,同时预测结果需通过实验验证才能确保其准确性。研究者基于氧嗪酸钾诱导的高尿酸血症大鼠模型来评估鲣鱼蛋白酶解物降尿酸作用,研究发现该酶解物具有显著的降尿酸活性,并从中分离纯化鉴定出两条肽(亲水肽 PGACSN 和疏水肽 WML),通过分析肽与 XO 催化位点的结合情况,发现疏水肽 WML 更容易进入 XO 的活性位点。基于配体与受体存在的"钥匙与锁"之间的关系,研究者利用计算机分子对接技术,进行空间契合度和能量匹配计算获得抑制 XO 活性的多肽。然而,亦有研究发现,采用分子对接的 Vina 评分与肽分子活性之间并不一定存在直接相关性,因而需要建立分子结构与功能关系的多维度模型来探究多肽的构效关系(图5-40)。

然而,小肽的营养功能属性取决于组成分子的结构特征,在传统概念中,对于肽分子结构特征的描述多基于官能团的分类(如肽基)。但上述分类方法未能解答为何具备结构相似官能团的营养活性物质却表现出较大营养功能差异。研究团队基于分子轨道特性(如分子骨架结构、分子共轭体系、杂化轨道方式、孤对电子分布等),将功能特性物质分子中的核心原子归于不同类型的 s/p 杂化态,将复杂的结构问题归一到简单的指标进行表征,从崭新的视角表征小肽结构并阐释其构效关系。对于特定的小肽分子,其形成氢键的能力取决于原子杂化轨道的类型及其电荷分布。例如,由于孤对电子的离域化和电子密度的降低,参与其他轨道的共轭使得孤对电子难以形成氢键。

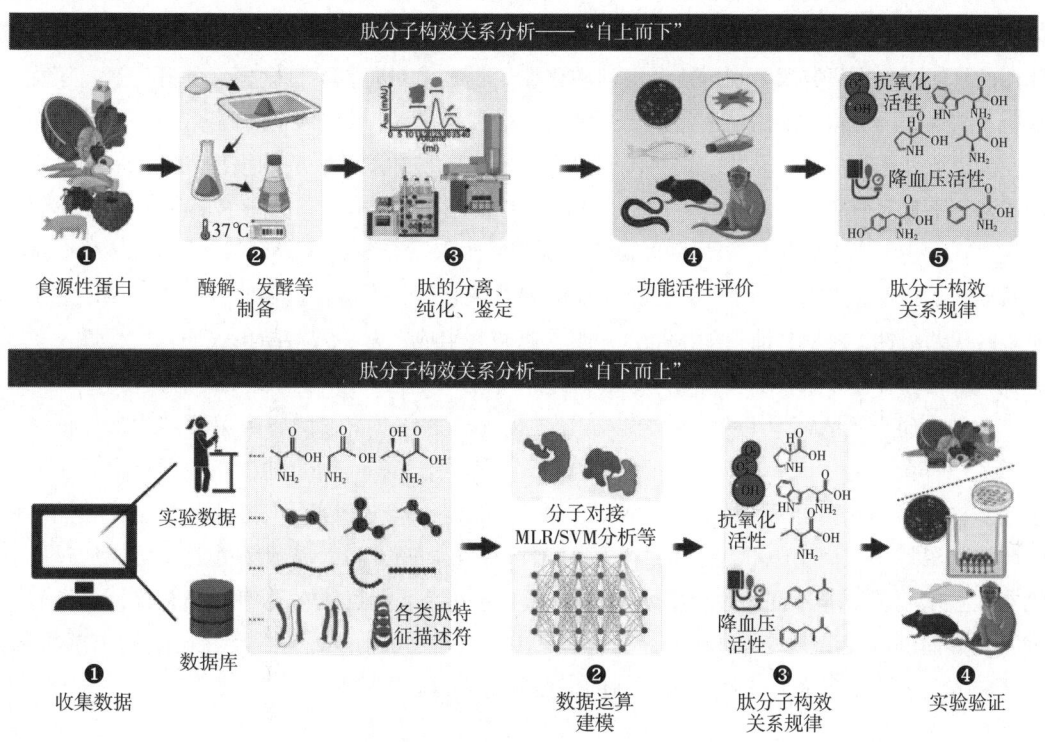

图 5-40 食源性功能肽的分子构效关系分析方法

（三）食源性活性肽调节营养不良

营养不良分为营养过剩或营养不足，营养不足表现为生长迟缓、体重减轻、免疫系统减弱以及身体和智力发育受损等。全球范围内，营养不足造成的健康风险及死亡率不断增加，特别是全球突发公共卫生事件和地域冲突进一步加剧了这一风险。艾滋病、癌症、肠道疾病、感染、反复腹泻等严重增加能量需求以及影响营养吸收与代谢的疾病是人类营养不足的主要原因，进而引发机体多器官损害与代谢失调，凸显了营养不良病因与机制的复杂性。目前，针对营养不良的干预措施以高蛋白、高热量的配方营养（如世界卫生组织推行的"即食治疗食品"）以降低死亡率为主要目的，并未考虑到对营养不良受损器官的恢复，这也导致了营养不良的高复发性。目前尚无能够重现营养不良临床表现的理想研究模型，如啮齿类动物无法模拟人类营养不良的复杂病理，猪营养不良模型与人类营养不良个体低白蛋白血症的临床表现相反，无法实现营养不良的机制探索。非人灵长类动物在系统发育上与人类最接近，具有相似的基因组、昼夜节律、营养需求以及摄食模式，是研究营养不良的理想模式生物。

近期科研人员基于大规模食蟹猴群体的营养评估，筛选出具有典型营养不良特征的食蟹猴模型。通过综合评估食蟹猴的体重、年龄体重Z评分（WAZ）、身高体重Z评分（WHZ）、年龄身高Z评分（HAZ）、头围（HC）、中上臂围（MUAC）以及皮褶厚度（SFT）等人体测量学指标，并结合血液生化检查，成功建立了能够全面表征人类营养不良特征的食蟹猴模型。这一模型的建立，为深入研究营养不良的发病机制及营养干预手段提供了重要的工具。进一步的研究发现，营养不良的食蟹猴肝脏出现了显著的病理变化，包括炎症细胞浸润、脂肪变性以及线粒体功能异常等。这些变化提示肝脏可能是营养不良的主要受累器官。为了探究营养不良对肝脏代谢的具体影响，研究团队利用转录组学和代谢组学技术对营养不良食蟹猴的肝脏进行了深入分析。结果表明，营养不良导致食蟹猴肝脏的羧酸和氨基酸代谢活性显著降低，同时伴随着甘油三酯累积和脂肪酸组成异常。这些代谢异常可能进一步加剧了肝脏的损伤和功能障碍。在明确了营养不良对肝脏代谢的影响后，研究团队进一步探究了大豆肽作为营养干预手段的有效性。研究发现，与大豆蛋白相比，大豆肽能够更显著地改善营养不良食蟹猴的体重、WAZ 和 WHZ 等营养状态指标。更重要的是，大豆肽还能够有效恢复营养不良食蟹猴肝脏中受抑制的羧酸和氨基酸代谢活性，降低甘油三酯水平，并改善脂肪酸组成异常。这些结果表明，大豆肽不仅具有优秀的营养补充效果，还能够通过重编程肝脏代谢来减轻营养不良导致的肝脏损伤。

此外，研究团队还发现大豆肽能够显著改变营养不良食蟹猴的肠道菌群结构，降低厚壁菌门与拟杆菌门的比值（F/B），有助于维持肠道菌群的稳态。通过加权相关网络分析，研究进一步构建了肠道菌群-肝脏代谢物网络，并鉴定出一个与营养不良发展程度显著相关的肝脏代谢物模块。该模块中的代谢物质与肠道菌群存在显著关联，提示肠道菌群可能通过肠肝轴在大豆肽改善营养不良的过程中发挥重要作用，揭示了大豆肽在重编程肝脏代谢、减轻营养不良方面的巨大潜力。通过深入探究营养不良对肝脏代谢的影响以及大豆肽的干预机制，该研究为营养不良的营养干预提供了新的思路和方法（图 5-41）。

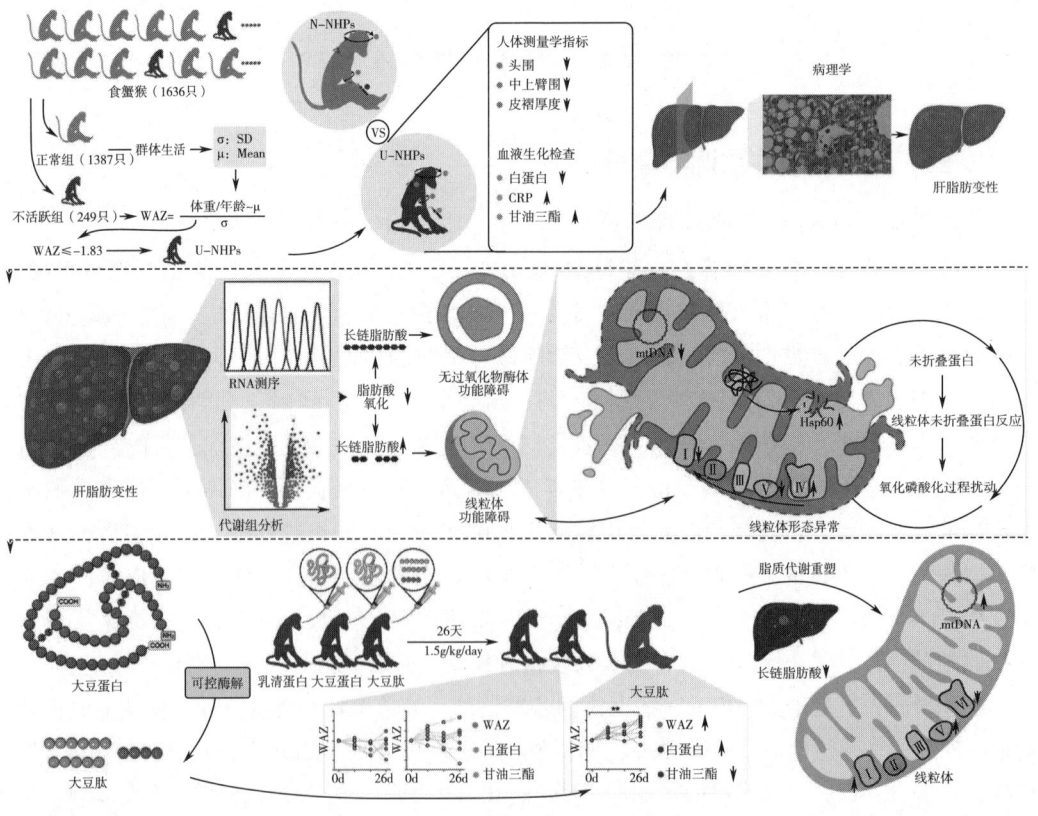

图 5-41　大豆肽显著改善食蟹猴营养不良

(四)食源性活性肽改善记忆障碍活性

近年来,随着人口老龄化问题日益严峻,记忆障碍及相关的神经退行性疾病,如阿尔茨海默病,已成为全球关注的重大公共卫生问题。随着人口老龄化,衰老带来的社会问题日渐突出,研究和开发延缓衰老、改善记忆力的药物对提高老年人的生活质量和社会均有重要社会意义。生物科学技术的发展带动生命科学的发展并不断发现新的更深入的研究热点,以及具有改善学习记忆功能的多肽在原料选择、分离纯化手段到功效验证等方面都有了长足的发展,二者结合,更有利于对改善学习记忆肽的探索、研发和应用。核桃作为一种营养丰富、被广泛认为具有"健脑益智"功效的坚果,其内含的活性成分备受科学界关注。

研究显示,核桃蛋白经过酶解处理得到的核桃蛋白源生物活性肽,具有显著的改善学习记忆功能。研究者通过 D-半乳糖(D-gal)诱导的小鼠学习记忆损伤模型,发现核桃蛋白酶解物(WPH)能够显著提高小鼠血清和脑组织中抗氧化酶(如 SOD 和 GSH-Px)的活性,同时降低氧化产物(如 MDA 和 NO)的水平,从而有效改善小鼠的学习记忆能力。进一步通过超高液相色谱和高分辨质谱联用技术,从 WPH 中鉴定出多条具有潜在生物活性的多肽片段在体外实验中展现出最强的抗 Aβ 蛋白聚集活性。为深入探究核桃蛋白源生物活性肽在体内的功效及其作用机制,研究团队采用 *APP/PS1* 转基因小鼠模型进行实验。行为学测试结果显示,核桃蛋白源生物活性肽干预能够显著改善 *APP/PS1* 小鼠在水迷宫和穿梭实验中的学习记忆表现。核桃蛋白源生物活性肽干预后,小鼠脑中的 Aβ 沉积显著减少,且能够调整 *APP/PS1* 小鼠肠道菌群的 α 和 β 多样性及组成,促进血清中神经递质肾上腺素(NE)水平的上升,并降低乙酰胆碱(Ach)和丁酸的水平。核桃蛋白源生物活性肽,在改善学习记忆功能方面展现出巨大的潜力,其作用机制涉及抗氧化、抗 Aβ 聚集以及肠道菌群的调节等多个方面,为开发新型的记忆障碍改善功能食品提供了重要的理论依据和实验支持。

(五)食源性活性肽修复骨损伤

骨健康已成为 21 世纪的一个重要议题。受遗传因素、生活习惯和环境因素的影响,骨损伤相关疾病如关节炎、骨质疏松和骨折的发病率和致死率日渐攀升。这些疾病的发生不仅会严重影响患者自身的生活质量,还会给其家庭和社会带来沉重的经济负担,甚至会对患者的生命造成威胁。成骨细胞是骨形成过程的关键细胞,活性物质对其生长机制的直接影响有望保护骨健康。鸡软骨是鸡胸肉加工的一种常见副产物,它富含改善骨健康的功效成分如胶原蛋白和硫酸软骨素。采用酶解法将这些大分子活性组分转化为小分子的活性肽,一方面能够提高鸡软骨的生物利用度和功效,从而增加其经济效益;另一方面,能够减少鸡肉生产所造成的环境污染。

在食源性活性因子改善骨损伤的研究领域中,鸡软骨多肽因其独特的生物活性和结构特性而备受关注。研究者深入探讨了鸡软骨多肽的制备、分离、结构解析及其对成骨细胞生长机制的影响,为骨损伤修复提供了新的思路和策略。研究人员首先通过优化酶解工艺,采用碱性蛋白酶在特定条件下对鸡软骨进行酶解,获得了具有高蛋白质回收率和水解度的鸡软骨酶解物。进一步通过离子交换色谱法和凝胶排阻色谱法对酶解物进行分离纯化,成功获得了具有显著抗氧化活性的组分。利用超高液相色谱-电喷雾电离串联质谱技术,首次鉴定出 5 条具有明确氨基酸序列的鸡软骨多肽:GGAP、QIGPA、QLGPA、MPKYA 和 QGPAN。在功能评价方面，研究发现这些鸡软骨多肽对成骨细胞 MC3T3-E1 的增殖和分化具有显著促进作用。随着培养时间的延长，这些多肽能够显著提升成骨细胞的碱性磷酸酶活性，表明其促进成骨细胞分化的能力。此外，研究还发现鸡软骨多肽能够通过抑制镉诱导的 p38 与 ERK1/2 蛋白的磷酸化，显著降低成骨细胞的凋亡损伤，从而保护骨健康。

为了进一步验证鸡软骨多肽在骨损伤修复中的潜力，研究人员构建了镉诱导的成骨细胞凋亡模型。实验结果显示，GGAP、QIGPA、QLGPA 和 QGPAN 多肽能够显著逆转成骨细胞凋亡损伤，提高细胞存活率，并降低早期凋亡和晚期凋亡细胞的比例。特别值得注意的是，QIGPA 和 QGPAN 多肽在恢复线粒体膜电位方面表现出色，进一步揭示了它们通过减缓细胞凋亡来保护骨健康的机制。研究不仅为鸡软骨多肽的制备和应用提供了科学依据，还揭示了其在促进成骨细胞增殖、分化和抗凋亡方面的潜在功效。这些发现为食源性活性因子在骨损伤修复领域的应用开辟了新的道路，也为未来开发针对骨健康保护的功能性食品和特殊医学用途配方食品提供了重要的理论和实践基础。随着研究的深入，鸡软骨多肽有望成为改善骨损伤、促进骨骼健康的新型生物活性因子。

（六）食源性活性肽调控嘌呤代谢

近年来，随着人们生活水平的提高和饮食结构的改变，高尿酸血症及其相关疾病（如痛风）的发病率逐年上升，已成为严重影响公众健康的代谢性疾病之一。嘌呤代谢作为尿酸生成的主要途径，其调控机制的研究对于预防和治疗高尿酸血症具有重要意义。食源性活性因子作为一类天然存在于食物中的生物活性物质，在调控嘌呤代谢方面展现出巨大潜力。研究人员围绕以下几个方面展开研究：核桃源降尿酸肽靶向抑制黄嘌呤氧化酶活性的构效关系，鲣鱼降尿酸肽的制备分离、结构表征及功效机制，以及磁性微球固定化黄嘌呤氧化酶的制备及其在分离降尿酸肽中的应用。

核桃蛋白肽含有较高的营养价值，而且核桃蛋白酶解物还呈现较高的活性，包括抗氧化、抗肿瘤、抑制生物酶等。鉴于核桃蛋白兼具高的营养成分和潜在的活性，因此对其进行降尿酸研究探讨，一方面有利于发展降尿酸肽来改善或治疗高尿酸血症、痛风，另一方面给核桃加工副产物创造更高附加值，以提高其经济价值。研究者从核桃中分离纯化得到一种具有降尿酸活性的肽类物质，该肽类物质能够靶向抑 XO 活性，从而降低血尿酸水平。研究发现，核桃源降尿酸肽对 XO 的抑制作用具有显著的构效关系。通过氨基酸序列分析、空间结构预测及分子对接模拟等方法，揭示了核桃源降尿酸肽与 XO 之间的相互作用机制。该肽类物质能够与 XO 的活性中心发生特异性结合，从而阻断底物与酶的结合位点，抑制 XO 的催化活性。此外，核桃源降尿酸肽还表现出良好的稳定性和安全性，为开发新型降尿酸药物或功能性食品提供了有价值的候选物质。核桃源降尿酸肽的构效机制研究不仅揭示了其抑制 XO 活性的分子基础，也为其他天然产物中降尿酸活性物质的筛选和鉴定提供了理论依据和技术支持。未来，可进一步通过结构修饰、化学合成等方法，优化核桃源降尿酸肽的活性和稳定性，以满足临床治疗和功能性食品开发的需求。

鲣鱼作为一种常见的海洋鱼类，具有丰富的营养价值和生物活性物质。研究人员从鲣鱼中分离纯化得到一种具有降尿酸活性的肽类物质，并对其进行了制备分离、结构表征及功效机制研究。研究发现，鲣鱼降尿酸肽的分子质量较小，氨基酸序列独特，且具有良好的水溶性和稳定性。通过质谱、核磁共振等现代分析技术，对其一级结构和二级结构进行了详细表征。此外，还通过动物实验和细胞实验验证了鲣鱼降尿酸肽 Pro-Gly-Ala-Cys-Ser-Asn（PGACSN），Trp-Met-Leu（WML）的降尿酸活性及其可能的作用机制。结果表明，鲣鱼降尿酸肽能够显著降低高尿酸血症小鼠的血尿酸水平，改善肾功能和炎症反应；同时，还能抑制 XO 活性，减少尿酸的生成。鲣鱼降尿酸肽的制备分离、结构表征及功效机制研究为其在降尿酸药物或功能性食品开发中的应用提供了科学依据。

（七）总结

食源性功能肽的研究已从传统的分离、鉴定、制备及功能评价分析，转为更为精细的肽分子结构与功效关系研究。然而，鉴于目前食源性功能肽所用功能评价体系较为单一，从体外到体内等多维度探讨食源性功能肽"构-效"关系的研究还十分局限，后续研究可借助多学科交叉技术，构建更为合理、科学的功能评价体系，并融入更多的临床和人群试验为其功能特性和安全性提供更为有力的证据。同时，明晰食源性功能肽的分子构效关系和吸收代谢机制可为建立更加科学有效的肽制备技术和加工工艺提供依据，以实现最大限度保持其原有的结构和生物学活性，助力食源性功能肽的工业化生产、市场开发和利用。然而，食源性功能肽的研究尚存在很多未解决的基础性科学问题，主要聚焦在 5 个方面。①肽的结构与其跨细胞膜之间的规律研究；②肽进入细胞后分布、代谢的时空动态规律研究；③蛋白酶解混合物中，多样化序列结构的肽分子是否协同合作完成其营养调控过程研究；④植物蛋白肽与动物蛋白肽的结构特征与营养功能基础差异研究；⑤不同生命周期（婴幼儿期、围孕期和老年期）植物蛋白肽与动物蛋白肽的营养代谢差异研究。对处在特定生命周期的婴幼儿、孕妇和老年人都需要额外补充食源性优质蛋白质，其中婴幼儿和孕妇多摄入乳蛋白，老年人多摄入植物蛋白；重要的是，对于非生理状态下的婴幼儿、孕妇、中年人和老年人，通过肽提供营养的效果优于整蛋白的营养功效。

思考题

1. 信号转导途径在细胞内外信息交流中的核心作用是如何实现的？
2. 解释信号转导通路中的信号放大和转导机制。
3. 食品营养如何在信号转导通路中发挥其调节效应？
4. 详细解析不同类型的信号转导通路，包括细胞表面受体介导的通路和核内信号转导通路。
5. 维生素、矿物质、脂质和蛋白质等不同营养素是如何影响信号转导通路的？

第六章

食品营养的感官神经生物学基础

> **学习目标**
> 1. 熟悉食品感官神经生物学基础。
> 2. 掌握营养学对食品感官功能的影响。
> 3. 理解食品感官相关受体在营养代谢调控中的作用。

> **学习重点与难点**
> 1. 重点：G蛋白偶联受体对食品感官功能的影响。
> 2. 难点：熟悉食品感官相关受体在营养代谢调控中的作用。

食品感官包括嗅觉、味觉等感官认知。营养物质的化学信号被嗅觉、味觉感受器官捕捉，通过神经传导及激素分泌等形式传递至大脑。食品感官认知不仅构成了人类进食体验的神经科学基础，而且在营养素摄入、消化、代谢等过程中具有重要调节作用。

第一节 食品感官神经生物学基础

食品感官是人们通过视觉、嗅觉、味觉、听觉和触觉来评估食品的质量和特性的感知体验。这涵盖了从食品的颜色、香气、味道、声音到口感等多方面的特性。这些感知不仅决定了食品的市场接受度，还深刻影响了消费者的饮食体验和满足感。例如，鲜艳的水果颜色、新鲜面包的香气、特定的食品风味（如辣椒的辣味或脆皮炸鸡的脆声）都会触发人们的食欲。人类对食物的味道和香气的感知主要依托于味觉和嗅觉两大感觉系统。这两种系统通过其专有的感受器细胞捕捉外界的化学分子，并借助神经传导机制将这些信号传递至大脑的特定区域，从而形成食品风味认知。

一、食品感官相关受体概述

食品的感官风味主要由专门的感受器——食品感官受体进行识别，这些受体包括位于鼻腔上皮的嗅觉受体和舌头表面味蕾细胞的味觉受体。这些受体能够与食品中的挥发性或非挥发性分子进行特异性结合，从而产生相应的感官信号和神经冲动。在所有的食品感官受体中，

G蛋白偶联受体（G protein coupled receptors，GPCR）是最为关键的一种类别。GPCR基因组是人类基因组中最大的基因家族，它们具备与多种化学分子、离子以及蛋白质结合的能力，进而参与多种生物学过程。这些过程包括神经信号传递以及食欲和消化的调节等。嗅觉（气味感知）和味觉（味道感知）作为两大核心感官，它们的功能大部分都是由GPCR进行调控和介导。

1. GPCR的基础结构

G蛋白偶联受体（GPCR）的结构特点明显且具有高度的保守性。基于其在细胞膜上的定位，GPCR可以被细分为三大功能区域：细胞外区域、跨膜区域以及细胞内区域，如图6-1所示。细胞外区域，由N末端和三个细胞外环（ECL1—ECL3）组成，用于与配体（如激素或化学物质）结合；跨膜（TM）区域，由七个α螺旋（TM1—TM7）组成，贯穿细胞膜，是信号传递的核心区域；细胞内区域，由三个细胞内环（ICL1—ICL3）、细胞内两亲螺旋（H8）和C末端组成，参与信号的转导至细胞内。其中，TM区域作为GPCR结构核心，通过与配体结合发生构象变化，从而引发下游信号转导至细胞胞内区域，成为胞外与胞内的信号接口。

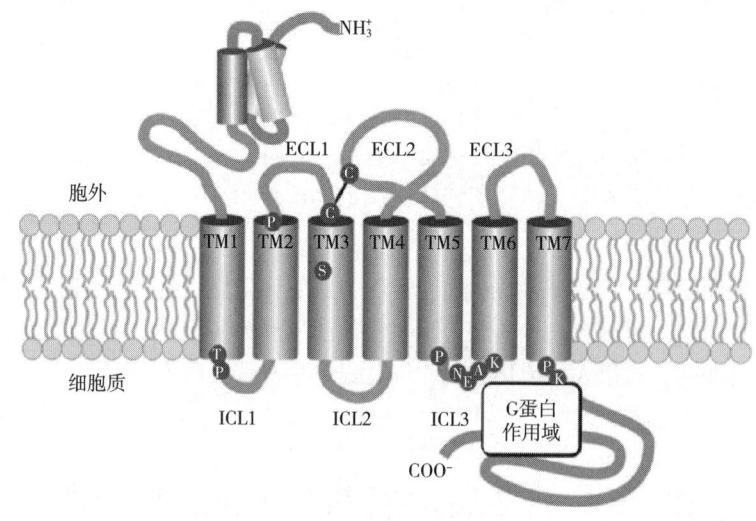

图6-1 GPCR受体结构

2. GPCR受体的分类

G蛋白偶联受体（GPCR）在其配体选择性上展现出极高的多样性，能够识别并结合的天然配体，涵盖了气味分子、信息素、激素、神经递质以及光子等。基于GPCR的结构特征与功能属性，可将其分为四个家族：A类GPCR、B类GPCR、C类GPCR与F类GPCR。

（1）A类GPCR　包括多种重要的GPCR，如肾上腺素受体、多巴胺受体、组胺受体和血清素受体等。这些受体主要参与调节神经传递等生理过程。如视紫红质受体，可结合配体包括神经递质、肽、视觉色素、气味剂、味觉剂和信息素等。

（2）B类GPCR　包括多种激素受体，如胰岛素受体、胰高血糖素受体和生长激素释放激素受体等。包括B1分泌素受体（secretin）和B2类黏附受体（adhesion）两个亚类。其中，促胰液素受体由多肽肠道激素受体组成，可结合配体包括胰高血糖素、胰高血糖素样肽、葡萄糖依赖性促胰岛素多肽、促胰液素、血管活性肠肽、垂体腺苷酸环化酶激活多肽和生长激素释放激素。这些受体主要参与调节代谢、生长和能量平衡等过程。

(3) C 类 GPCR　主要包括钙感受相关受体，它们参与调节细胞内钙离子浓度和钙离子信号转导等过程。如谷氨酸盐受体，包括代谢性谷氨酸受体、钙敏感受体和 γ-氨基丁酸受体等。

(4) F 类 GPCR　较小的家族，包含一些不同功能的受体，如平滑受体，配体包括卷曲和平滑的蛋白质，由卷曲和平滑的脂糖蛋白激活。

3. GPCR 受体的基本功能

GPCR 受体的基本功能是通过与配体结合，触发信号转导通路，从而调节细胞内的生理过程。当配体结合到 GPCR 的细胞外区域时，会引起 GPCR 的构象变化，激活其细胞内的 G 蛋白，进而激活或抑制下游的信号转导通路。功能性 GPCR 通常由三个亚基组成：具有核苷酸结合位点和 GTP 酶活性的 Gα，以及形成异二聚体的 Gβ 和 Gγ。GPCR 被配体激活后，Gα 亚基与 Gβγ 异二聚体分离，参与下游的信号传递。基于配体特异结合的多样性，GPCR 可被诱导形成多种"偏倚"构象，引发不同的下游信号转导通路，这种不同配体与相同细胞背景中的同一受体结合导致不同信号通路激活的现象称为"偏倚"激动。例如，GPCR 胞内区域结构可结合并水解 GTP 以介导下游信号转导，还能够激活肌醇三磷酸（IP_3）、甘油二酯（DAG）或环腺苷酸（cAMP）等第二信使通路或 β-抑制蛋白依赖性的信号转导途径。在 GPCR 活化后，G 蛋白偶联受体激酶（GRK）可将 GPCR 胞内结构域磷酸化，激活 β-抑制蛋白并介导 GPCR 信号转导的脱敏和 GPCR 的内吞，形成 GPCR 信号转导负反馈。

"偏倚"激动不仅为通路选择性药物的发现提供了途径，而且为 GPCR 对外源物质的识别方式提供了指引。研究发现，GPR120 与 9-羟基硬脂酸、亚油酸、油酸、ω-3 二十碳五烯酸及合成激动剂 TUG891 结合可分别形成不同构象，揭示了 GPCR 在营养调控中通过构象偏倚激动实现的选择性信号激活与转导。

4. **食品感官信号形成的分子基础**

嗅觉是通过鼻腔中的嗅觉受体来感知气味的，这些嗅觉受体实际上是七螺旋跨膜的 GPCR。人类的鼻腔中含有数百种嗅觉受体，每种嗅觉受体能够与特定类型的气味分子结合。当特定的气味分子进入鼻腔并与嗅觉受体结合时，GPCR 被激活，从而触发信号传递到大脑的嗅觉区域，让我们辨识不同的气味。味觉是通过舌头上的味蕾来感知食物味道的。味蕾细胞表面的味觉受体是七螺旋跨膜的 GPCR。不同类型的味觉受体与特定的味道类型相对应，包括苦、甜、咸、酸和鲜味。当食物中的化学物质与味蕾上的味觉受体相互作用时，GPCR 被激活，进而导致细胞内二次信使的产生，例如，cAMP 和 IP_3。这些信号分子进一步激活离子通道或激活蛋白激酶，最终产生信号，传递到相关的感觉神经元，从而使大脑感知到特定的味道。

二、嗅觉信号的形成与传导

嗅觉信号的形成与传导是指当外界的气味分子进入鼻腔后，通过一系列生物学过程将这些气味信息转化为神经信号，并将其传递到大脑的嗅觉中枢系统，从而感知和识别不同的气味。嗅觉感受器位于鼻腔的嗅黏膜上，包含嗅觉感受器细胞，此类细胞上覆盖着嗅觉受体。当气味分子与嗅觉感受器细胞上的嗅觉受体结合时，会触发一系列的生物化学反应，进而导致嗅觉感受器细胞内部产生电信号。这些电信号在嗅觉感受器细胞内部被转换成神经传递物质，如神经递质。随后这些电信号通过神经传导机制传递到嗅觉感受器细胞与神经元的连接点，称为突触。嗅觉感受器细胞通过突触释放神经递质，将信号传递给与之连接的神经元，这个传递过程称为突触传导。通过突触传导，信号被传递到嗅觉中枢系统，即大脑部位的嗅球。嗅球是大脑中负责嗅觉处理的区域，在嗅球中，经过复杂的神经网络处理，气味信息被解码和识别。不同的嗅觉信息被传递到大脑的其他区域，让机体能够感知、辨认和回忆不同的气味。

人类的嗅觉感受器位于鼻腔内嗅上皮中。食品感官的风味认知主要由食品中挥发性强的气味分子通过空气扩散进入鼻腔，穿过黏液与嗅觉纤毛表面的嗅觉受体结合，产生动作电位，并通过嗅觉感受器上的嗅神经元（olfactory neuron，ORN）轴突传递到嗅球（图6-2）。

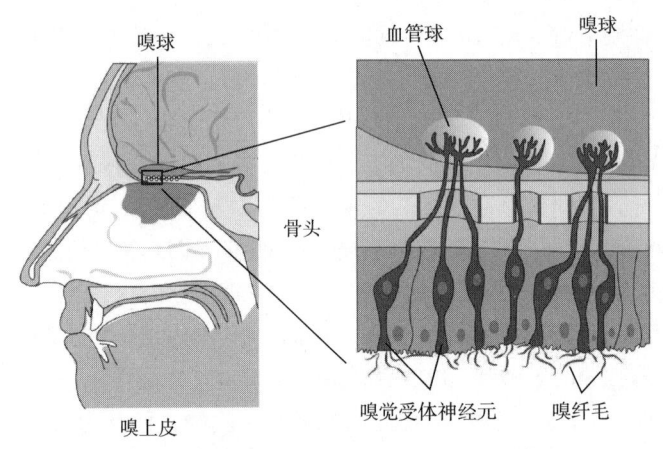

图6-2 周边嗅觉系统组织

1. 嗅觉信号的激活、传导与编译

嗅觉感受能力归因于嗅上皮细胞内的特定亚型 GPCR（$G\alpha_{olf}$）。在1991年，科学家们对嗅觉传导机制进行了前期研究，主要集中于 GPCR、腺苷酸环化酶及环核苷酸敏感离子通道。利用源于大鼠鼻上皮的 GPCR 的高度保守序列 cDNA 探针，科研团队检测出了仅在嗅上皮中有特异性表达的 mRNA，从而确认了嗅觉受体基于 GPCR 的结构性特征（图6-3）。

首先，气味分子与嗅觉受体 $G\alpha_{olf}$ 结合，激活受体，并启动膜结合腺苷酸环化酶Ⅲ（adenylyl cyclase Ⅲ，ACⅢ）的活性，导致细胞内产生 cAMP。接着，cAMP 结合并开放环核苷酸门控（cyclic nucleotide gated，CNG）通道，这使得 Na^+ 和 Ca^{2+} 等阳离子沿电化学梯度流入 ORN，该过程导致 ORN 的去极化，将气体感受刺激转变为电信号，从而完成感觉刺激向神经元电信号的转换（图6-4），负调控通路包括①Ca^{2+}/钙调蛋白复合物（CaM）抑制 CNG 通道，②CaM 激活磷酸二酯酶（PDE1c），③CaM 激酶Ⅱ（CaMKⅡ）抑制 ACⅢ。

在对小鼠和大鼠原位杂交研究中，科学家使用特异性探针对嗅觉受体 mRNA 进行检测。实验结果揭示，某一特定类型的 ORN 在鼻上皮长轴上的分布并无明显的空间局限性，但在垂直轴方向上，其分布却展现出有规律的模式。在三种明确区分的 ORN 中，它们分别表达不同的嗅觉受体，并被可视化为蓝色、黄色和绿色。每类 ORN 主要分布在轴长度的约1/4范围内（图6-5）。由于这些不同的 ORN 各自表达独特的嗅觉受体，并在鼻上皮中广泛分布，这种结构促进了对各种气味的高度敏感的检测。

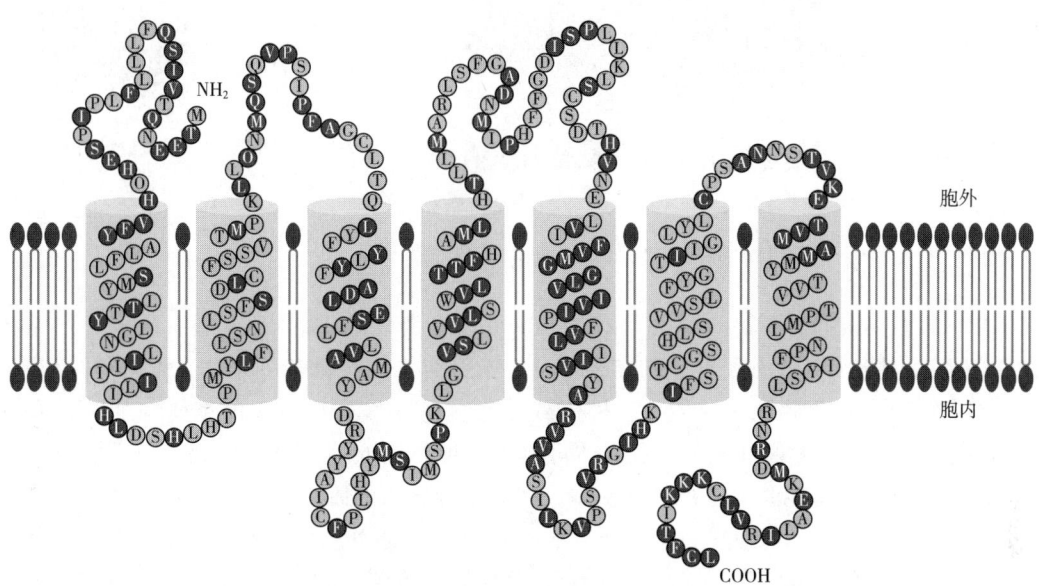

图6-3 嗅觉受体的基本结构

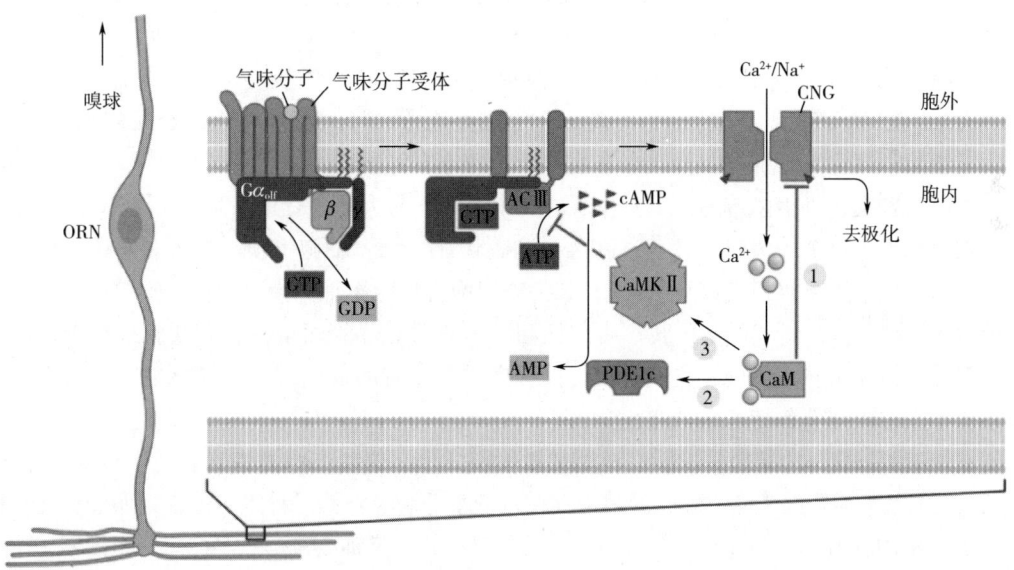

图6-4 嗅觉传导通路及其调控

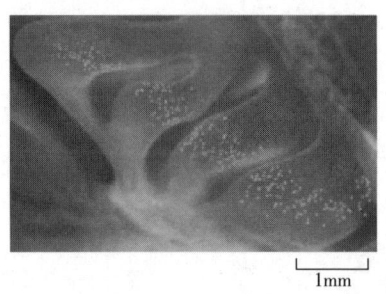

彩图6-5

图6-5 嗅上皮中表达特定受体的 ORN 分布模式图

在小鼠中，根据所表达的嗅觉受体，ORN 可以分为大约 1000 种亚型。鉴于每一类型的 ORN 可以对多个气味分子产生响应，单一气味识别往往需要多个嗅觉受体的共同作用。因此，当气味分子激活嗅觉受体后，机体需要对嗅觉信号进行复杂的编码与加工。通过 Ca^{2+} 显微成像技术，发现单一的嗅觉受体可以被多种不同的气味分子所激活，反之，一个特定的气味分子也可能激活多个嗅觉受体。这意味着气味的感知和识别是基于多个受体的组合式编码。例如，如果假设一个气味激活两种不同的受体，那么任何两种受体的组合都将产生一个唯一的气味感知。对于具有 1000 种受体的系统，理论上可以产生高达 50 万种独特的气味感知。当进一步考虑到受体的数量、活化强度以及不同的活化时间，这个数目可能会进一步增加，从而使得嗅觉系统具备对大量气味分子进行识别、编码和区分的能力。

在嗅觉信号传递及编码中，嗅球内的离散球状结构起到了核心作用。在每个嗅球内，ORN 轴突与二尖瓣细胞及簇状细胞的树突产生突触连接，形成嗅球输出神经元的不同亚型。二尖瓣细胞和簇状细胞都是谷氨酸兴奋性神经元，他们将顶端的树突发送到一个单独的小球，并投射出长轴突，将信息传递到嗅觉皮层的多个区域，为大脑进行进一步分析与整合。

在嗅球中，每个二尖瓣（蓝色、红色）和簇状（绿色）细胞将顶端的树突发送到单个小球，并向外侧发送次级树突（图6-6）。二尖瓣细胞将长距离轴突投射到多个嗅皮质区域，包括前嗅核、梨状皮质、嗅结节、皮层杏仁核和嗅内皮质。尽管两个二尖瓣细胞来自于嗅球的不同部位，但在梨状皮质中，它们的轴突投射模式并没有明显的区别。簇状细胞轴突支配前嗅皮质，并在嗅结节的特殊区域终止。

在细胞的位置、功能响应特性以及轴突投射模式上，这些细胞类型均展现出显著的差异。当前关于大脑如何解码环境中气味的理论存在三种主导观点：第一种观点提出，那些表达相同嗅觉受体的 ORN 在嗅上皮中可能形成空间上的集群，并通过轴突将信息导向嗅球中的同一个小球 [图6-6（1）]。第二种观点则认为，那些表达不同嗅觉受体的 ORN 在嗅上皮中是空间混合的，但在嗅球中的靶向过程中，相同嗅觉受体的 ORN 会被指导到同一个小球 [图6-6（2）]。第三种观点提出，不同嗅觉受体的信息可能在一个小球的水平上被整合，每个二尖瓣细胞从多种嗅觉受体蛋白接收输入，而嗅觉皮质的任务是分析这些蛋白的激活模式 [图6-6（3）]。这种策略可能为嗅觉系统提供了对复杂嗅觉刺激的灵活处理能力，确保了对多样化气味的区分和识别。

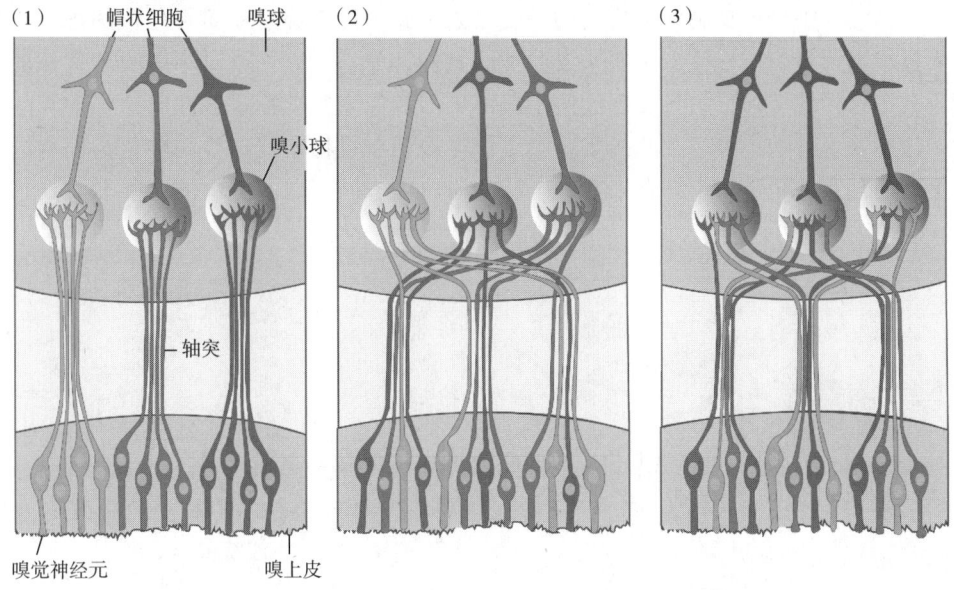

图6-6 三种嗅觉系统组织模式（相同颜色的ORN表达相同的嗅觉受体代表相同的嗅觉信息）

2. 嗅觉信号的脑部处理

在嗅觉系统的信号传导过程中，一个显著的特点是二尖瓣细胞与簇状细胞在获取嗅觉信息后，绕过了作为中继神经结构的丘脑，直接对多个嗅觉皮层区域进行神经投射（图6-7）。这种直接投射机制使得嗅觉信号能够绕过丘脑，直接传导进入大脑皮层。此外，同类ORN的轴突会汇聚并投射至同一嗅小球，使携带嗅觉信息的组织结构转变成为嗅小球的空间图谱。这种空间编码机制可能增强了嗅觉系统处理嗅觉信息的效率，使得具有相似嗅觉属性的感受器神经元能够共同作用，进而影响大脑对于嗅觉刺激的识别和解读。

彩图6-6

电生理学和光学成像研究结果表明，在大脑的主要嗅觉皮层区域——梨状皮质中，其神经元活动的空间编码组织显得相对混乱。例如，当使用双光子Ca^{2+}成像技术来研究梨状皮质时，发现被特定气味激活的单个皮层神经元广泛分布于整个梨状皮质区域，缺乏明显的空间分布特征。生理学研究与解剖学研究结果一致，他们都表明单个二尖瓣细胞的轴突广泛分布于梨状皮质中（图6-7），意味着没有明显的空间限制，相似的嗅觉受体在梨状皮质中的细胞分布没有特定的空间规律。

梨状皮质并未保持嗅球的轴突投射有序模式，这是因为在嗅球与梨状皮质间，二尖瓣细胞并没有稳定的结构性连接。在梨状皮质中，神经元接受来自嗅球的众多不同的嗅觉传输途径的综合信息，并通过一种随机的连接模式为嗅觉感知提供基础。这种非固定的连接模式为梨状皮质内的神经元提供了在突触连接强度上进行增强或削减的可能性，从而调节其连接强度，使得梨状皮质能够形成基于个体经验的气味编码。

然而，并非所有的皮层区域在气味编码上都呈现出与梨状皮质类似的特征（图6-7）。在小鼠大脑的侧视构造中，两类特定的嗅觉受体神经元轴突朝向两个特定的小球汇集，揭示了从嗅觉上皮至嗅球的有序结构。通过对二尖瓣细胞轴突的追踪，可以观察到，尽管它们在梨状皮质中的投射模式与源于不同嗅球小球的细胞类似，但向皮质杏仁核传输的二尖瓣细胞直接输入则显示出更加结构化的轴突投射模式。许多源于皮质杏仁核的神经元的轴突输入显示出明显的偏好性，主要来自嗅球的背侧部分。研究人员对小鼠嗅球背侧的组织进行了有选择性的切除，结果发现这些小鼠不再回避像变质食物或狐狸尿这样的天然忌避气味。这些发现暗示，嗅球背侧的某些嗅觉传导途径在将特定气味检测转化为固有的回避反应上可能具有关键作用。综合来看，嗅球的输出在不同皮层区域中的功能和意义存在显著差异。

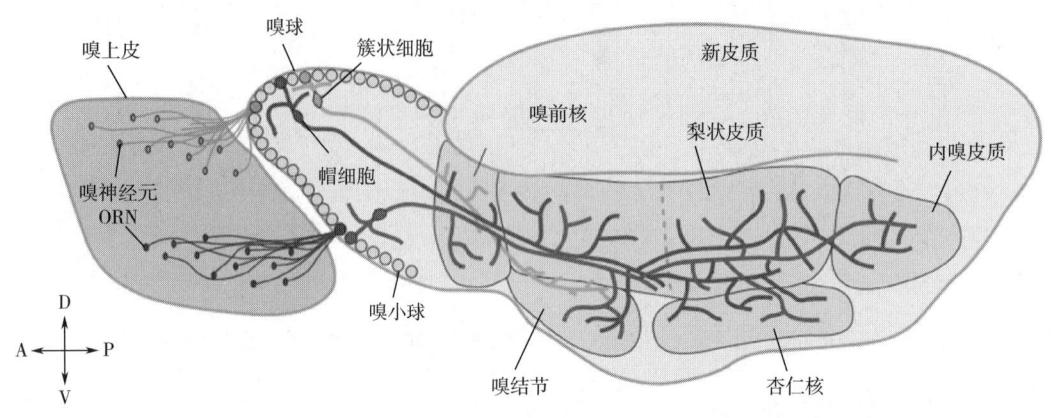

图6-7 小鼠中央嗅觉系统示意图

梨状皮质的虚线将这个最大的嗅觉皮层区域分为前（A）和后（P）两部分　D—背　V—腹侧

3. 嗅觉的恢复与适应

在嗅觉传导系统中，气味消退后嗅觉反应被迅速终止，此过程称为嗅觉恢复；当嗅觉反应受到先前同一气味的影响时，此过程被称为嗅觉适应。Ca^{2+}通过嗅觉感受器系统内的CNG通道进入细胞，在调控嗅觉恢复与适应过程中具有至少三种独立机制。首先，Ca^{2+}/钙调蛋白复合物与CNG通道结合，直接对其产生抑制作用。其次，PDE1c推动cAMP的降解。最后，Ca^{2+}/钙调蛋白复合物触发Ca^{2+}/钙调蛋白依赖性蛋白激酶Ⅱ的激活，导致ACⅢ磷酸化，从而抑制新的cAMP生成。这些负反馈机制促使cAMP水平恢复至基线状态，关闭CNG通道，为嗅觉系统的下一轮刺激和受体活化做好准备。

研究者通过记录转基因小鼠的气味反应，研究了各种负反馈机制对嗅觉恢复和适应的相对贡献。例如，研究者使用CNG通道上钙调蛋白结合位点突变的小鼠研究了对气味刺激反应的衰减及对第二种气味脉冲反应的幅度。研究结果显示，Ca^{2+}/钙调蛋白复合物对CNG通道的调节在恢复行为中比在适应行为中发挥更突出的作用。而另一项研究指出，缺乏糖化血红蛋白会导致比嗅觉恢复更严重的嗅觉适应缺陷。

三、味觉神经生物学基础

味觉信号的传导涉及食物中的化学分子与口腔内的味觉感受细胞发生相互作用后，通过一连串的生物化学反应，将味觉信息转换为电生理信号，并传送至脑部的味觉中枢，从而实现味道的感知与辨识。味觉感受细胞分布在舌表及口腔其他部位，这些细胞结构中嵌有各种味蕾，分别对应甜、苦、咸、酸及鲜味的感知。

在人体中，舌面的味觉感受主要由味觉乳突所承载。根据其解剖位置和形态特征，乳突可分为：①位于舌中后部的环状乳突；②位于舌侧边的叶状乳突；③分布在舌前部大约三分之二区域的真菌状乳突。每个乳突内部构造像蒜瓣，其中含有多个味蕾，而每一个味蕾则由50~150个专门的味觉感受细胞所组成。这些细胞的顶部延伸至口腔，形成味觉孔，并与供应味蕾的味觉神经末梢在基部产生接触。多个味觉感受细胞共同构建一个味蕾，而其细胞顶端的延伸部分构成舌表的味孔［图6-8（1）］。

当呈味物质与味觉受体结合时，诱导味觉感受器细胞去极化。与嗅觉感受器神经元不同，味觉感受器细胞没有自己的轴突。他们在底部释放神经递质，激活味觉神经末梢的分支，通过味觉神经支配味蕾。舌根前、舌根后、咽的味觉神经［图6-8（2）］起源于单独神经节中的神经元，这些神经元都将其中央轴突投射到脑干的孤束核（nucleus of the solitary tract，NTS）。味觉信息由NTS神经元传递到丘脑神经元，再传递到岛叶皮层。信息被传递到脑干的NTS，然后经过丘脑最终到达岛叶皮质区域，形成大脑对味觉的认知。在味觉核中，经过复杂的神经网络处理，味觉信息被解码和识别。

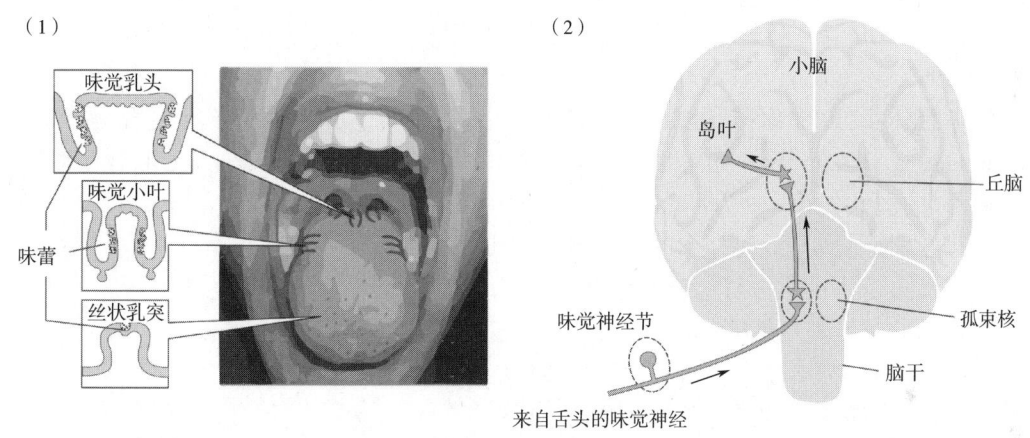

图6-8 味觉系统的组织
（1）味蕾细胞结构、形态及分布示意图　（2）中央味觉系统示意图

1. 甜味与鲜味受体

甜味和鲜味是人类口味的两种主要感知类型，它们分别由不同的受体介导，位于舌头上的味蕾中，是感知甜味和鲜味的关键组件。20世纪末，研究人员利用分子生物学技术鉴定味觉受体细胞中差异表达的基因，发现了T1R1和T1R2两种甜味受体。研究表明，T1R1和T1R2的mRNA在味蕾细胞中被检测到，而T1R1和T1R2的蛋白则集中在味孔表面（图6-9）。T1R1（又称TAS1R1）是甜味受体中的一种蛋白质，它是由基因 *TAS1R1* 编码的，在味觉细胞中表达。T1R1与另外一种蛋白质T1R3（TAS1R3）组成复合体，形成了一种特定类型的甜味受体，负责感知某些特定的甜味化合物。除了GPCR特征性的七螺旋跨膜结构域外，T1Rs家族还具有特殊的细胞外结构域，由Venus Flytrap（VFT）结构域组成，并伴随一段高半胱氨酸含量的短链。细胞测定、分子对接和定点诱变研究表明，T1R2（T1R2-VFT）或T1R1（T1R-VFT）的VFT结构域中包含大多数甜味配体的主要结合位点，包括天然糖、人造甜味剂和天然甜味剂或鲜味配体。T1R1/T1R3复合体主要对一些天然存在于蛋白质中的氨基酸，如L-甘氨酸、L-天门冬氨酸和D-天门冬氨酸，以及一些合成的人工甜味剂，如瓜尔豆脱氨酸盐

（L-甘氨酸）等产生甜味感知。T1R2（又称TAS1R2）是甜味受体中的另一种蛋白质。它是由基因 *TAS1R2* 编码的，也在味觉细胞中表达。T1R2 与 T1R3（TAS1R3）结合形成复合体，构成另一种类型的甜味受体，主要感知许多碳水化合物类甜味化合物，如蔗糖、葡萄糖、果糖等。此外，甜味受体还感知除了甘氨酸和 D-色氨酸等的甜味氨基酸、氨基酸二聚体和各种甜味蛋白质等。进一步研究发现，T1R2 通过与 T1R3 共同作用识别甜味，而 T1R1 与 T1R3 共同作用识别鲜味。在小鼠中，味觉受体 T1R3 对应的 *Sac* 位点自发突变将导致小鼠对甜味不敏感，而将正常的 *T1R3* 基因导入该突变小鼠体内可恢复小鼠对糖类敏感性。另一项研究将不同 GPCR 受体混合引入通常不对糖响应的异种细胞，发现 T1R2 与 T1R3 共同作用，不仅对蔗糖等天然糖有反应，而且对糖精等人工甜味剂也有响应，揭示了味蕾细胞对糖的响应依赖于 T1R2 和 T1R3 的共同作用。

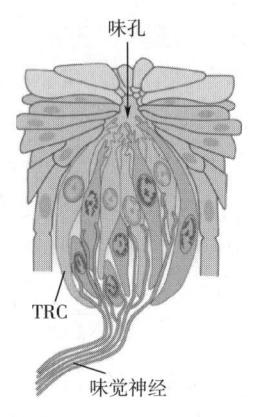

图 6-9　T1R1 蛋白集中于味孔

2. 苦味受体

苦味受体由 T2Rs 家族 GPCR 组成。1931 年，杜邦公司合成了苦味化合物苯硫脲（phenylthiourea, PTC）（图 6-10），发现不同人群 PTC 敏感性阈值存在显著差异，且这些性状遗传遵循孟德尔遗传定律。这为苦味味觉敏感性基因图谱的分析提供了线索。

尽管苦味的感知也是基于 GPCR 机制，但其与甜味和鲜味受体在结构与功能上均有所不同。首先，T2Rs 家族受体及其对应的基因结构比较复杂，这反映出动物需要通过苦味来感知多种可能的有毒化合物。其次，T2Rs 家族对其激动剂显示出更高的亲和性，这有助于减少摄入可能有毒的苦味化合物，而 T1Rs 对甜味和鲜味物质的较低亲和性则有助于确保对营养物质的大量摄入。再者，多种苦味受体在同一味觉感受细胞中的共表达说明，动物在避免摄入有毒物质时的优先级高于区分不同的苦味。

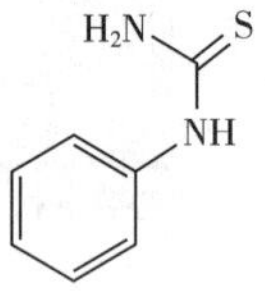

图 6-10　苦味化合物苯硫脲的结构

虽然大多数 T2Rs 仅可被少数苦味剂激活，但研究发现 TAS2R10、TAS2R14 和 TAS2R46 受体对多种苦味物质敏感。其中，对 TAS2R46 的结构及功能分析揭示了受体中单个正位配体结合域的存在，该"口袋"可容纳所有不同的苦味剂，实现对多种苦味剂的识别和感知。

3. 酸味与咸味通道

相较于甜味、苦味和鲜味，酸味的感知不是通过 GPCR 实现的（图 6-11）。近期研究指出，酸味感受细胞的活化是由能够透过细胞膜的有机酸触发的，这一过程由特定的离子通道介导，如 TRP 通道的 PKD2L1 和 PKD1L3，这些通道在某一亚群的味觉受体细胞中得到表达，并能够在质子的作用下引发细胞内 Ca^{2+} 浓度的增加。基于这些观察，科学家已经鉴定出多种可能的候选酸味受体，例如，上皮钠通道、超极化激活的环核苷酸门控通道、酸敏感离子通道和多囊肾病相关蛋白，但是真正负责酸味感知的受体仍然不明确。

咸味感受由两个系统组成（图 6-11）。第一种咸味系统通过上皮钠离子通道（ENaC）介导对 Na^+ 响应，可被上皮钠离子通道抑制剂阿米洛利抑制。第二种咸味系统使机体对高浓度的 NaCl（>300mmol/L）和其他盐产生厌恶反应，且不受阿米洛利的抑制。研究表明，ENaC 基因敲除小鼠对低浓度 NaCl 溶液嗜好降低，但仍对高浓度盐溶液产生排斥行为。这两种咸味感知系统共同作用，调节生物对金属离子的摄入。

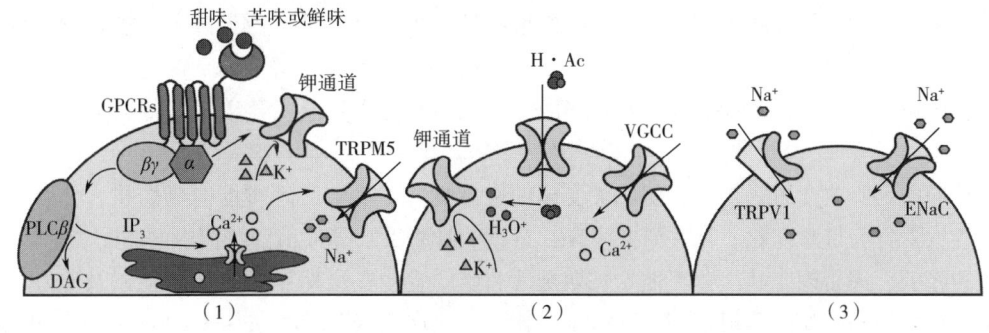

图 6-11 五种味觉相关物质在味蕾细胞中传递的机制

4. 味觉信号的传导

呈味剂的化学信号与 T1Rs 和 T2Rs 等味觉受体结合，并通过异源三聚体 G 蛋白偶联至细胞内信号通路。当受体被苦味或甜味化合物激活时，通过 PLCβ2 激活下游信号传导和 IP_3 途径，刺激 IP_3 受体并诱导细胞质 Ca^{2+} 从内质网释放。动作电位通过钙稳态调节剂 1（Calcium homeostasis modulator 1，CALHM1）和钙稳态调节剂 3（Calcium homeostasis modulator 3，CALHM3）介导的非囊泡机制触发神经递质 ATP 的释放，激活味觉细胞和感觉纤维受体，使味觉传递进入神经系统。

在神经系统中，味觉的神经信号是通过颅神经进行传导的，主要依赖于三个颅神经，即鼓索神经、舌咽神经和迷走神经。这些神经在桥髓交界区域进入脑干，并将信号向下传递至延髓的终端，在此与孤立核形成突触联系。随后，信号会通过丘脑传导到味觉皮层和下丘脑。最终，于眶额叶皮层，味觉、嗅觉以及躯体感觉的信号会被集成，为味觉感知提供基础。

第二节 食品感官受体的调控与功能

味觉受体细胞的自我更新半衰期为 8~24d，其功能可能会因长时间的味觉暴露或机体的生理状态而受到影响。近年的研究显示，多种代谢激素及其相关受体在味蕾细胞的特定亚群中表达，并参与味觉反应与内分泌系统的调节，这有助于调控食物摄入和代谢，从而维持全身能量的稳定。此部分将探讨各种生理状态下激素水平变化对味觉功能的影响，以及食品感官受体在机体的营养代谢调控中的角色。

一、食品感官受体功能的调控

1. 饮食对味觉功能影响

人类感官研究结果表明，低盐、低糖、高脂饮食等营养模式都可对机体味觉功能造成影响。在饮食中长期接触单一味觉刺激将导致相应受体敏感性及表达水平逐渐降低，出现味觉阈值提高、敏感度降低等现象。

低钠和低糖的膳食摄入可增强味觉受体的功能，导致对于咸味或甜味的感知敏感性提升。研究表明，经过 33 个月的低盐饮食后，受体的表达升高，出现了持久的受体适应性、神经传导的调整，以及对咸味感知的强度超过常规饮食的个体。在开始低糖饮食的第二个月，受试者与那些采取常规饮食的人相比，对甜味的敏感性增加，且这种敏感性随着低糖饮食时间的延长而进一步加强。在动物模型中，小鼠在长时间暴露于甜味、鲜味和咸味的刺激后，甜味受体亚单位 T1R1 以及盐感知通道 ENaC 的相关 mRNA 表达降低，导致对这些味觉的敏感性减弱。

长期的高脂饮食不只是对脂肪相关受体的敏感性产生影响，还可能对脂肪摄入依赖性和偏好性饮食行为带来变化。相关研究发现，持续的脂肪摄入导致小鼠味蕾中的脂肪受体 CD36 的表达降低，进而改变其饮食习惯。长期摄入高脂肪食物还会对下丘脑的功能以及奖励机制带来影响，例如，降低多巴胺（dopamine，DA）和 μ-阿片受体（μ-opioid receptor，MOR）的表达，并抑制对持续或重复刺激的慢性细胞活化反应，从而进一步促进对高脂饮食的偏好。高脂饮食也可能因导致体内脂肪积累以及肠道微生物平衡的改变，触发炎症反应和内分泌环境的变化，进而对脂肪味觉的敏感性和相关的中枢反应产生影响。研究还发现，持续摄入导致肥胖的饮食（如饱和脂肪饮食）会使体内脂肪堆积和肠道微生物失衡，进一步引起慢性炎症（如内毒素释放和促炎细胞因子的释放）以及新的内分泌平衡（如 GLP-1 和生长素释放肽的减少以及瘦素的增加），这些改变会影响口腔中的脂质敏感度及大脑中枢的相关奖励反应（图 6-12）。这些外周和中枢的感觉变化可能进一步促使个体优先摄入高能量食物，从而形成一个导致肥胖的恶性循环，以满足个体的感官享受。限制热量或进行减肥手术，可能通过减轻肥胖和调整肠道微生物平衡来重塑个体对脂肪味觉的感知。

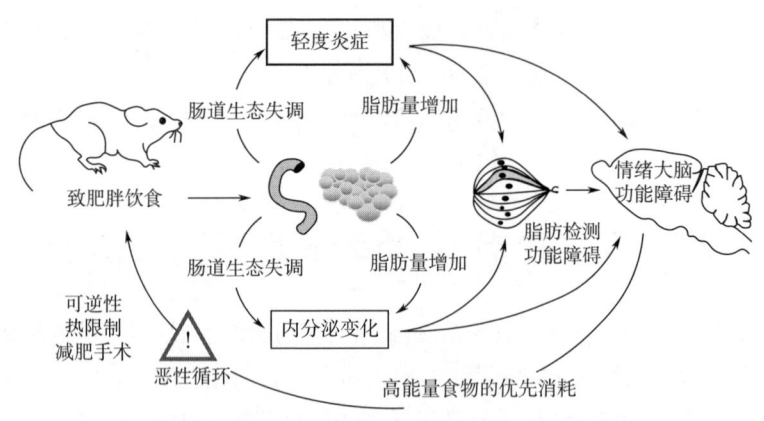

图 6-12　啮齿动物饮食引起的肥胖相关的脂肪味觉功能障碍的因素

味觉还受餐后饱腹感形成与激素反馈的影响。研究发现，后脑神经元细胞对饱腹感信号敏感，当机体处于饱腹状态或高血糖水平时将抑制甜味刺激的感知。当通过静脉输注葡萄糖或胰高血糖素给药来提高血糖水平时，小鼠对甜味的感知能力同样被抑制，减少碳水化合物摄入。

2. 肥胖对味觉功能影响

味觉与食物选择及肥胖之间存在密切的关联。舌部的脂肪含量增加导致的局部脂肪因子水平上升,以及味蕾细胞中丰富的脂联素受体表达,均暗示舌头作为主要的味觉组织,是肥胖患者生理代谢调节的关键靶器官。它受到肥胖进展和激素水平变化的直接影响。基于这些观察,针对味觉的治疗手段有望成为未来预防和治疗肥胖的新策略。

脂肪因子瘦素能够通过与Ⅱ型味蕾细胞中肥胖受体结合,激活味蕾细胞 K^+-ATP 通道,减少味蕾细胞传入神经纤维的甜味反应信号,抑制甜味感知。研究发现,机体内瘦素水平的昼夜节律与甜味感知能力变化高相关,表明瘦素抑制甜味敏感性是肥胖人群甜味阈值升高的潜在原因。除脂肪因子外,肥胖人群中来自血液循环、局部脂肪细胞及内分泌味觉细胞的内源激素或信号分子,如细胞因子、脂联素、胆囊收缩素、生长素释放肽、胰岛素、胰高血糖素等,均可对味蕾细胞的味觉感知造成影响(图6-13)。

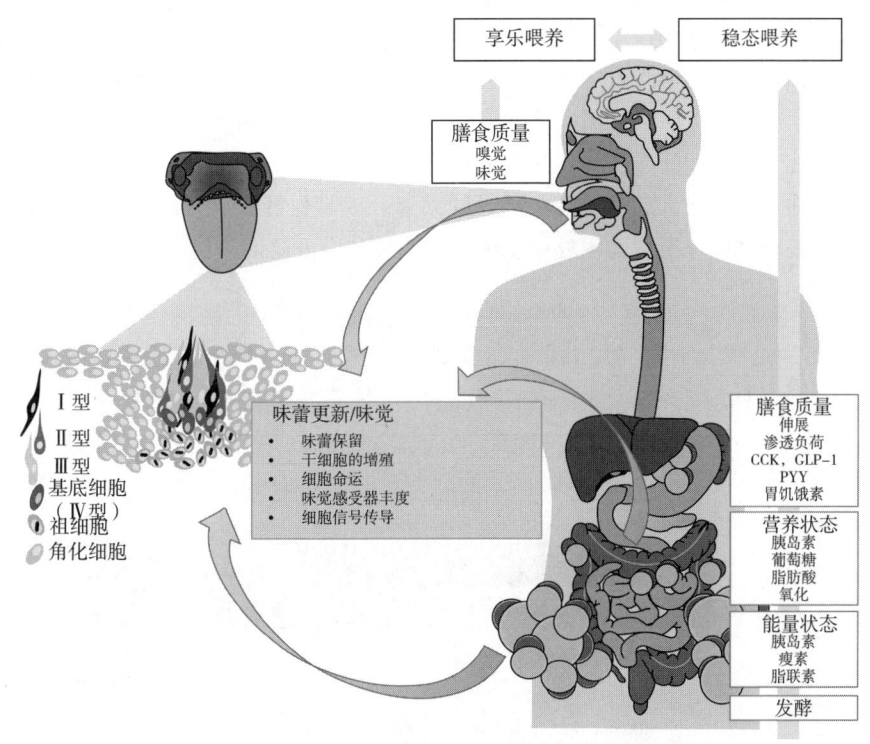

图 6-13　肥胖对味觉的影响及其与食物摄入的关系

CCK—胆囊收缩素　GLP-1—胰高血糖素样肽-1　PYY—YY 肽

3. 孕期激素变化对味觉功能影响

怀孕期间,催产素、瘦素、血管紧张素Ⅱ等激素分泌水平随生理状态变化发生一系列改变,这导致孕期甜味、酸味、苦味等味觉功能出现异常,如甜味、咸味敏感性下降,孕早期苦味敏感性提高等。

催产素是一种由九个氨基酸组成的神经肽,产生于下丘脑室旁核和下丘脑视上核,可作用于催产素 GPCR 并调节人类的社交、生殖和哺乳等多种行为。研究发现,神经胶质样味觉细胞亚群和味蕾外围细胞中存在催产素受体表达,催产素可通过血液循环传递,作用于Ⅰ型味觉细胞中催产素受体以抑制外周甜味反应,调节 NaCl 和蔗糖等营养素的摄入。敲除催产素受体后,小鼠出现过量摄入糖精与蔗糖溶液行为。此外,大量研究表明,脑内催产素对小鼠营养摄入与味觉感知具有重要影响,其主要机制是通过后脑神经电活动信号增强饱腹感以终止膳食摄入。

除催产素外,孕期多种激素分泌紊乱,共同作用导致味觉功能失调,如瘦素、胆囊收缩素、胰高血糖素样肽Ⅰ、血管紧张素Ⅱ等。研究表明,瘦素分泌于孕早期和中期逐渐上升,并于中晚期或晚期达到峰值,持续作用于味觉细胞,抑制甜味敏感性;孕期血管紧张素Ⅱ水平提高则能够降低咸味感知能力。

二、食品感官受体在营养代谢中的作用

食品感官受体表达水平及功能受到饮食模式、激素水平等多种因素的影响,反映了人类机体根据健康状况调控食物选择与摄入的方式之一。相反,味觉与嗅觉作为最初的感受器,在人体的营养消化与代谢调控中同样扮演着重要作用。感官信号通过影响头期胰岛素反应、胰腺外分泌物,以及胃肠道激素的变化和循环等响应对调控机体的营养摄入、消化、代谢进行调控。感官信号的产生通常在摄入前或开始时发生,如对食物的味道、质地和外观产生的味觉、触觉、视觉等生理反应,统称为头期反应(cephalic phase reaction,CPR)(图6-14)。研究表明,味觉信号可在头期反射阶段诱导胰岛素、胰高血糖素、胰高血糖素样肽Ⅰ、胆囊收缩素、生长素释放肽等激素的释放,发挥生理调控与内分泌调节功能。

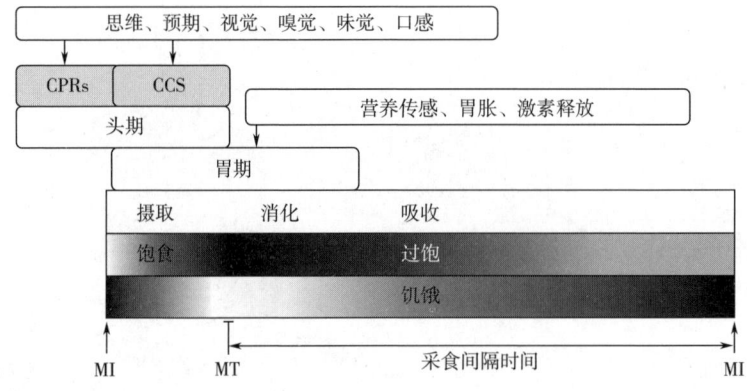

图6-14 在食物摄入过程中的头期反应过程

1. 食品感官对营养摄入的影响

味觉的核心生理功能是鉴别物质并评估其摄入的价值。例如,甜味和鲜味分别与糖和氨基酸这些营养物质相对应;咸味和酸味则与金属离子和氢离子的浓度有关;苦味往往与潜在的有毒或有害物质相关。当感受到甜味和鲜味时,通常会产生愉悦的生理反应,而强烈的苦味可能诱发呕吐和恶心等生理现象。在摄食过程中,各种味觉被整合,帮助决定是否摄食,并调节营养的摄入平衡。

嗅觉同样可影响食品的感官风味感知,嗅觉下降将导致味觉丧失、饮食行为改变、甜食和高脂食物摄入增加等,导致慢性病风险提高。老年嗅觉退化是常见的嗅觉功能障碍,可引起食欲下降、厌食症,导致营养不良与免疫功能障碍。研究表明,嗅觉退化与食欲变化是导致老年人营养不良的主要因素。此外,气味的后鼻刺激较正鼻刺激可抑制长时间进食行为,导致进餐终止,而通过正鼻刺激对食品气味的感知则被认为是短期暴饮暴食的主要因素。

摄入前后感官信号的整合能够提高机体对营养丰富食物的喜好程度，形成对食物潜在饱腹感的认知，并作用于机体对食物的选择和摄入量。头期反应，如唾液分泌、胃酸分泌和一些胃肠道激素的释放，作为对食物相关刺激的快速条件生理反应的一部分，可被食物的视觉、嗅觉和味觉触发，以调节人体营养消化代谢。

2. 食品感官对脂肪消化代谢的影响

食品味觉感官作为头期反应中重要的影响因素参与机体营养吸收、代谢的调节。其中，脂肪味觉作为潜在的第六味觉感知，对机体食物选择与脂肪摄入有重要贡献。动物和人类研究均表明，口腔脂肪检测的效率与食物选择密切相关。例如，大鼠口腔脂肪感受能力与高脂食物偏好呈负相关；而人类低脂肪敏感度受试者较高敏感度受试者摄入了更多碳水化合物和脂肪，*CD36* 基因缺陷者对油脂添加具有更强偏好，表明脂肪味觉感受对于高脂饮食嗜好具有重要作用。

脂肪味觉还能够引起消化系统与内分泌系统的响应。小鼠 *CD36* 受体可识别脂肪酸，研究发现 *CD36* 功能缺陷小鼠进食脂肪后消化系统应激产生胃酸等消化液功能受到阻碍；而对空腹小鼠进行口腔脂肪刺激可影响消化道调节，增加消化液分泌。此外，研究表明，小鼠对脂质的口腔感受能力对内分泌也具有依赖性，GLP-1、生长素释放肽和内源性大麻素等激素水平上升提高了小鼠脂质味觉的敏感度。

3. 食品感官对糖吸收代谢的影响

食品感官可通过头期反应引起胰岛素等激素水平变化，实现对糖类消化代谢调控。研究发现，血浆胰岛素水平在摄入糖类物质后数分钟内显著升高，表明机体对糖类摄入的代谢响应不仅依赖于肠道吸收，而且受到头期反应的影响。研究者在啮齿动物和人类中发现，头期胰岛素释放（cephalic phase insulin release，CPIR）依赖于完整的味觉神经并通过迷走神经或甜味味蕾细胞分泌的 GLP-1 对胰腺进行刺激。除 GLP-1 外，味觉细胞亚群以及唾液腺还能够产生多种代谢激素，包括瘦素、生长素释放肽、胰高血糖素等，参与机体糖类代谢调控及甜味信号传递。

天然甜味剂和合成甜味剂均可结合甜味受体 T1R2 与 T1R3，激活下游响应，在食欲、葡萄糖稳态和肠道蠕动调节中发挥作用，影响机体糖类代谢。研究表明，甜味刺激能够影响小鼠机体葡萄糖代谢的系列生理反应。其中，头期反应在葡萄糖稳态中起着关键作用，较低的 CPIR 被认为是胰岛素抵抗的标志之一。不同甜味剂可引起 CPIR 水平变化，因此，食用未能引起或引起较轻头期反应的甜味剂将导致葡萄糖代谢调节的不同模式。

机体存在两种糖分响应机制：一种是基于 T1R2 与 T1R3 甜味感受的对糖类食物摄入的认知信号，另一种是通过 CPIR 引发的生理反射。研究发现，糖类诱导的 CPIR 在 *T1R3* 基因敲除小鼠中仍然存在并可由 K^+-ATP 通道进行调节。消除小鼠中 *T1R2* 表达后，显著影响了小鼠胰岛素分泌与能量代谢。在同样食物摄入量下，*T1R2* 的缺乏使骨骼肌中脂肪酸氧化和能量耗散的增加，体重显著下降。

除了 CPIR 外，味觉受体 T1R2、T1R3 还通过在胃肠消化道等部位表达参与糖代谢调控，如参与胃肠道中糖感应、葡萄糖稳态调节及饱腹激素释放等。在胃肠道中，甜味受体可以作为葡萄糖传感器，通过胰岛素分泌直接调节血糖，还可以通过分泌葡萄糖依赖性促胰岛素多肽、GLP-1 及 GLP-2 间接调节小肠中的血糖。

思考题

1. 解释食品感官在人类进食体验中的神经基础。
2. 食品感官认知对营养素摄取、消化和代谢过程的调节作用是什么？
3. 详细阐述食品感官特性的接收、传导与调控的神经生物学基础。
4. 嗅觉和味觉感官认知是如何与神经传导及激素分泌相互作用的？
5. 感官受体的调控与功能如何在营养摄取及代谢调控中发挥作用？

第七章

营养学研究常用的生物模型

学习目标

1. 熟悉基因修饰动物模型。
2. 掌握营养学研究中常用的吸收代谢模型。

学习重点与难点

1. 重点：熟悉营养学研究中的基因修饰模型，包括动物模型、类器官模型等。
2. 难点：理解营养学研究中的常用的吸收代谢模型。

生物模型在营养学研究中扮演着至关重要的角色。首先，这些模型为探索和验证营养物质在生物体中的作用机制提供了实验平台。通过使用不同的生物模型，研究人员可以在分子、细胞和器官水平上深入研究营养素的吸收、代谢、功能以及与疾病之间的关联。例如，通过遗传改造的动物模型，如敲除或转基因小鼠，可以揭示特定基因如何调控营养素代谢及其在疾病发生中的作用。

生物模型在验证营养干预的有效性和安全性方面是不可或缺的。在转向人类研究之前，对营养策略进行初步测试是非常重要的。例如，动物模型可用于研究新型膳食补充剂或功能性食品对健康的潜在影响，从而为后续的临床试验奠定基础。此外，生物模型在研究人体微生物组与营养的交互作用中扮演了重要角色。动物模型，特别是那些具有与人类相似的肠道微生物组的模型，使研究人员能够探索不同饮食模式如何影响微生物组的组成和功能，以及这些变化如何反过来影响宿主的营养状况和健康。

在个性化营养的研究方面，生物模型也发挥着关键作用。通过深入理解不同生物模型对特定营养物质的反应，可以更好地理解人类在基因、代谢和生理层面上的个体差异，为个性化营养建议提供科学依据。使用生物模型进行营养研究符合伦理原则。在确定某种营养物质或干预对人类安全的影响之前，先在模型生物上进行测试，可以减少对人类受试者的潜在风险。

总的来讲，生物模型是营养学研究的一个关键组成部分。它们不仅为理解复杂的营养生物学提供了必要的工具，而且还为开发有效的营养策略和干预措施提供了基础。通过对这些模型的深入研究，我们可以更好地理解营养与健康之间的复杂关系。

第一节　营养研究中基因修饰动物模型

在营养学领域，动物模型是不可或缺的工具，用于研究各种与饮食和营养有关的问题。这些动物模型使研究者能够更好地理解食物如何影响健康，以及不同营养素对生命过程的影响（图7-1）。

基因修饰技术是改变动物生物性状的重要手段之一，已广泛应用于医学、动物遗传育种和基因功能研究等领域。其中，基因修饰动物模型以模式生物为载体，利用基因编辑技术将目的DNA片段导入或修改内源基因，从而构造出能够模拟人类特定生理、病理、细胞特征的生物模型。相较于野生型模型生物，基因修饰模型生物可用于开展功能缺失或功能获得性研究，从而更精确地模拟人类生理或病理状态。

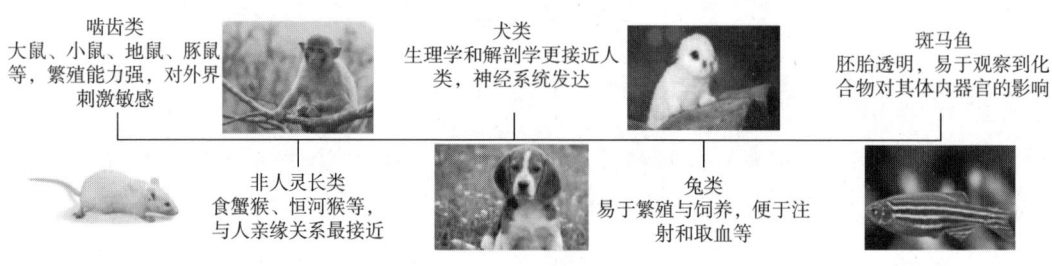

图7-1　常见的动物模型

基因编辑技术可以精确地对生物体基因组中的特定基因进行修饰，同时提高基因修饰动物模型数量和构建效率。这种技术包括多种方法，如显微注射法、电穿孔法、基因打靶法、载体介导的DNA转染法（核移植法、重组病毒载体转染法、精子载体法）、胚胎干细胞法、激光导入法、受体介导的基因转移法、原生殖细胞介导法、阳离子脂质体介导的DNA转染法、人工酵母染色体介导法、磷酸钙共沉淀法及胚胎克隆法等。目前，基因编辑技术已经发展到第三代，这一成熟技术的发展扩充了基因修饰动物模型库。

一、非人灵长类基因修饰模型

非人灵长类动物在营养学研究中具有重要的地位，因为他们更接近于人类，拥有更多生物学特征相似之处，因此被认为是研究高等认知和脑疾病的最理想的模式动物。

在构建非人灵长类基因修饰模型时，常用的技术是慢病毒载体感染和分子靶向核酸酶。研究表明，通过慢病毒载体感染，可将亨廷顿舞蹈症的致病基因导入恒河猴体内，从而获得表现出类似亨廷顿舞蹈症表型的恒河猴模型。此外，利用该技术还可将与人类孤独症相关的致病基因 *MeCP2* 转入食蟹猴，获得 *MeCP2* 转基因食蟹猴，并通过精子的移植技术获得F1代转基因猴，经全面系统分析发现这些 *MeCP2* 转基因食蟹猴表现出与人类自闭症相似的特征。同样，通过慢病毒载体的介导，胚胎期胚胎经过转染并移植，可获得在胎盘组织中整合了外源增强绿色荧光蛋白（eGFP）的转基因恒河猴。这些动物模型在解析复杂的生物学过程和疾病发展机制方面提供了独特且珍贵的视角。

然而，慢病毒载体介导的非人灵长类转基因技术仅适用于外源基因的过表达操作，应用范围有一定的限制。随着靶向核酸酶技术的出现，如锌指核酸酶（zinc-finger nucleases，ZFN）、类转录激活因子效应物核酸酶（transcription activator-like effector nucleases，TALEN）和RNA介导的基于成簇的规律间隔的短回文重复序列和Cas9蛋白的DNA核酸内切酶（clustered regulatory interspaced short palindromic repeat（CRISPR）/Cas9-based RNA-guided DNA endonucleases，CRISPR/Cas9）这3种靶向核酸酶技术的出现及其在模式动物构建上的应用，使得非人灵长类无胚胎干细胞进行同源重组基因靶向变为可能，如表7-1所示。研究表明，通过受精卵注射靶向食蟹猴 *MeCP2* 基因的TALEN质粒和mRNA，可得到 *MeCP2* 基因突变食蟹猴。同时使用CRISPR/Cas9技术还可获得携带多个基因突变的基因编辑食蟹猴。另外，科学家也成功使用ZFN和TALEN获得了 *IL2RG* 基因编辑绒猴。综上所述，基因编辑技术在成功构建非人灵长类动物模型方面具有广泛应用。

表7-1　　　　　　　　　　　　基因编辑技术比较

	ZFN	TALEN	CRISPR/Cas9
开始应用时间	1996	2010	2012
DNA结合域	锌指蛋白	转录激活因子效应物	sgRNA
DNA修饰结构域	FokⅠ	FokⅠ	Cas9蛋白
靶序列大小	（9~12bp）×2	（8~31bp）×2	20bp+NGG
技术难度	较高	中等	较简单
开发周期	长	较长	较短
靶向精准性	较低	中等	较高
能否对任何基因编辑	是	是	受限于PAM
实现RNA编辑	不能	不能	能够
脱靶率	高	低	由物种和sgRNA结构决定

二、基因修饰猪模型

猪作为一种重要的经济动物和模型生物，在农业和医学领域都具有显著的影响。在农业领域，猪肉在人类饮食中扮演着关键的角色，尤其在我国，猪肉消费约占据了总肉类消费的约65%。同时，在医药领域，由于猪的器官在大小、组织结构以及生理功能上与人类器官高度类似，因此猪已经成为外科实验和研究中常用的模型生物。随着猪基因编辑技术的发展，家猪的遗传特性可以更快地改变。在过去的20年里，已报道的基因修饰模型猪近70例，其中63%应用于生物医药研究，13%应用于农业领域，另有11%被用作基础研究中的工具模型（图7-2）。

基因修饰猪的技术包括原核显微注射、慢病毒转染、精子载体、卵母细胞转导、体细胞及干细胞核移植介导法、抗体介导精子载体、单精注射转基因以及RNA干扰转基因等。原核显微注射技术是应用较早的技术，具有安全可靠、稳定性好、重复性好等优点，但存在转基因低效和生产成本较高等缺点。慢病毒转染技术通过将目的基因插入反转录病毒载体，然后在着床前用重组病毒进行发育早期胚胎转染，使得病毒在进入细胞的同时将基因整合到猪的

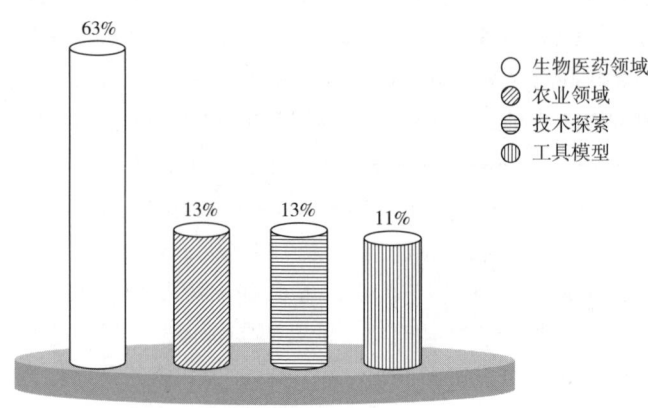

图 7-2 基因修饰猪模型应用在不同领域的比例

基因组中。该方法操作简单,基因整合效率高,但后代仔猪出现畸形的风险较高,某些病毒载体可能导致病毒血症和细胞致癌等风险。精子载体技术是将携带有目的基因的 DNA 片段与猪精子一同孵育,使 DNA 片段能与精子基因组整合,然后经体外受精把目的基因携带入受精卵内,继而获得转基因猪。该技术操作简单、生产成本低,然而目前该技术普遍存在着转基因效率低下、转基因猪的生产效果不够稳定等问题。

体细胞基因修饰结合核移植已成功制备多个珍贵模型猪,成为目前热门的基因编辑技术。然而,该技术仍然存在效率低、高流产率和高畸形率等问题。高流产率及高畸形率主要是由于供体细胞核在表观遗传重编程方面不够彻底,导致发育过程中基因表达异常,使得大多数重建猪在早起发育阶段停止生长或者流产,因此每次都需对代孕母猪进行大量重建胚胎移植。

基因修饰猪在生物医药中应用前景广阔。据器官捐献网的报道,我国每年超过 150 万患者等待器官移植,而只有 1 万人能够获得供体器官。因此,猪成为人类异种器官移植的首选候选者。相关报道显示,利用核转移技术培育的 $\alpha-1,3-$半乳糖转移酶基因($\alpha-1,3-$galactosyltransferase,GGTA1)敲除猪(gene knockout,GT-KO),该猪的器官在异种移植时可以避免来自人或灵长类天然抗体的攻击,有望克服超急性排斥问题。此外,通过使用转基因技术制备的转人类狒狒心脏移植猪,可以显著减轻移植后的急性体液性异种移植排斥反应。此外,基因修饰猪也可用于糖尿病的研究。研究者采用敲除肝细胞核因子 1α(hepatocyte nuclear factor-1α,HNF-1α)的方法制备出了 3 型糖尿病模型猪。此外,猪乳腺生物反应器可用于生产人类重组药物蛋白,包括人凝血因子Ⅷ、Ⅸ、血红蛋白、人促红细胞生成素、人粒细胞-巨噬细胞集落刺激因子以及血管性假血友病因子等。

三、啮齿类动物基因修饰模型

小鼠作为实验动物的优势在于其繁殖能力强、体型小、成本低廉,且已有完整的基因图谱,成为广泛应用于疾病研究的首选模型。基因工程技术的发展使得小鼠在模拟和研究人类疾病方面发挥着越来越重要的作用。当前,科学家已成功培育了如高血压大鼠、糖尿病大鼠和老年痴呆型大鼠等多个转基因啮齿类动物模型。这些模型在抗肿瘤药物、抗艾滋病病毒药物、抗肝炎病毒药物和高血压药物的研发方面取得了显著成就。例如,小鼠中表达 *Kras* 基因且敲除 *Smad5* 基因的模型,以及携带 *Kras* 和/或 *Trp53* 基因突变的模型,已成为研究胰腺癌的重要工具。这些基因工程小鼠模型能够更准确地模拟胰腺癌的病理生理进程，对于肿瘤的研究、早期诊断和预防至关重要。在乳腺癌研究方面，通过特定启动子驱动表皮生长因子受体2和瘤中间T抗原等基因在小鼠乳腺中的表达，可以诱发乳腺原位癌。同时，敲除小鼠乳腺中的 *Trp53* 等基因，可以导致自发性肿瘤的发生。对于胃癌的研究，虽然C57BL/6背景的转基因小鼠很少发展成胃癌，但敲除胃部黏膜上皮细胞中表达的 *TFF-1* 基因可以导致约 1/3 的小鼠发生胃癌。此外，5-羟色胺转运蛋白（5-HTT）基因的敲除可用于构建抑郁症模型小鼠，这种模型伴随着脑内5-羟色胺（5-HT）含量的降低。*STAT4* 基因是一种编码转录调节因子，与IL-12受体信号转导相关，IL-12对TH1细胞因子如IFN-γ的调节至关重要。*STAT4* 转基因小鼠出现类似人类克隆病的体重减轻、腹泻和严重结肠炎。

Cre-loxP系统是一种广泛应用于基因工程中的工具，用于在生物体的DNA中进行特定基因的删除、插入或转位。这一系统源自噬菌体P1，并在生物医学研究中扮演着关键角色，特别是在创建基因敲除和敲入的动物模型方面。

（1）基本原理 ①Cre重组酶：Cre是一种来自噬菌体P1的重组酶，能够识别特定的DNA序列，称为loxP位点。loxP位点是一种34个核苷酸长的特定DNA序列。Cre重组酶识别并重组两个loxP位点之间的DNA序列。②DNA重组：当一个基因或DNA片段被两个loxP位点夹在中间时，Cre重组酶可以精确地切除、插入或倒置这段DNA。

（2）应用 ①基因敲除：在生物体的基因组中，特定基因两端插入loxP位点，然后通过Cre重组酶介导的重组过程将该基因去除，从而研究该基因缺失的生物学效应。②基因敲入和转位：通过相同的机制，可以将特定基因或标记基因插入基因组的特定位置。③组织特异性的基因操作：通过在特定组织或细胞类型特异性表达Cre重组酶，可以在特定组织中实现基因的敲除或敲入，使研究更加精确。④时间特异性的基因操作：结合药物诱导的系统（如tetracycline控制的Cre表达），研究者可以精确控制基因重组的时间。

（3）优点 ①高度特异性：Cre-loxP系统能够精确地定位和改变特定的基因序列。②灵活性：这一系统可用于多种生物模型，包括哺乳动物。③可控性：可以通过控制Cre重组酶的表达来控制基因操控的时空特性。

（4）局限性 ①漏斗效应：有时Cre重组酶可能在没有诱导的情况下活性表达，导致非特异性的重组。②复杂性：创建特定的Cre表达模式需要精确的遗传工程技术和详细的生物学知识。

大鼠作为实验动物，在心脑血管、神经系统和药物代谢等方面的生理特性与人类相近，因此它们在研究痴呆症、帕金森病、上瘾性药物、脑科学与认知科学等领域中扮演着重要角色。随着基因编辑技术的快速发展，研究人员已经克服了仅在胚胎干细胞中进行基因操作的限制，大鼠的基因编辑研究因此成为全球实验动物研究的热点领域。

通过利用现代基因编辑技术，科学家们成功构建了多种大鼠模型，以深入研究包括心脑血管疾病、代谢障碍和神经系统疾病在内的多种疾病。例如，*HLA-B27* 转基因大鼠能够自发地发展成炎症性肠病，影响胃部和小肠，特别是整个结肠。这些大鼠模型的组织病理学特征，如隐窝增生、黏膜下单核细胞浸润和表浅溃疡，为研究肠道微生物在胃肠道炎症急性和慢性阶段中的作用提供了宝贵的模型。这些研究不仅对于理解疾病的发病机制至关重要，而且对于开发新的治疗策略和药物具有重大意义。

四、其他基因修饰动物模型

基因修饰动物模型中,线虫、果蝇、牛和羊等也可作为基因修饰动物模型。1997年,魏尔穆特(Wilmut)研究团队在 Nature 上报道了第1例克隆绵羊"多利",这一突破标志着转基因动物和克隆技术取得了前所未有的进展。随后,奇贝利(Cibelli)等科学家成功研制出克隆牛,中国科学家在国内也首次成功制作出带有人生长激素基因的转基因鱼。

1. 转基因斑马鱼

转基因斑马鱼是通过基因工程技术改变其基因组的斑马鱼,用于生物医学研究中。斑马鱼(danio rerio)是一种小型淡水鱼类,因其条纹而得名,是现代发育生物学和遗传学的重要模型动物。以下是转基因斑马鱼在科研中的几个关键应用。

(1) 发育生物学　斑马鱼胚胎的透明度使得科学家能够直接观察到细胞和组织的发育过程。通过转基因技术,可以研究特定基因在发育过程中的作用。

(2) 遗传疾病模型　转基因斑马鱼可用于模拟人类遗传疾病。例如,通过特定基因的敲除或敲入,研究者可以研究这些基因变异在疾病中的作用。

(3) 药物筛选和毒性测试　斑马鱼因其生理系统与人类相似,在药物开发和毒性测试方面具有重要价值。转基因斑马鱼可用于筛选新药的有效性和安全性。

(4) 癌症研究　通过转基因技术,可以在斑马鱼中引入人类癌症相关基因,研究其对癌症发展的影响。

(5) 心血管研究　斑马鱼心脏的结构和功能在很多方面与人类相似,可用于研究心血管疾病。

(6) 免疫学研究　斑马鱼的免疫系统与哺乳动物相似,是研究免疫应答和相关疾病的有力工具。

研究人员通过转基因斑马鱼来研究心脏发育的基本过程。例如,利用具有荧光标记的心脏细胞的转基因斑马鱼可以观察心脏的形成和早期心脏细胞的运动。插入一个荧光蛋白基因(如绿色荧光蛋白GFP)到心肌细胞特异性启动子后,可以使心脏在发育过程中发出荧光。这种方法允许科学家实时观察心脏细胞的形成和迁移,以及心脏结构的发育。

为了模拟人类的肌肉萎缩症,科学家们可能会在斑马鱼中敲除或突变与疾病相关的基因。例如,通过敲除或引入与杜氏肌营养不良症(duchenne muscular dystrophy,DMD)相关的突变形式的抗肌萎缩蛋白基因,可以创建肌肉功能受损的斑马鱼模型。这些模型可用于研究疾病的发病机制和潜在的治疗方法。在这些斑马鱼中,研究人员可以观察肌肉组织的结构和功能的变化,以及肌肉损伤和修复的过程。

这些示例展示了转基因斑马鱼在基础科学研究和疾病模型研究中的多样性和实用性。通过精确的基因操纵,这些模型不仅为我们提供了深入了解生物学过程的窗口,而且为疾病治疗和药物发现提供了重要的平台。

2. 转基因果蝇

转基因果蝇在发育生物学和神经科学研究中具有广泛的应用。在发育生物学中,转基因果蝇常用于研究基因调控网络如何控制细胞的命运和组织的形成。例如,通过修改特定的基因,如同源异形复合体 Hox 基因,研究人员可以观察这些基因如何控制果蝇身体不同部分的发育。在这些研究中,科学家们可能会敲除或过表达某个 Hox 基因,并观察其对果蝇体节形成的影响，从而深入理解这些基因在机体形成中的作用。转基因果蝇被广泛用于研究学习和记忆机制。通过基因操纵，研究人员可以研究特定基因对学习和记忆过程的影响。例如，通过敲除或突变与认知功能相关的基因，如 Creb 基因，科学家可以研究这些基因缺失或功能改变对果蝇学习行为和记忆形成的影响。实验中，通过观察果蝇对环境刺激的反应和习惯性行为，研究人员可以分析记忆形成和存储的分子基础。

转基因果蝇也被用于模拟人类的神经退行性疾病，如阿尔茨海默病和帕金森病。通过在果蝇中表达与这些疾病相关的人类基因，如淀粉样蛋白 β 和 α-突触核蛋白，科学家可以研究这些蛋白在神经系统中的积累如何导致神经元损伤。这些模型对于研究疾病的发生机制和潜在治疗策略至关重要。这些示例表明，转基因果蝇作为一个模型生物，在揭示复杂生物学过程和神经科学研究方面发挥着重要作用，它们简单的遗传背景和易于操纵的特性，使它们成为理解人类发育和神经系统疾病的有价值工具。

转基因果蝇已成为营养学机制研究的一个重要模型。以下是转基因果蝇在营养学机制研究中的一些应用示例：

(1) 营养物质代谢机制研究　　转基因果蝇被用于研究特定基因如何影响营养物质的代谢。例如，科学家可以敲除或过表达与脂质代谢相关的基因，如 Peroxisome proliferator-activated receptor（PPAR）基因家族，来观察这些基因如何影响果蝇的脂质存储和消耗。敲除了脂肪合成关键酶脂肪酸合酶（fatty acid synthase，FASN）的基因后，这些果蝇出现了减少的脂肪储存和提高的能量消耗，类似于哺乳动物中观察到的代谢改变。

(2) 饮食选择和摄食行为　　通过改变果蝇的基因表达，研究人员能够研究基因对饮食选择和摄食行为的影响。例如，调控与摄食行为相关的神经肽或神经递质的表达，如 Neuropeptide Y（NPY），可以揭示神经调控在摄食行为中的作用。通过修改与饱腹感相关的基因，如 Leptin 类似基因，导致果蝇摄食量的显著变化，揭示了这些基因在调控饮食行为中的作用。

(3) 营养素信号通路　　在果蝇中研究特定营养信号通路，如 mTOR 信号通路，以了解营养素如何影响细胞生长和繁殖。这对于理解人类代谢疾病如肥胖和 2 型糖尿病具有重要意义。研究人员在果蝇中研究了 mTOR 信号通路，特别是在脂肪细胞和肌肉细胞中 mTOR 的激活，发现 mTOR 活化影响了果蝇的能量平衡和生长速率。

(4) 营养素与寿命之间的关系　　通过限制或改变果蝇的饮食，研究人员可以观察不同营养水平如何影响果蝇的寿命和老化过程。这些研究有助于揭示饮食与寿命之间的潜在联系。通过限制果蝇的蛋白质摄入，研究发现蛋白质限制可以延长果蝇的寿命并改善其健康状态。这与类似的哺乳动物研究结果相吻合，表明营养素限制可能是一种普遍的生物学现象，对生物寿命产生影响。

(5) 微量营养素的作用　　通过改变果蝇饮食中特定微量营养素的含量，研究人员能够研究这些微量营养素对果蝇发育、繁殖和健康的影响。通过改变果蝇饮食中的锌含量，研究者观察到缺锌的果蝇出现了生长迟缓和发育异常，表明锌在果蝇生长和发育中起着关键作用。

(6) 遗传与环境因素的互动　　通过在不同饮食条件下研究转基因果蝇的反应，科学家可以探索遗传和环境因素在营养相关疾病中的相互作用。在一项研究中，通过改变果蝇饮食中脂肪酸的种类和比例，并观察转基因果蝇的反应，研究人员发现特定的基因变异会与膳食脂肪酸相互作用，从而影响果蝇的健康状况。

这些研究不仅增进了我们对营养学基础机制的理解，而且为开发治疗人类营养相关疾病的新策略提供了宝贵的见解。

3. 转基因线虫

线虫的透明体质使得使用荧光标记技术在活体中观察细胞和组织变化成为可能，有助于研究营养物质在体内的分布和代谢过程。线虫（尤其是秀丽隐杆线虫，*C. elegans*）在营养代谢研究中的价值主要体现在以下几个方面。

（1）基础生物学研究的模型生物　秀丽隐杆线虫是一种非常受欢迎的模型生物，其遗传背景已被广泛研究，生命周期短，繁殖迅速，易于实验操作。这使得它成为研究基本生物过程，包括营养代谢的理想模型。

（2）营养信号通路的研究　线虫被用来研究多种营养相关的信号通路，如胰岛素/IGF-1信号通路、AMP活化蛋白激酶（AMPK）通路、mTOR信号通路等。这些通路在哺乳动物中也很重要，因此线虫的研究结果与高等生物往往具有一定的相关性。

（3）营养缺乏和过量的影响　线虫可用于研究营养缺乏或过量对生物体的影响。例如，限制特定营养素（如蛋白质或糖类）对线虫寿命和繁殖能力的影响。

（4）药物筛选和基因功能研究　线虫作为一个简单的多细胞生物，适合进行大规模遗传筛选和药物筛选实验。它们可以被用来鉴定影响脂肪代谢、能量平衡和营养相关疾病的基因和化合物。

（5）了解衰老和疾病的机制　线虫在研究衰老过程中的营养代谢变化方面也十分重要。通过改变线虫的营养状态，研究者能够观察到寿命、应激反应和衰老相关疾病（如阿尔茨海默病）的变化。

（6）易于遗传操作　线虫的遗传操作简单，可以通过基因敲除、基因敲入或RNA干扰（RNA interference，RNAi）等技术进行遗传修饰，从而研究特定基因在营养代谢中的作用。

总体来讲，线虫作为一种模型生物，在营养代谢研究中具有独特的价值，能够提供关于基本生物学过程、疾病机制和潜在治疗方法的重要见解。

*DAF-2*基因在秀丽隐杆线虫中具有至关重要的作用，编码胰岛素/胰岛素样生长因子1受体（IGF-1R），对调节线虫的脂肪和糖代谢至关重要。*DAF-2*的突变可导致线虫脂质储存量的显著增加，进而对其能量平衡产生深远的影响。这种变异体通过调节胰岛素/IGF-1信号通路，改变了脂质代谢相关基因的表达，特别是通过*DAF-16*这一关键转录因子的激活来实现。*DAF-16*的激活导致了多个脂质代谢基因的上调，从而增强了脂质合成和储存。此外，*DAF-2*基因的突变模拟了2型糖尿病中的胰岛素抵抗状态，影响了葡萄糖的运输和利用，导致糖代谢过程的紊乱。这种影响主要通过干扰糖异生和糖酵解这两个主要的糖代谢途径来实现。

*DAF-2*基因的研究为理解人类2型糖尿病和肥胖的分子机制提供了重要的视角。通过线虫这一模型生物的研究，科学家们能够观察到胰岛素/IGF-1信号通路如何影响代谢过程，并在这些生物过程中发现与人类疾病相关的关键分子和信号通路。例如，研究表明，当*DAF-2*基因发生突变时，线虫的寿命会显著延长，这一发现启发了关于延缓衰老和提高生命质量的研究。此外，*DAF-2*基因在调节线虫对环境压力的反应中也发挥着重要作用，特别是在抵抗病原体感染方面。

线虫模型在研究 DAF-2 基因方面具有独特的优势。由于线虫体型小、生命周期短、基因操作容易，使得其成为研究代谢调节和疾病机制的理想模型。通过 RNA 干扰技术和 CRISPR/Cas9 基因编辑技术，科学家能够精准地操控 DAF-2 基因，深入探索其在不同生理状态下的功能。

基于秀丽隐杆线虫作为模型生物研究营养的另外一个代表性案例是 mTOR（哺乳动物雷帕霉素靶蛋白）与营养感知之间的关系方面，研究者们发现了一系列具有深远意义的现象和分子机制。

mTOR 信号通路的关键作用：mTOR 是一种蛋白激酶，对细胞增长和代谢至关重要。在线虫中，mTOR 信号通路通过感知营养状态来调节生长和发育，影响寿命和抗逆性。mTOR 复合体 1（mTORC1）在氨基酸丰富的条件下活化，促进蛋白质合成和细胞生长。研究表明，mTOR 信号通路在氨基酸等营养素的存在下调节线虫的基因表达。线虫在营养丰富的环境中，mTORC1 通过抑制抗老化基因 DAF-16/FOXO 的活性来促进生长。

营养缺乏与 mTOR 信号通路的抑制：在营养缺乏的情况下，mTORC1 活性降低，DAF-16 被激活并进入细胞核，促进应对饥饿和氧化应激的基因表达。这种机制有助于线虫在营养不足的环境中生存。营养限制也激活自噬（一种细胞内的降解和再循环过程）。mTOR 信号通路的抑制可以启动自噬，有助于细胞在营养不足的情况下维持其关键功能。mTOR 信号通路的抑制已被证明能延长线虫的寿命。这一发现为理解和治疗与年龄相关的疾病提供了新的视角。

DAF-16 基因在秀丽隐杆线虫中属于 FOXO 家族的关键转录因子，对线虫的营养与代谢调控起着至关重要的作用。DAF-16 的功能广泛，涉及寿命调节、应对环境压力、能量代谢、自噬过程以及繁殖能力等多个方面。

（1）寿命调节 DAF-16 的调控对线虫的寿命具有显著影响。在富含营养或胰岛素/IGF-1 信号途径活跃的环境下，DAF-16 被抑制，线虫的寿命会缩短。而在营养限制或胰岛素/IGF-1 信号途径受抑制的条件下，DAF-16 被激活，与线虫寿命的显著延长相关。研究表明，通过胰岛素/IGF-1 信号通路激活的 AKT/PKB 激酶可磷酸化 DAF-16，导致其在细胞核外保持非活性状态，从而影响其转录活性。

（2）抗氧化和热应激基因的表达 DAF-16 的激活上调了一系列抗氧化和热应激基因（如 hsp-16、sod-3、gst-4 等），帮助维护细胞的稳定性并应对环境压力。这些基因在抗氧化、细胞保护以及增强线虫应对环境压力的能力方面发挥着关键作用。

（3）能量代谢调控 DAF-16 在调节脂质和糖代谢方面发挥重要作用。它参与调控脂质代谢相关基因，如 fat-7、acs-2 等，影响线虫的能量储存和利用。在糖代谢方面，DAF-16 通过调节糖异生和糖酵解途径的关键基因（如 fbp-1 和 pfk-1 等），影响糖代谢过程。

（4）自噬过程中的作用 DAF-16 在自噬过程中扮演重要角色。营养限制条件下，DAF-16 的激活促进细胞内组分的分解，释放能量和营养物质。例如，DAF-16 可以激活 autophagy-2（atg-2）、lipl-4 等自噬相关基因，促进自噬过程。

（5）繁殖能力的调节 在恶劣环境下，DAF-16 的激活能够抑制线虫的繁殖，优先保证生存。研究发现，DAF-16 在繁殖调节中与一系列基因（如 vit-2、vit-5 等）互作，影响线虫的繁殖策略。

深入的分子机制探究：DAF-16 的活性受到多种信号通路的调控，如胰岛素/IGF-1 信号途径、AMP 活化蛋白激酶（AMP-activated protein kinase，AMPK）途径等。AMPK 在能量代谢中起关键作用，它能够激活 DAF-16，从而促进能量平衡的维持。此外，DAF-16 还能与其他转录因子（如 HEAT-1）互作，共同调控线虫的应激反应和寿命。

采用线虫作为模型生物，对 DAF-2 基因、DAF-16 基因和 mTOR 的研究不仅加深了我们对营养与代谢间复杂相互作用的理解，而且为探索抗衰老和代谢疾病治疗策略提供了重要的理论基础。

五、营养缺乏症动物模型

营养缺乏症是生物有机体摄入营养素不足而引起各种疾病症状，如维生素缺乏、蛋白质缺乏、微量元素不足等。其中，微量元素铁缺乏症是最常见的营养缺乏症之一，缺铁会导致儿童行为异常，如对外界反应差、易怒、不安、注意力不集中、动作过多等症状。维生素 A 缺乏会导致婴儿毛发干枯、缺少光泽、视力模糊。此外，由于机体受到慢性胃炎、肠炎、消化不良、腹泻等原因导致的蛋白质摄入不足，会导致皮下脂肪消失、肌肉萎缩、明显消瘦、生长迟滞等现象。动物模型在研究营养缺乏症方面起着重要的作用（表 7-2）。

表 7-2　营养缺乏症动物模型

动物模型	方式	目的
小鼠	等能量低蛋白饮食（18%、10%、6%）	诱导蛋白质营养不良小鼠模型
	诱变剂 N-乙基-N-亚硝基脲作用于 C57 小鼠，小鼠会发生肌肉萎缩、脊柱侧凸和心力衰竭等严重营养不良	筛选反义寡核苷酸外显子跳跃治疗 DMD 的野生型小鼠模型
大鼠	饮食限制（40%）至分娩当天	孕期营养不良对宫内发育迟缓大鼠心肌重构的影响
	禁食 48h、120h	探究营养不良性肺水肿大鼠肺泡液体清除机制
大鼠	熏香烟联合气道内滴注猪胰弹性蛋白酶法	探究吲哚美辛与 COPD 营养不良的关系
	限量饲喂（蛋白含量为 24% 和 8%）	观察健脾补肾中药合用不同浓度蛋白质对营养不良动物呼吸肌的治疗作用
大鼠	减少大鼠饲料中碘、铁的含量	构建短期碘铁缺乏的大鼠模型，探究缺乏碘铁与甲状腺功能的关系
斑马鱼	破坏特定 mRNA 转录物翻译的寡核苷酸类似物	探究人类肌营养不良的潜在治疗方法
兔	将 Cas9 mRNA 和靶向 DMD 基因的外显子 51 的 sgRNA 共注射到兔受精卵	构建的 DMD 基因编辑兔，构建进行性肌营养不良的动物模型
猪	饮食限制，减少 40% 饲料摄入量	制定多种物种的微生物组管理指南

在研究营养缺乏症方面，动物模型起到了至关重要的作用。这些模型使研究者能够在受控的条件下模拟和研究特定的营养缺乏状况及其对生物体的影响。通过动物模型的应用，研究人员可以详细观察营养缺乏对生理、行为和代谢的具体影响，以及这些改变对整体健康和

发展的长期影响。例如，通过限制实验动物的特定营养素摄入，研究人员可以观察到营养缺乏状态下的生理变化，包括体重、血液成分、骨骼发育等的改变。这些研究对于理解人类营养缺乏症的机制和开发治疗策略具有重要意义。

动物模型还能够帮助研究人员探索营养干预对预防或逆转特定营养缺乏症状的有效性。例如，通过增加或减少实验动物饮食中特定营养素的含量，研究人员可以评估这些营养素对健康的影响，并为公共卫生指导和营养建议提供科学依据。此外，动物模型在药物研发和营养补充剂的安全性与有效性评估中也扮演着关键角色。通过对动物模型进行严格的实验研究，可以确保为人类健康提供更安全有效的营养干预措施。总之，动物模型在理解和应对营养缺乏症方面的作用不可或缺，是现代营养研究的一个基石。

早在20世纪50年代，施瓦茨（Schwarz）和福尔茨（Foltz）等科学家使用低硒酵母与其他营养元素组成的半合成饲料成功干预，构建出低硒肝坏死大鼠动物模型。这一模型的建立有助于发现多种硒化合物对肝坏死的治疗效果。此外，研究还观察到大鼠缺锌时会出现骨钙降低、骨皮质变薄、骨密度降低等特征。

近年来，杰弗里·戈登（Jeffrey I. Gordon）团队对营养缺乏症进行了深入研究，其研究在营养科学领域的研究中占据着重要的地位，特别是在微生物组与营养缺乏症之间关系的研究上。该团队的研究主要集中在理解肠道微生物群如何影响宿主（包括人类）的营养吸收和代谢，并探索这些微生物如何影响营养缺乏症的发生和发展。

该团队的一个重要发现是肠道微生物组与肥胖、糖尿病以及其他营养相关疾病之间的关联。团队通过研究不同体重和健康状况的人群的肠道微生物组成，发现了肠道微生物多样性和丰富度在不同人群中的显著差异。这些研究表明，微生物组的改变可能与能量代谢和能量摄取效率的变化有关，从而影响宿主的营养状态和健康。

此外，该团队也研究了微生物组对儿童生长发育的影响，尤其是在营养不良的背景下。研究表明，肠道微生物组的组成和功能在营养不良儿童中有显著差异，并且这些差异可能与儿童生长迟缓相关。通过在营养不良儿童和健康儿童之间进行肠道微生物移植的实验，证实了肠道微生物在儿童生长和发育中的关键作用。他们发现当小鼠饮食量减少40%时，与正常实验组相比，这一营养限制组的肠道菌群减少了产生丁酸的能力，并引起了肝脏的能量代谢。此外，该团队将典型的孟加拉国饮食喂养给无菌小鼠，结果显示，这一饮食引发了一个产肠毒素的脆弱拟杆菌菌株的过度生长。这导致了小鼠体重的减轻，而这种表型还可传递给后代，并且与宿主能量代谢紊乱相关。研究团队通过降低大鼠饲料中碘和铁的含量，成功构建了短期碘和铁缺乏的大鼠模型，这为进一步研究甲状腺功能提供了有力工具。然而，任何一种动物模型都无法完全模拟人类疾病的所有方面，它们只能在某些局部或方面与人类疾病相似。因此，对于营养缺乏症动物模型，还需进一步的探究。

第二节 营养研究中常用的吸收代谢模型

在营养学研究中，吸收代谢模型扮演着至关重要的角色。肠道是人体摄取和吸收营养物质的主要场所，因此，了解肠道的生理和功能对于研究营养素的吸收、代谢以及与健康相关的因素至关重要。本节将介绍营养学研究中常用的肠道模型，这些模型有助于科学家深入了解肠道中不同营养物质的处理方式，以及它们与人体健康之间的关系。

肠道模型在现代营养学研究中扮演着关键角色，是深入理解营养素吸收、代谢以及肠道相关疾病（如炎症性肠病、营养不良等）的机制的重要手段。这些模型包括多种研究工具，如体外细胞培养系统、动物模型和类器官培养系统等，每种方法都在不同层面为我们揭示肠道对营养物质的独特反应和处理机制提供独特的见解。

体外细胞培养模型允许科学家在精确控制的条件下研究细胞层面的营养响应，从而揭示营养素如何影响细胞生理和代谢途径。而动物模型，尤其是转基因或基因敲除小鼠模型，为研究营养素在整个有机体中的作用提供了更为全面的视角，包括它们如何影响肠道微生物组、免疫系统和肠道屏障的完整性。

类器官培养系统，又称体外器官模型，结合了体内和体外研究的优势，为研究肠道对营养物质反应的复杂性提供了一种更为接近生理状态的模型。这些模型在模拟肠道微环境、研究肠道上皮屏障功能以及了解肠道微生物与宿主互作方面显示了巨大潜力。

一、营养研究中常用的肠道体外模型

在不同的营养学研究中，肠道细胞系长期以来一直被广泛用作体外模型（表7-3）。其中，人上皮性结直肠腺癌细胞系（Caco-2）是研究跨上皮营养转运特性最为常用的细胞系之一。Caco-2细胞表达肠道标志物酶、微绒毛结构、紧密连接以及与通透性有关的蛋白。例如，研究人员在Caco-2细胞中研究了从白豆和黑豆中提取的多酚对铁吸收的影响。研究发现一些多酚类物质，如儿茶素、3,4-二羟基苯甲酸、山奈酚和山奈酚3-葡萄糖苷，能够促进铁的吸收，而其他多酚如杨梅素、杨梅素3-葡萄糖苷、槲皮素、槲皮素和3-葡萄糖苷则会抑制铁的吸收。此外，废咖啡渣中存在的绿原酸（chlorogenic acid，CGA）也能够通过肠屏障被生物利用。该项研究是在Caco-2单层细胞中进行的，结果显示，相对较少的CGA被吸收并从顶端运输到基底外侧。

在不同的营养学研究中，另一种常用的细胞系是人结直肠腺癌（human colorectal adenocarcinoma cells，HT-29）细胞系。该细胞系在研究黑芥子酶时发挥了关键作用，黑芥子酶是一种β-硫代葡萄糖苷酶，它能够将芥子油苷（glucosinolates，GLs）水解为等摩尔质量的苷元、葡萄糖酶和硫酸盐。研究者经过芥子酶处理的葡糖苷4-甲基磺基丁基通过ERK1/2、p38和Jnk依赖的信号转导途径，上调HT-29细胞中氧化还原敏感性转录因子、核因子Nrf2和抗氧化酶血红素加氧酶1（heme oxygenase-1，HO-1）的mRNA和蛋白水平。

除了上述讨论的细胞系，还有其他肠上皮细胞系也在营养学研究中得到应用。例如，HCT116细胞系被用于研究紫苏叶提取物丁酸酯和脱氧胆酸对肿瘤细胞增殖的影响。此外，研究人员还使用SW480人结直肠癌细胞检测番茄红素的抗炎作用和酪乳的抗癌活性。综上所述，体外细胞系的应用使研究人员能够检查单一饮食因素对生理学的影响，从而有助于推动营养研究的发展。因此，对这些细胞系的深入研究极大地加深了科学家对营养科学的基本认识，同时为临床前研究提供了重要平台。这些细胞系模型为我们提供了理解食物成分如何影响肠道吸收和代谢的宝贵工具，有助于更好地指导饮食和营养的实践，以维护和促进人类健康。

表 7-3　　　　　　　　　　　　　　营养学研究的细胞及动物模型

年份	模型	探索
2015	Caco-2	研究了基底外侧和根尖铁供应对 Caco-2 细胞铁转运的影响
		利用 Caco-2 细胞研究了从白豆和黑豆中提取的多酚类物质对铁吸收的影响
		利用体外 Caco-2 模型评价咖啡绿原酸（CGAs）的稳定性
2018	Caco-2	以 Caco-2 为基础的细胞抗氧化活性（cellular antioxidant activity，CAA）测定法似乎是一种合适的测定某些膳食酚类物质的方法
2015	HCT116	探讨丁酸和脱氧胆酸对人结肠细胞增殖的影响
		研究紫苏叶提取物对人癌细胞生长、迁移和黏附的影响
2017	HCT116	研究 TFDG 对癌细胞的影响
2015	HT-29	芥子酶处理的葡萄糖蛋白诱导 Nrf2 靶基因血红素加氧酶 1（HO-1）
2016		探讨人乳低聚糖 2′-岩藻糖乳糖对弯曲杆菌炎症的抑制作用
2016	SW480	探讨牛油对结肠癌细胞系的生长调节作用
2017		利用 SW480 细胞系研究番茄红素的肠抗炎作用
2014	小鼠模型	研究高维生素 D 和高钙摄入对饮食诱导肥胖小鼠的影响
2015		研究戊酸型益生菌片球菌 GS4 对氮氧甲烷致小鼠毒性的影响
2014	大鼠模型	探讨高蛋白饮食对大鼠结肠菌群、肠道环境和结肠细胞代谢的影响
2015		探讨在不同 EPA:DHA 比例下补充 n-3 PUFA 对代谢综合征的影响
2014	猪模型	利用乳猪模型研究小儿营养与代谢
2015		利用猪模型研究出生后营养限制对新生儿氧化状态的影响
2016		可溶性小麦阿拉伯木聚糖通过调节胆汁浓度和脂质消化率抑制循环中的甘油三酯和胆汁酸
		高脂肪/低纤维或低脂肪/高纤维饮食对肠道菌群和微生物代谢物的影响
1985	狗模型	研究摄入过量赖氨酸对精氨酸的拮抗作用
2018		饮食颗粒大小对肉食动物胃肠运输的影响
2015	鸡模型	慢性缺锌对肠道菌群组成和功能的影响
2018		探讨色氨酸与大中性氨基酸的剂量-反应关系及其对生理反应的影响

二、营养研究中常用的肠道体内模型

自 17 世纪以来，动物模型一直被广泛应用于研究营养科学的基本原理。促进了对营养以及营养素相互作用的深入研究，评估不同营养物质的生物利用度，以及确定了营养物质的最高耐受水平。这些动物模型也被用来研究特定食物成分的营养作用。例如，在饮食诱导肥胖小鼠模型中，研究者研究了维生素 D 和钙对肥胖的影响。研究发现，高维生素 D 和高钙的摄入可以激活脂肪组织中的 Ca^{2+} 介导的凋亡通路。此外，戊酸型益生菌片球菌 GS4 对阿佐菌甲氧基甲烷处理的小鼠具有抗毒性作用。在另一项研究中，喂食高蛋白食物的小鼠大肠内的蛋白质含量增加，对结肠菌群和管腔环境也产生了影响。而自发性高血压肥胖大鼠中，二十碳五烯酸（EPA）/二十二碳六烯酸（DHA）以 1∶1 和 2∶1 的比例补充可显著抑制炎症和氧化应激。以豚鼠为模型，研究人员探讨了母体营养限制对胎儿生长发育的影响，并研究了饮食中的 α-生育酚和阿托伐他汀如何通过抑制 CD36 蛋白水平来减轻饮食诱导的脂质蓄积。

此外，研究者使用宫内生长限制猪模型来探讨出生后进行营养限制对新生儿氧化状态的影响，结果表明出生后营养限制可导致宫内生长限制猪抗氧化防御系统受损。研究也发现小麦可溶性阿拉伯氧基蛋白降低了血清中甘油三酯和胆汁酸的浓度，从而延缓了猪模型中甘油三酯的代谢和游离脂肪酸的吸收。此外，报道指出高脂肪、低纤维或低脂肪和高纤维饮食对肠道菌群和微生物代谢物有影响，进一步表明猪是研究人类饮食-肠道菌群相互作用的有发展前景的模型系统。

此外，狗和雏鸡等其他动物物种也被用于营养学研究，例如，利用狗来研究氨基酸的相互作用、评估饮食颗粒大小对胃肠道运输的影响，以及利用雏鸡研究氨基酸对雏鸡生理反应的影响以及缺锌对雏鸡肠道菌群组成和功能的影响。这些研究不仅加强了对基本营养科学的理解，还为临床前研究提供了重要的平台。

三、用于营养学研究的 3D 类肠模型

类器官为类似于器官的自组织三维（3D）组织培养物。通常，他们源自从原代组织分离的细胞或从多能干细胞分化的细胞。类器官按照内在程序发育，他们以高保真度再现器官形态和生理学。然而，类器官模型在功能食品研究中的应用还相对较少。2009 年，荷兰科学家汉斯·克里夫（Hans Clevers）团队成功地在体外将 Lgr5$^+$ 肠道干细胞培养成包括隐窝样区域和绒毛样上皮区域的三维结构，即小肠类器官。在此基础上，根据使用成体和多能干细胞的概念开发了各种其他类器官模型。这些 3D 模型的使用模拟了人类系统的异质性，包括但不限于肠道。与传统使用的 Caco-2 细胞模型相比，使用肠道类器官可以更有效地监测功能性食品成分的摄取和代谢。此外，因类器官可来源于人的组织样品，因此实现动物模型中无法模拟的相关研究。例如，这些过程包括药物和营养制品测试中的新陈代谢和神经发育。因此，研究者建议使用源自不同组织和分离或重编程干细胞的人体体外 3D 细胞培养模型来克服 2D 模型系统的局限性。类器官培养物，例如，来自肠道和肝脏的类器官培养物，可以长期培养，保持其起源组织的功能，并模仿在患者中观察到的疾病病理学。

肠类器官又称"肠样细胞"，是由隐窝区的潘氏干细胞及绒毛区内的肠上皮细胞、杯状细胞和肠内分泌细胞共同构成的细胞群。这些肠上皮细胞的刷状缘表面富含消化酶和转运蛋白，主要位于中央腔附近。随着培养时间的延长，死亡细胞和黏液在中央腔内积聚，但这些类器官仍能长时间保持其区域特异性的生理功能。

在类器官的研究中，由于其成熟三维结构的囊状形态限制了对腔室内化合物的顶端摄取和吸收的研究，因此实施显微注射和单层破碎技术以分别获取和递送感兴趣的化合物至类器官的中央腔和顶端/基底外侧表面。但这些技术的剂量准确性和可能对上皮造成的损伤问题引发了对其实用性和数据解释复杂性的质疑。为了克服这些限制，研究者开发了建立二维培养物的方法。在此方法中，从小肠和大肠区域分离的干细胞被接种到涂有基质胶或胶原蛋白的表面，并在富含生长和分化因子的培养基中孵育。通过调节生长因子，可以诱导细胞分化为非复制极化细胞，其中顶端面向培养基（腔室），基底外侧面黏附于细胞外基质。这些二维单层包含了增殖域内的干细胞和潘氏细胞，以及单层绒毛区内的肠上皮细胞、肠内分泌细胞和杯状细胞。从不同解剖区域的人类和小鼠小肠和大肠建立的二维类

器官展示了与其来源肠段相一致的基因表达谱。这些二维类器官被用作研究肠道上皮的细胞和分子发育、宿主-微生物群落生物学,以及药物发现和吸收筛选的生理相关工具。此外,通过诱导多能干细胞和胚胎干细胞,可以直接产生具有胎儿肠道表型特征的类器官,为更深入的肠道生物学研究提供了新的视角。一些研究小组已经开始使用肠类器官作为模型来研究脂质、葡萄糖、维生素和其他膳食化合物的顶端摄取、代谢和功能活动。研究主要发现列于表 7-4。

表 7-4　　使用肠类器官研究营养素和其他膳食化合物的运输、代谢和功能

营养素	干细胞来源	研究发现
脂质	来自 C57BL/6J 小鼠和转基因人 ApoC-III 小鼠的 SI	从不同肠道区域生成的 3D 肠类器官中维持着从近端到远端 SI 的脂蛋白表达梯度;膳食脂肪代谢和吸收的生化机制保持完好
	来自 C57BL/6 小鼠小肠的隐窝	2D 和 3D 肠体;3D 肠类基底外侧室中的 TAG 穿过基底外侧膜运输,并作为燃料促进膳食脂肪酸的储存和利用
	C57BL/6 小鼠和人十二指肠活检	2D 和 3D 肠体;丙酸盐和丁酸盐剂量依赖地以浓度依赖性方式减少肠类中的增殖并增加细胞分化
葡萄糖	来自瘦、超重、肥胖和病态肥胖患者的近端小肠活检	从肥胖患者的隐窝细胞中分离出的肠类,葡萄糖转运蛋白 SGLT1 和 GLUT2 的表达增加,糖异生增加
铜	小鼠(品系未鉴定);十二指肠隐窝	短暂接触高铜后,囊泡 ATP7B 增加;铜消耗导致 TAG 的囊泡积聚和乳糜微粒分泌减少,表明铜是脂质吸收的调节剂
核黄素	C57BL/6 小鼠空肠隐窝	暴露于炎性细胞因子肿瘤坏死因子-α 后,肠类器官成熟吸收细胞的顶膜和基底外侧膜中核黄素转运蛋白 RFVT-3 和 RFVT-2 蛋白的表达分别降低
维生素 C	GuloKO 小鼠空肠隐窝	LPS 降低肠类器官中 vit C 转运蛋白 SVCT-1 和 SVCT-2 的 mRNA 表达,以及白细胞介素-1β 和肿瘤坏死因子-α mRNA 等的表达
其他膳食化合物	来自小肠的 CL57BL/6 小鼠隐窝	将 3D 肠类器官与咖啡酸一起孵育会剂量依赖性地抑制类器官的生长;味精、抗坏血酸、绿原酸和间苯基丙酸不影响肠样生长

四、基于 3D 肠类器官研究肠道生理功能

肠道是身体中一个复杂且至关重要的生理系统,既承担着食物消化和吸收的功能,又在免疫、代谢和神经调控方面发挥着至关重要的作用。因此,了解饮食和营养对肠道的影响至关重要。饮食中的各种成分,包括营养素、抗氧化物质和生物活性化合物,可能对肠道生理特性产生深远的影响,包括食物的吸收速度、肠道黏膜的健康、微生物组成、免疫反应以及潜在的炎症和肠道疾病的风险。在过去,饮食和营养研究主要依赖于动物模型和体外细胞模型,如 Caco-2 细胞,以模拟食物的影响。然而,这些模型存在与人类生理系统的差异,而且不能完全模拟真实的肠道环境。因此,我们迫切需要更真实、更复杂的模型来研究饮食和营养对肠道的影响。

1. 饮食和营养对肠道生长发育的影响

肠道作为消化吸收营养和排泄废物的关键部位，其上皮细胞面临着多样化的化学物质和饮食成分的持续影响。然而，目前常用的传统细胞系模型在模拟肠道上皮细胞的复杂生物学特性方面存在局限性，这些模型往往无法全面揭示饮食和营养因素如何影响肠道的生长发展及其背后的分子机制。肠道上皮由多种不同类型的细胞构成，包括吸收细胞、分泌细胞和杯状细胞等，每种类型细胞都有其独特的代谢功能和生理角色。因此，为了深入研究饮食和营养对肠道健康的影响，需要开发和应用更为复杂、更能模拟肠道上皮真实生理环境的模型系统。这些模型应能够准确反映肠道上皮的异质性，以及不同细胞类型之间的相互作用，从而为理解饮食和营养如何影响肠道健康提供更全面、更深入的见解。

近年来，类肠模型作为一种前沿的研究工具，在肠道生物学研究领域引起了广泛关注。这种模型包含多种肠道细胞类型，为评估和研究饮食及营养成分对肠道生长和发育的影响提供了有效手段。类肠模型的生长和发育可以通过比表面积、管腔大小、绒毛节数以及基因表达等多种指标进行详细评估，从而成为理解饮食与营养对肠道影响的理想模型。在营养研究方面，已有研究采用类肠模型来探究不同饮食营养素对肠道上皮细胞的具体影响。例如，研究者们选取了六种常见的饮食营养素进行实验，包括谷氨酸钠、维生素 C、绿原酸、咖啡酸、姜黄素和对羟基苯丙酸。通过测定这些营养素对类肠模型生长的影响，研究发现不同营养素对类肠模型的发育（或生长）具有不同的调控作用。例如，咖啡酸显示出促进类肠模型中肠道上皮细胞的增殖，而姜黄素则促进其绒毛结构的延伸。其他研究的营养素对类肠模型的生长影响不显著。

为了研究酒精对肠道上皮细胞的影响，研究者培养了小鼠不同肠段（空肠和结肠）的肠道上皮细胞。研究结果发现，酒精会增加结肠小肠中 Lgr5 和嗜铬粒蛋白 A 的表达，但会降低 Krt2 的表达，表明结肠是酒精诱导的肠通透性的主要部位。在使用芳基烃类受体激动剂 2、芳香烃类受体激动剂 3、芳香烃类受体激动剂 7、8-四氯二苯并对二噁英（tetrachlorodibenzo-p-dixin，TCDD）处理结肠隐窝和肠类、结肠隐窝（体内）和肠类（体外）时，产生了相似的 TCDD 诱导的生物能量谱，这表明肠类器官模型与体内结肠隐窝模型相似。在一项线粒体功能研究中，研究者使用了类肠激素，发现半乳糖替代葡萄糖可以增加隐窝的形成、分化和线粒体的激活。

此外，肠道微生物群诱导或产生的代谢物，特别是丁酸盐，能够抑制结肠上皮干细胞和祖细胞的增殖。此外，一些研究报道称，通过联合抑制类肠内的 Wnt、Notch 和 MAPK 途径，可以有效诱导产生激素的肠内内分泌细胞。这些研究为深入理解饮食和营养对肠道生长发育的影响提供了新的实验模型和分子机制。

2. 离子和营养物质在肠道内的转运、分泌和吸收

上皮细胞的运输、分泌和吸收功能对于维持肠内环境的稳定至关重要。传统上，研究者广泛使用细胞系来探究胃肠道中的运输机制。然而，鉴于肠道上皮细胞的多样性和复杂性，传统的细胞系模型在模拟肠道的离子和营养物质转运、分泌与吸收等方面存在一定局限。例如，针对肠隐窝和肠绒毛在 Cl^- 分泌和 Na^+ 吸收方面的主要作用仍存在争议，这是因为细胞系模型缺乏真实的绒毛和隐窝结构，无法完全重现肠道上皮在体内的特性，从而无法深入解析这些复杂的生理过程。

肠类器官模型应运而生，成为研究肠道离子和营养物质运输机制、营养代谢及其吸收过

程的新兴工具。肠状体模型能够更准确地模拟肠道上皮的三维结构和功能，提供更为真实和详细的肠道上皮细胞的生理状态。因此，相较于传统的细胞系，肠状体在解析肠道运输机制、营养代谢以及吸收过程方面展现出更高的实用价值和研究潜力。

在三维拟肠体中进行的离子输运研究表明，无论是类绒毛的分化区域还是类隐窝的未分化区域，Na^+ 的吸收和阴离子/流体的分泌均存在，这与在体内观察到的情况相一致。然而，这些类器官模型的根尖表面无法有效地进行养分运输，这限制了使用三维小肠模型研究液体和电解质运输的能力。在小肠类器官的刷状边界区域，已经识别出钠依赖性葡萄糖转运蛋白 SGLT1/SLC5A1、质子偶联肽转运蛋白 PEPT1/SLC15A1 以及胆汁酸受体 TGR5，这与在体内观察到的表达模式相符。此外，在基底外侧区域发现了葡萄糖转运蛋白 GLUT22 的表达，显示出小肠模型在研究营养物质转运方面的适用性。

小肠类器官模型也被用于研究脂肪的吸收和乳糜微粒的分泌，以维持脂质稳态。研究显示，无论是成熟分化的类器官还是未分化的类器官，均表达了关键的膳食游离脂肪酸和胆固醇吸收酶，并引发了甘油三酯（triacylg-lycerol，TAG）的再酯化和乳糜微粒的合成。脂质 apoB-48 的微粒体标记转移蛋白在十二指肠类器官中表达最高，而在回肠类器官中表达减少，这一发现反映了小肠在体内的正常生理活动。总体来讲，小肠类器官模型作为研究离子和营养物质运输、分泌及吸收机制的体外模型，在营养学研究领域具有重要的科学价值。

3. **肠道屏障的通透性**

肠道屏障，由肠道上皮细胞相互连接构成，对于维护肠道内环境的稳定性、确保必需营养素、电解质和水分有效从肠道吸收进入血液循环，以及防止有害物质（如细菌、病毒、食物过敏原、毒素和代谢废物）的入侵至关重要。这一屏障系统的完整性对于维持生理平衡至关重要。肠道上皮屏障主要通过两种途径来调控物质的跨膜运输：一是大孔径通路，主要负责调节离子和小分子的运输，允许这些较小的分子通过较大的孔隙；二是低容量的泄漏通路，这一通路主要针对非带电的较大分子，允许这些大分子在受限制的情况下通过肠道上皮。这两种通路的协调作用确保了肠道内营养物质的有效吸收和有害物质的阻隔。肠道屏障的完整性对于人体健康至关重要，其损害或功能障碍可能导致各种疾病，如炎症性肠病、食物过敏、甚至是某些自身免疫疾病。

类肠上皮作为肠道上皮的理想体外模型，已被广泛应用于研究肠屏障功能。近期的研究发现，当其与荧光素钠和 FITC-Dextran 4（FD4）共同孵育时，这些类肠上皮对分子质量约为 4ku 的小分子如葡萄糖、肽和脂肪酸表现出较高的渗透性，而对分子质量大约为 40ku 的分子通透性则较低。类肠器官模型包括肠道上皮细胞和非肠道上皮细胞。在肠道屏障功能中，肠道上皮细胞的角色至关重要，而非肠道上皮细胞在调节肠道屏障中也发挥关键作用。通过在特定的生长因子抑制剂混合物中培养非肠道上皮细胞，可以高度特异性地富集特定类型的紧密连接成分，从而在类肠上皮中模拟出不同的肠屏障特性。

从敲除 *NOD2* 基因的小鼠结肠中提取的细胞在类肠器官模型中培养，与野生型对照组相比，这些细胞中的活菌数量显著增加，强调了 *NOD2* 在维持肠道屏障功能中的重要性。因此，类肠模型系统在研究肠道屏障的功能与病理机制方面，提供了一种具有高度相关性和适用性的工具，能够有效模拟和研究人体肠道的屏障功能。

4. **肠类器官模型研究营养素吸收**

肠类器官模型在营养学领域的研究中扮演着关键角色，因为它们能够准确地再现肠道上皮的三维结构和复杂性，并提供真实的生理环境（图7-3）。这一模型系统使得研究人员能够深入探索肠道如何处理和利用来自饮食的各类营养素（如脂肪、蛋白质和碳水化合物）。它们的应用对于揭示肠道吸收营养素的基本机制和调控途径具有极大的价值。特别是在肠道对特定营养素反应机制的研究中，肠类器官模型能够帮助科学家们更好地理解某些营养素如何影响肠道的生理和病理过程。

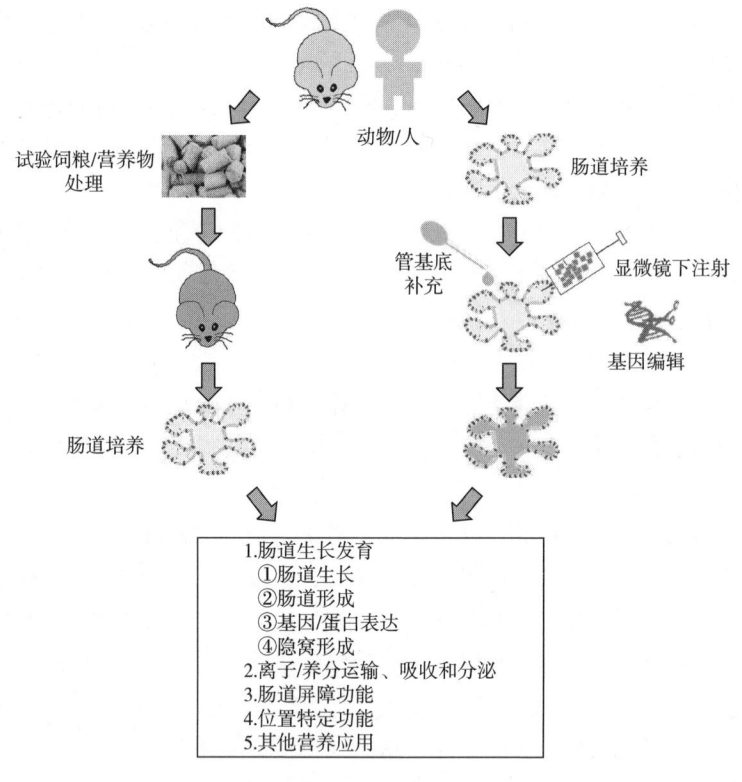

图7-3 肠类器官模型的营养研究

在营养物质吸收机制的研究方面，肠类器官模型展现了其独特的优势。这些模型能够模拟并观察肠道上皮细胞处理和吸收基本营养成分如脂肪酸、氨基酸和单糖的过程。通过在模型中分析营养物质的吸收速率和效率，研究者能够详细了解营养物质在肠道中的转运动力学，以及它们如何通过特定的转运蛋白和通道进入肠道上皮细胞。此外，这些模型还用于研究营养物质如何影响肠道上皮细胞的功能和完整性，如研究高脂饮食如何影响肠道屏障功能。这类研究对于理解肥胖、炎症性肠病等与饮食相关疾病的发生和发展机制至关重要。

例如，一项研究利用肠类器官模型来研究肠道上皮细胞对葡萄糖的吸收机制。该研究发现，葡萄糖的吸收主要通过肠道上皮细胞表面的特定转运蛋白，如钠依赖性葡萄糖转运蛋白（recombinant sodium/glucose cotransporter 1，SGLT1）进行。通过改变葡萄糖浓度和观察转运蛋白的活性，研究人员能够揭示出葡萄糖转运的动态调控机制。在另一项研究中，科学家使用肠类器官模型来探索脂肪酸的吸收过程。研究发现，长链脂肪酸的吸收依赖于特定的转运蛋白，如脂肪酸转运蛋白（fatty acid transporter protein，FATP）和脂蛋白脂酶（lipoprotein-lipase，LPL）。这些发现有助于理解高脂饮食如何影响肠道吸收功能及其对肠道健康的长期影响。

肠类器官模型在研究食源性小肽转运方面取得的显著进展，对营养学领域的发展产生了深远影响。这些模型成功地复制了肠道的三维结构和生理环境，为科学家们分析小肽在肠道中的吸收和转运提供了独特的视角。研究人员观察到小肽转运蛋白 PepT1 和 PepT2 等特异性地识别和吸收特定小肽，并发现一些小肽通过这些转运蛋白的吸收效率极高。这种发现对于了解小肽在肠道健康和病理状态中的作用至关重要。

进一步研究揭示了小肽在维护肠道屏障完整性和功能方面的潜在作用，这对于预防和治疗如炎症性肠病等肠道相关疾病具有重要意义。此外，通过这些模型中对小肽的吸收和转运速率的定量分析，研究者们深入理解了小肽在肠道中的转运动力学，以及这些小肽是如何通过特定的转运蛋白和通道进入肠道上皮细胞的。例如，一项研究可能集中于观察特定小肽如何穿过肠道屏障。研究者可以通过将带有荧光标记的小肽添加到肠类器官的培养中，并使用显微成像技术来追踪这些小肽的路径和转运速率。这样的实验能够揭示特定小肽的吸收效率以及可能的转运机制。通过这些研究，研究人员已经阐明了影响小肽吸收的多种因素，如小肽的分子大小、电荷和结构。研究还表明，小肽的吸收受其他营养素（如矿物质和维生素）影响，这进一步揭示了营养素之间的复杂相互作用机制。

肠类器官模型作为一种先进的研究工具，在氨基酸吸收机制的研究中也显示了其不可替代的价值。通过对氨基酸转运蛋白的深入研究，特别是针对大中性氨基酸转运蛋白（LAT1）和小中性氨基酸转运蛋白（SNAT2）的功能分析，研究者们已经取得了显著的进展。实验发现，LAT1 和 SNAT2 在肠道上皮细胞中的表达和活性与氨基酸的转运密切相关。LAT1 主要参与大分子量中性氨基酸的转运，而 SNAT2 则主要负责小分子量中性氨基酸的转运。这些转运蛋白在调节氨基酸的吸收和利用方面发挥着重要作用，尤其是在肠道中氨基酸的重新分配和代谢平衡中扮演关键角色。通过肠类器官模型的应用，科学家们能够在更接近生理条件的环境下研究这些转运蛋白的功能。例如，通过模拟不同营养状态下的肠道环境，研究人员发现，LAT1 和 SNAT2 的活性受到营养状态的调节。在营养不足时，这些转运蛋白的表达和活性增加，以促进更多氨基酸的吸收和利用；而在营养充足时，它们的表达和活性则下降。这些发现对于理解肠道如何适应不同营养状态，并维持氨基酸的平衡具有重要意义。

这些研究结果还对临床营养和治疗应用具有重要的指导意义，例如，在设计针对特定营养不良症状的营养补充方案时，了解各种营养素的转运、吸收及其调节机制可以帮助科学家们更准确地调整营养素补充的类型和剂量。

此外，肠类器官作为一种高度仿生的三维模型系统，近年来逐步被应用于整合多种"组学"技术进行系统生物学研究。例如，转录组联合代谢组分析可揭示营养素吸收过程中的信号通路变化和代谢产物波动，帮助研究人员全面解析肠道对营养刺激的动态响应机制。研究表明，在接受不同营养状态刺激的肠类器官中，关键转运蛋白的表达水平与能量代谢、细胞应激及屏障功能密切相关。通过对差异表达基因与调控网络的深入挖掘，研究者能够识别潜在的营养靶点，并为个性化营养干预提供理论依据。

更进一步，肠类器官模型也为研究营养素与肠道微生态之间的互作机制提供了创新平台。例如，在类器官中引入共培养系统，与共生菌、益生菌或其代谢产物协同作用，可用于分析微生物来源代谢物如丁酸盐、丙酸盐对肠道营养吸收效率及转运蛋白表达的影响。这类研究不仅拓展了对营养调控作用的理解维度，也为未来开发微生态营养干预策略提供了有力支持。

思考题

1. 生物模型在营养学研究中的作用机制是什么？
2. 动物模型在验证营养干预的有效性和安全性方面的重要性是如何体现的？
3. 动物模型在研究人体微生物组与营养的交互作用中的作用是什么？
4. 生物模型如何在个性化营养的发展中发挥关键作用？
5. 生物模型在营养研究中符合伦理原则的重要性是如何体现的？

第八章

营养代谢及营养评估的常用研究方法

学习目标

1. 熟悉营养代谢及其需要量研究方法。
2. 掌握人体营养状况的体格及临床体征研究方法。

学习重点与难点

1. 重点：熟悉营养代谢及营养素研究方法。
2. 难点：理解人体营养状况的临床体征研究方法。

在营养学领域，深入了解人体对各种营养物质的代谢过程以及评估个体的营养状况是至关重要的。这一领域涉及多个方面，包括了解不同营养素的代谢动态、研究人体对特定营养素的需要量，以及评估个体的营养状况，这些研究有助于为个体提供科学合理的膳食建议，推动健康促进和疾病防治的发展。

研究多种研究方法旨在全面了解人体对不同营养素的代谢过程和评估个体的营养需要。直接量热法、间接量热法、平衡试验法、耗竭-补充-饱和平台法以及稳定同位素示踪技术等方法将提供关键信息，帮助揭示人体能量代谢、各种营养素的代谢动力学，以及不同因素对个体营养需要的影响。通过观察和研究不同的临床体征，揭示个体的营养状态和相关疾病的关联。横断面研究、生态学研究、病例对照研究、队列研究、实验性研究和统计学研究等方法将帮助深入了解不同环境条件下人群的饮食结构、生活方式，以及这些因素与健康状态之间的复杂关系。通过这些方法，能够更全面地评估和理解个体的营养状况，为制定个性化的营养干预策略提供科学依据。

第一节 营养代谢及营养素需要量研究方法

营养素代谢及其所需量的研究构成了营养学领域的基石，而研究方法的升级与优化对于这一学科的深入探究显得至关重要。得益于科研技术的不断创新与突破，我们对营养素代谢过程和机制有了深入了解，也使得我们能够精确地确定营养素膳食推荐参考摄入量。多种研究方法，包括平衡试验法、耗竭-补充-饱和平台法、稳定同位素示踪法、代谢动力学法和体外实验法等，旨在深化我们对营养素代谢及其所需量的理解。机体摄入营养素和排泄废弃物的过程均伴随能量的转化、储存和释放，从而维持机体处于不断的自我更新和平衡状态。这对于机体的正常生长、发育、繁殖、运动等生命活动的正常进行是至关重要的。若能量代谢失去平衡，机体的生理活动将受到干扰。例如，当机体能量过多时，多余的能量会以脂肪形式储存于体内，导致肥胖；反之，当能量不足时，机体逐渐消瘦，引发一系列慢性病。因此，能量平衡是维持机体正常活动的基础，研究能量代谢对于理解营养素代谢及其需要量具有重要意义。

机体能量代谢包括两个关键方面：能量摄入和能量消耗。能量摄入量是指摄入食物中产能营养素（碳水化合物、蛋白质、脂质）含量乘以其对应的生理热价（即能量系数，4.0kcal/g、4.0kcal/g、9.0kcal/g）。而能量消耗量是指机体单位时间内总热量的散发量，通常可通过直接量热法或间接量热法测定。

一、直接量热法

根据能量守恒定律，即在孤立系统中，能量不会自发产生或消失，但不同形式的能量可以相互转化。直接量热法利用这一原理，通过将个体置于与外界相隔绝的环境中，来测量其总热量消耗，这包括了由无氧代谢和有氧代谢而引起的能量消耗。在生物体研究中，直接量热仪可精确测定生命活动消耗总热量，有助于深入了解生物体内活跃的新陈代谢。

为了保证测量结果的有效性和准确性，直接量热仪必须采用封闭系统，确保与周围环境无能量交换，以便准确测量生物体消耗的全部热量。然而，满足这些标准的直接量热仪结构高度复杂，造价昂贵且工艺极具挑战。直接量热仪仅测量总热消耗中的非蒸发部分，即包括辐射、对流和传导传热组成的显热或干热消耗，而由皮肤、呼吸道和汗液产生的蒸发热消耗（即隐热）需单独测定。随着技术的不断进步，出现了更复杂的直接量热仪，这些仪器可实现同时测定蒸发热消耗和干热交换，从而提高了测量的精确度和全面性。

法国科学家奥古塞特（A. Auguste）和勒菲弗尔（J. LeFèvre）设计并制造了世界上首台对流量热仪（图8-1），旨在研究人类暴露于不同环境条件中的热反应。实验期间，受试者被限制于通风腔体中，通过评估空气流速和温度变化，评估其热量消耗。这一过程涉及测算通过绝缘腔体的空气温度变化，乘以其质量流量和比热，以获得受试者的非蒸发热交换速率。同时，通过测量气流中水蒸气的含量变化，可以确定蒸发热交换速率。腔体内通过均匀分布

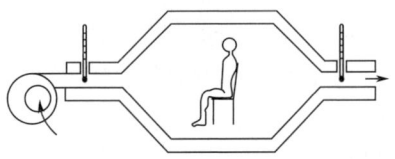

图8-1 对流量热仪示意图

的一系列孔口引入等温冷空气，这些气流在经过冷却、加热和净化后，再次循环使用。通过调节腔体湿度，可以防止腔体内水蒸气的冷凝。等温冷空气通过一系列孔口均匀分布在整个腔体中，经由冷却、加热和净化以实现再循环使用，并通过调节腔体湿度来防止腔体中水蒸气的冷凝。该直接量热仪允许受试者在腔体内进行锻炼，从而能够考虑到活动状态对于能量消耗的影响。这种仪器的设计和使用，为研究人类在不同环境条件下的热反应提供有力工具，有助于更深入地理解生理学上的热调节过程。

为克服传统直接量热仪在日常活动测量中的局限性，保罗·魏布斯（Paul Webb）设计并制造了套装量热仪，这是散热技术的一个创新变种。隔热套装包含一个由薄塑料管构成

的水循环网络，使覆盖在受试者皮肤上的水流通过这个网络流动（图8-2）。水流通过受试者穿着的工作服，通过调整进水温度，与受试者产生的热量相匹配。通过控制冷却水的温度，使受试者处于舒适的热平衡状态。该直接量热仪可实时测量在不同工作条件下，包括休息和运动时，受试者的热量消耗。这个创新的装置为我们提供了一种能够更好地模拟日常活动中热量消耗的方式，同时也提供了更高的舒适度和便捷性。这对于研究人类在各种工作条件下的热反应以及能量消耗具有重要意义，能够更全面地了解生理学中的热调节过程。

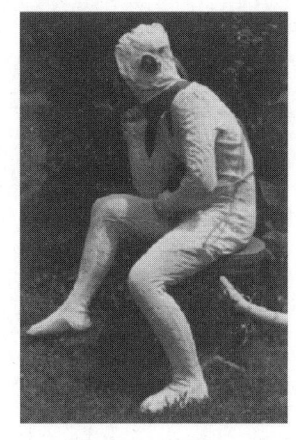

图8-2 套装量热仪

二、间接量热法

能量是所有生命有机体赖以生存的基础。在动物体内，能量主要来自于他们摄入的营养物质中储存的化学能，而这些能量通过代谢过程转化为其他形式，这一过程遵循热力学定律。基于此，间接量热法利用这一原理，通过测定受试者在实验期间的氧气（O_2）消耗量和二氧化碳（CO_2）生成量，并将这些数据转换为热量来估算其热量消耗。O_2消耗速率和CO_2生成速率确定后，可通过Weir公式计算能量消耗量，如表8-1所示。

表8-1　　　　　　　　　　　　　能量消耗计算公式

变量	公式
V_{O_2}	$= V_i(Fi_{O_2}) - V_e(Fe_{O_2})$
V_{CO_2}	$= V_i(Fe_{CO_2}) - V_e(Fi_{CO_2})$
呼吸交换率	$= V_{CO_2} / V_{O_2}$
完整Weir公式	$=0.0039 V_{CO_2}(mL/min) + 0.0011(mL/min) - 2.2 \times 尿氮(g/min)$
简化Weir公式	$=0.0039 V_{CO_2}(mL/min) + 0.0011(mL/min)$

注：V_{O_2}表示耗氧量；V_{CO_2}表示CO_2生成量；V_i表示每分钟吸入空气量；V_e表示每分钟呼出空气量；Fi表示吸入O_2或CO_2的比例分数；Fe表示呼出O_2或CO_2的比例分数。

1. 全身间接量热法

全身间接量热法可通过称为"代谢室"的封闭小房间中进行测定。受试者处于代谢室中，通过恒定的、可测量的气流供应来进行通风。代谢室被设计成能够模拟人们日常生活环境，以更好地测定能量消耗。其中，全身间接量热系统主要包括两种类型：闭路式和开路式。

闭路间接量热法涉及将相同的空气在密封室内进行再循环。这个过程中，通过去除受试者呼吸产生的CO_2并补充受试者消耗的O_2，以维持再循环空气的可呼吸性。此外，系统会持续监测在封闭呼吸回路中气体体积的变化，以控制O_2的补给。当受试者消耗O_2时，传感器检测到气体体积的减少，并发送信号以向系统释放校准的O_2脉冲，以恢复原始值。通过记录在再循环过程中添加到空气中O_2的量，测量O_2的消耗速率。与此同时，受试者排放的CO_2则通过连接到系统的吸收装置从循环空气中去除，并通过吸收装置增加的重量来测量（图8-3）。

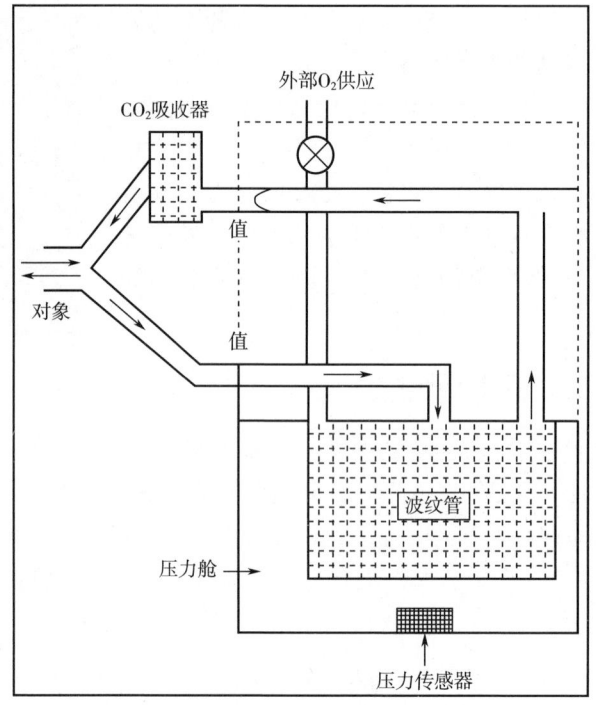

图8-3 闭路代谢室

开路间接量热法涉及一个开放到大气的呼吸系统（图8-4）。外部空气以恒定的流率进入测试腔内，在腔内产生轻微的负压。同时，CO_2和O_2气体分析仪用于测量该外部空气的成分。然后，将混合后的室内空气以稳定的速率抽出，并对其中的O_2和CO_2成分进行分析。通过比较外部空气和室内空气中O_2和CO_2的差异，可以计算出受试者的能量消耗和常规营养素氧化量。该方法允许我们通过分析呼吸气体中的成分变化来推断受试者的代谢活动，以确定其能量消耗和营养素氧化情况。

2. 代谢车

代谢车是一种半便携式呼吸气体分析仪的通称，包括通风罩和口罩系统两种设计，其主要优点是能够根据使用需求自由移动位置。

通风罩系统是一种开路的间接量热仪，通常包括一个柔软塑料罩或硬质有机玻璃罩，这些罩可以放在受试者头部，使用乳胶或薄塑料在颈部或胸部周围提供粗略的密封。当受试者处于仰卧或躺下时，这些设备允许空气通过受试者的脸部流过。对于较长期的测量，可以使用通风塑料帐篷覆盖患者的部分或全部床铺。通风罩的工作原理是通过吸力判断，因此无需对通风罩进行紧密的密封。从通风罩抽出的空气样本可以直接送往串联在通风罩上的气体分析仪中，通过比较进入和离开通风罩的气体中O_2和CO_2浓度的差异以及流速大小，计算呼吸气体交换率（图8-5）。

3. 口罩系统

口罩系统的设计原理与通风罩系统类似，但受试者不是在头上戴头罩，而是戴着与气体

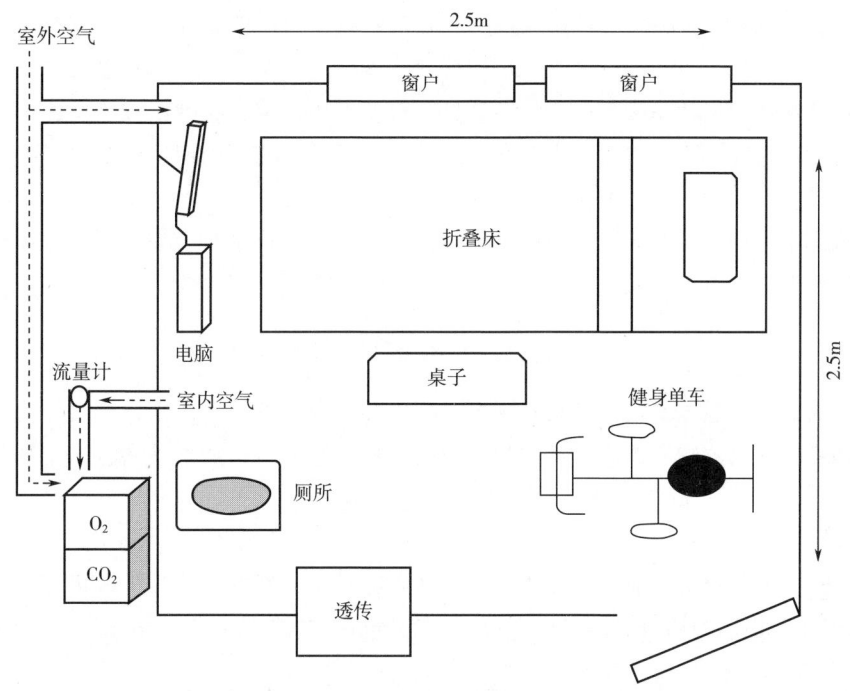

图 8-4 开路代谢室

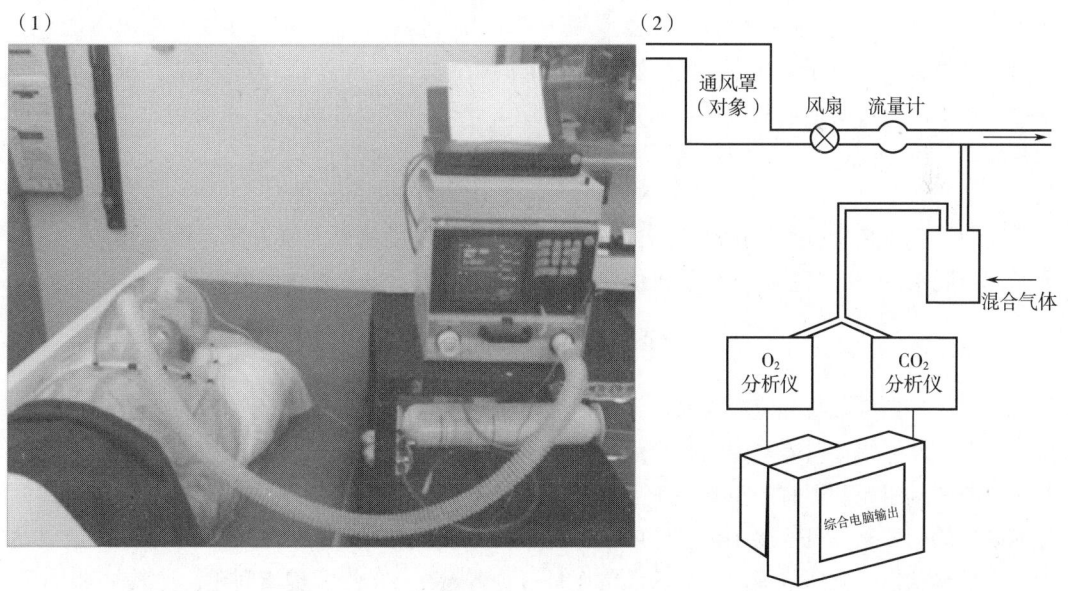

图 8-5 通风罩系统

分析仪连接的口罩和鼻夹,以防止通过鼻子呼吸。口罩连接到阀门系统,该系统允许受试者将呼出的空气引导到气体分析系统中,同时继续呼吸大气中的空气。气体分析是在呼气时进行的,包括 O_2 和 CO_2 浓度的分析,以实时测量浓度分布以及呼气的气体流动速率,而非通过混合室来消除呼气开始到呼气结束期间的气体浓度梯度。同时,实验数据被记录到微处理器中，用于计算 O_2 消耗和 CO_2 产生。在这种情况下，计算是基于每次呼吸来进行的，结果是一段时间内的平均值，通常以 O_2 消耗量、CO_2 排放量和能量消耗速率的平均值呈现。

间接量热法作为一种非侵入性、可靠且具有重要应用价值的技术，被广泛应用于评估人体的能量消耗和营养物质的代谢利用效率。跨学科领域的研究者利用这一方法进行了能量消耗的精确测量，确定了人体对不同营养素的实际需求，评估了个体的身体健康状况，并对运动和静息状态下特定营养素的稳态利用率进行了分析。这一技术对于综合评估代谢健康和优化营养摄入策略具有重要意义。

三、平衡试验法

平衡试验是一种通过测定特定营养物质的摄入和排出量的方法，来计算机体内营养物质平衡，从而获知该营养物质的需要量和利用效率。机体平衡包括能量平衡、氮平衡和微量营养素平衡。

1. 能量平衡

当机体摄入的能量等于能量消耗量时，即达到能量平衡状态，这是维持机体正常活动的基础。能量摄入和能量消耗的测定方法可参照"能量代谢研究方法"中介绍相关内容。

2. 氮平衡

氮平衡（nitrogen balance, NB）是指机体摄入的氮量与排出的氮量之间的平衡状态，包括零氮平衡、正氮平衡和负氮平衡三种情况。由于蛋白质的组成中氮含量相对恒定（约占16%），且食物和排泄物中含氮物质主要来源于蛋白质，因此氮平衡可间接反映机体内蛋白质代谢的平衡状况，是评估机体内蛋白质代谢概况的指标之一。机体摄入氮（I）含量通常通过测定食物中的蛋白质含量来估算，而排出的氮（E）即未被吸收的氮，主要包括粪氮（F）、尿氮（U）及皮肤氮（S），因此氮平衡公式可表示为式（8-1）：

$$NB = I - E = I - (F + U + S) \tag{8-1}$$

其中，粪氮是通过粪便排出的氮，包括未被消化的食物氮以及来自肠道微生物、消化液和肠黏膜脱落细胞的氮；尿氮包括机体代谢后未利用的氮，以及来自尿道黏膜脱落细胞的氮。

四、耗竭-补充-饱和平台法

在机体长期摄入某一营养素的量不足以满足生理需求时，会导致代谢负平衡的状态出现。这种情况下，体内该营养素的储备会逐步减少，进而影响到相关的生理和生化功能，严重时甚至会威胁到组织和器官的正常健康运作，极端情况下可能致命。不过，通过在一段时间内补充缺失的营养素，可以逐步恢复体内该营养素的浓度或相关功能指标至正常水平，最终达到代谢平衡状态。全球范围内，缺铁性贫血是一种普遍存在的严重健康问题，尤其是对儿童、未绝经妇女以及低至中等收入国家的居民影响较大。缺铁情况往往是因为摄入的铁元素无法满足生理需求或补偿生理或病理性损失，导致铁元素储量不足，这在幼儿和未绝经妇女（特别是怀孕期间）中较为常见。在炎症性疾病患者中，尽管铁储备充足，但血浆铁水平不足可能导致缺铁性贫血，即红细胞的正常生成受阻。

缺铁患者应通过补充铁以满足机体需求，补偿生理或病理损失。如果出现贫血，治疗的目标是补充铁储备，使血红蛋白浓度恢复正常，改善患者的病理症状，或对无症状患者进行预防性治疗。在这种情况下，确定合适的铁补充量成为关键的研究问题。在一项口服铁补充剂的量效关系研究中，研究人员招募了 25 名 18~45 岁亚健康女性。这些女性具有铁储备耗尽的特征（定义为血浆铁蛋白 ≤ 20μg/L），但无贫血症状（血红蛋白 > 117g/L），并在筛查时排除 C-反应蛋白 > 5mg/L 的受试者。研究采用了 $FeSO_4$ 补充剂，并进行了交叉试验（图 8-6）。受试者被随机分为单剂量组或连续剂量组。其中，单剂量组在试验开始后第 1、2 天的早上 8：00、中午 12：00 和下午 5：00 及第 3、4、5 天的早上 8：00 测定受试者血浆铁调素（hepcidin，PHep）和铁状态标志物含量。而连续剂量组的监测和评估则发生在第 1、2、3 天的早上 8：00、中午 12：00 和下午 5：00 及第 4、5 天的早上 8：00。铁补充剂在每天早上 8：00 前后以五种不同浓度（40mg、60mg、80mg、160mg、240mg 铁剂量）进行给药。

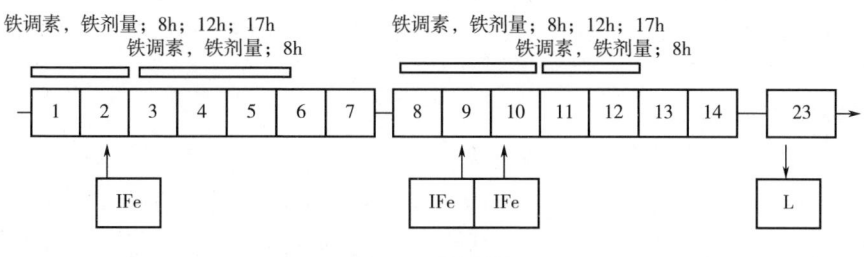

图 8-6 研究设计

通过对受试者从铁补充剂中吸收的总铁量进行评估（图 8-7），发现随铁补充剂剂量的增加而增加，铁吸收总绝对量也增加。特别是从含有 160mg 和 240mg 铁剂量的铁补充剂中吸收的总铁量显著高于低剂量组（40mg、60mg、80mg 铁剂量）。然而，当补充 160mg 和 240mg 铁剂量的铁补充剂时，并未观察到吸收的总铁量之间的显著差异，表明在该补充剂范围内，受试者的铁吸收量趋于饱和，达到平台期。

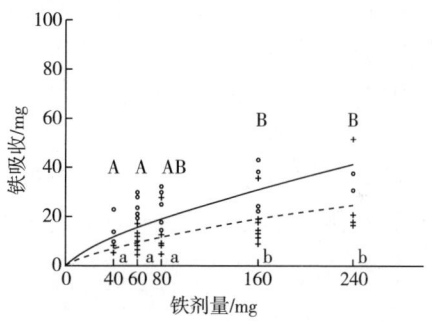

图 8-7 与第一次给药（实线）和第二次给药（虚线）下的铁吸收总绝对量

五、稳定同位素示踪技术在营养素代谢动力学研究中的应用

同位素示踪技术是一种评估生物体内代谢途径和生化反应的高效手段。这些同位素示踪剂在化学和生物功能上与目标代谢物匹配，允许科研人员精准追踪特定的代谢过程。通过稳定同位素或放射性同位素的标记，结合应用气相色谱-质谱联用（GC-MS）或液相色谱-质谱联用（LC-MS）等高灵敏度的分析技术，以及先进的数理建模方法，代谢同位素示踪剂能够为研究提供宝贵的动态代谢数据。这些方法不仅适用于研究人体在静态条件下的代谢特性，更能够揭示在各种生理应激状态下，如运动、糖尿病和癌症等病理条件，人体代谢动力学的变化规律。

由于原子核中的中子数量不同，同位素是化学上相同但质量不同的元素，具有一种或多种的特定丰度自然分布模式，根据性质不同可分为放射性同位素与稳定非放射性同位素（稳定同位素）两种。与放射性同位素不同，稳定同位素是自然存在的，并且随着时间的推移而稳定，不会随着辐射的发射而自发衰变。在代谢研究中，最常用的稳定同位素包括氢（$^{1}H、^{2}H$）、碳（$^{12}C、^{13}C$）和氮（$^{14}N、^{15}N$）同位素，其可以被结合到分子中用作代谢示踪剂。

稳定同位素示踪剂是含有一种或多种同位素的分子，因其质量较常见分子更重，因此可以通过测量目标分子的质谱质量来确定示踪剂与目标分子的相对浓度比率，即富集程度。这一信息可通过 GC-MS 或 LC-MS 分析获得，然后用于计算体内代谢动力学，有助于更深入地理解生物体内的代谢过程。

在代谢研究中，研究人员通过静脉注射或其他方式将一种或多种同位素示踪剂给到生物体内，然后定期采集样品，以测量示踪剂与目标分子的相对浓度，即同位素富集。这种方法是最常见的用于表示同位素丰度的方式，也可以用原子过剩百分比或摩尔过剩百分比（molar percent excess，MPE）来表达。稳定同位素示踪技术被应用于碳水化合物、脂质和蛋白质的体内代谢动力学研究。

1. 葡萄糖代谢动力学

在正常生理情况下，健康人的空腹血糖浓度在时间上保持相对稳定，这是由于血糖出现率（rate of appearance，Ra）和消失率（rate of disappearance，Rd）之间的平衡维持。然而，在病理状态，如肥胖和 2 型糖尿病，葡萄糖动力学发生显著变化。简而言之，Ra 葡萄糖主要来自肝脏中糖原分解和糖异生产生的葡萄糖，少量来自肾脏的糖异生；Rd 葡萄糖经由糖酵解、线粒体氧化、糖原合成等代谢途径被降解。采用稳定同位素示踪技术可最大程度上量化体内葡萄糖的动态代谢。为确定稳态下的葡萄糖动力学，在注射相同示踪剂（启动剂量）后，持续静脉输注葡萄糖示踪剂。在示踪剂输注前和达到同位素平衡后多次采集血浆样本，以确定目标分子天然存在形式的稳态动力学。表 8-2 是稳定状态下的 Ra 和 Rd 葡萄糖计算示例。由于葡萄糖循环等底物循环在糖酵解的多个步骤中存在，在此过程中可能会发生同位素标记的丢失，这使得选择适当的葡萄糖示踪剂对于准确量化葡萄糖动力学至关重要。

表 8-2　　　　　　　　　　稳定状态下的 Ra 和 Rd 葡萄糖计算示例

仪器：GC-MS
示踪剂：1-^{13}C-葡萄糖［初始量：17μmol/kg；速率：0.22μmol/（kg·min）］
MPE 计算
背景 MPE［$M+(1/M)+0$］：6.12328%
样品 MPE［$M+(1/M)+0$］：8.20123%
（样品-背景）MPE：8.20123%-6.12328%=2.10212%
因此，MPE=2.10212%
目标分子天然存在形式动力学（t/T）[①] 计算
1. Ra 葡萄糖=F/E_p=0.22/（2.10212%/100）=10.47μmol/（kg·min）
因为 Ra 葡萄糖在稳态时等于 Rd 葡萄糖
2. Rd 葡萄糖=10.47μmol/（kg·min）
注：①t/T 虽表示比例，但 MPE 表示为［$(t/T)/(t/T+1)$］×100%。在计算动力学时必须考虑这种差异。

2. 脂质代谢动力学

甘油三酯（triglycerides，TAG）储存的脂质代表人体总储存能量的 80% 以上，主要存于脂肪组织中。脂肪在体内不断周转,脂肪量是 TAG 合成和降解的平衡直接影响。TAG 会通过一系列酶反应被分解为三个游离脂肪酸(free fatty acids,FFA)和一个甘油,这些游离脂肪酸可以进入到血液循环中,也可与在脂肪细胞中糖酵解产生的甘油磷酸一起用于 TAG 的再合成(脂肪细胞再酯化或细胞内循环)。释放到体循环中的游离脂肪酸会被组织降解,最终被氧化成二氧化碳和水,这些产物可用于三磷酸腺苷的重新合成或重新酯化成 TAG(细胞外循环)。然而,肝脏以外的组织中缺乏甘油激酶,因此从 TAG 中释放的甘油不能直接参与 TAG 再酯化,而是释放到体循环中。甘油激酶将甘油转化为甘油磷酸,进而参与 TAG 再酯化。因此,Ra 甘油是全身脂肪分解速率的直接反映,可以通过使用甘油示踪剂追踪 Ra 甘油的循环水平来量化 Ra 甘油。此外,通过同时输入棕榈酸示踪剂和甘油示踪剂,可以计算细胞内循环率、细胞外循环率和总(细胞内与细胞外)循环率。

表 8-3 提供了脂质分解、脂肪酸周转(Ra 和 Rd)及底物循环的示例性计算。简言之,在试验过程中,1-^{13}C-棕榈酸的持续输注无需预充剂,因为血浆池混合迅速,周转速率快,而 [1,1,2,3,3-^{2}H$_5$] -甘油需持续输注预充剂。Ra 棕榈酸和 Ra 甘油(或脂解率)分别表示示踪剂的输注速率(F)与血浆中的同位素平衡富集(E_p)之比。通过将 Ra 棕榈酸除以棕榈酸在总 FFA 中的贡献比例,可评估 RaFFA,在静息状态下贡献分数约为 65%。内循环或再酯化速率表示为 Ra 甘油(脂肪分解)减去 3 倍的 Ra 棕榈酸,因为脂肪分解时 FFA 和甘油之间的化学计量比是 3∶1;细胞外循环率为 Ra FFA 与 FFA 氧化速率的差值;总循环率为细胞内和细胞外循环率之和,表示为"3×Ra 甘油-FFA 氧化速率"。

表 8-3　　脂质分解、脂肪酸周转(Ra 和 Rd)及底物循环的示例性计算

仪器:GC-MS
示踪剂:
1-^{13}C-棕榈酸① [速率:0.04 μmol/(kg·min)]
[1,1,2,3,3-^{2}H$_5$] -甘油② [初始量:1.2 μmol/kg;速率:0.08 μmol/(kg·min)]
同位素平衡富集(E_p)(背景去除):
t/T(血浆棕榈酸):0.035
t/T(血浆甘油):0.040
目标分子天然存在形式动力学
1. Ra 棕榈酸 = F/E_p = 0.04/0.035 = 1.143 μmol/(kg·min)
2. RaFFA = Ra 棕榈酸[μmol/(kg·min)] /FC③
3. Ra 甘油(脂质分解)= F/E_p = 0.08/0.040 = 2.0 μmol/(kg·min)
4. 细胞内循环(再酯化): Ra 甘油×3-RaFFA =(2.0×3)-(1.143/65%)= 4.242 μmol/(kg·min)
5. 细胞外循环: RaFFA-FFA 氧化速率
6. 总循环 = 细胞内循环+细胞外循环 = 3×Ra 甘油-FFA 氧化速率
注:①由于血浆池的快速混合和血浆 FFA 的快速周转速率,棕榈酸示踪剂在不需要预充剂的情况下连续注入,从而在较短时间内实现同位素平衡富集。
②甘油示踪剂,其中 2 个氢连接到 1-碳和 3-碳位置,1 个氢连接到 2-碳位置。
③FC,静息状态下棕榈酸对总 FFA 的贡献分数 = 65%。

3. 蛋白质代谢动力学

在正常健康的成年中,蛋白质合成和分解的速率通常趋于平衡,使得机体内蛋白质含

量（蛋白质池大小）相对稳定。然而，蛋白质池大小会受到多种因素的影响，包括饮食、运动（如肌肉肥大）、与年龄相关的肌肉质量减少（肌质疏松症）或疾病（如癌症恶病质）。因此，准确量化机体内蛋白质合成、分解以及全身蛋白质代谢对于深入理解蛋白质代谢至关重要。

测定苯丙氨酸等必需氨基酸的血浆 Ra 和 Rd 含量是研究蛋白质代谢动力学的常用方法。必需氨基酸的血浆 Ra 均反映了禁食状态下蛋白质分解速率，因为机体内无法自行合成必需氨基酸，因此血浆中的必需氨基酸来源于蛋白质的分解产物。因此，在摄食后一段时间内，蛋白质分解速率可通过将 Ra 必需氨基酸除以该氨基酸在蛋白质中的比例进行评估。除苯丙氨酸可羟化为酪氨酸外，Rd 必需氨基酸会参与到蛋白质合成和氧化过程。

表 8-4 提供了使用苯丙氨酸和酪氨酸示踪剂来研究全身蛋白质代谢动力学的示例计算。在该示例中，我们假设苯丙氨酸占蛋白质中的 4%。实验过程中，使用 L-[环-$^2H_5$]-苯丙氨酸和 L-[环-$^2H_2$]-酪氨酸的连续输注。为达到 L-[环-$^2H_4$]-酪氨酸的同位素平衡，研究者注入 L-[环-$^2H_5$]-苯丙氨酸以通过羟化反应生成 L-[环-$^2H_4$]-酪氨酸，并同时输注初始量的 L-[环-$^2H_4$]-酪氨酸。试验在示踪剂输注前和到达同位素平衡时采集血样；Ra 苯丙氨酸和 Ra 酪氨酸表示为 F 除以 E_p；羟化速率表示为苯丙氨酸衍生的 Ra 酪氨酸乘以 Ra 酪氨酸含量分数。

通过利用上述动力学数值（即目标分子天然存在形式的 Ra 和羟化速率），研究者可计算蛋白质合成（protein synthesis, PS）和蛋白质分解（proteolysis, PB）的速率，进而计算出全身水平的蛋白质净平衡（NB=PS-PB）。当达到平衡状态时，Rd 苯丙氨酸参与蛋白质合成及羟化生成酪氨酸。PS 计算公式表示为 Rd 苯丙氨酸与羟化速率之差除以苯丙氨酸含量百分数；PB 表示为 Ra 苯丙氨酸除以苯丙氨酸含量百分数；NB 表示 PS 和 PB 间的平衡状态（即 NB=PS-PB）。需注意的是，由于目标分子天然存在形式和示踪剂均用于合成过程，因此在计算所有组分的 PS 时需要考虑摩尔过剩百分比（MPE）；在计算 PS 时只有目标分子的天然存在形式参与蛋白质分解，因此需要考虑 t/T（示踪剂与天然存在形式的比例）。

表 8-4　　　　　　　　　　　全身蛋白质代谢动力学的示例计算

仪器：GC-MS
示踪剂：
L-[环-$^2H_5$]-苯丙氨酸［初始量：3.07μmol/kg；速率：0.084μmol/（kg·min）］
L-[环-$^2H_2$]-酪氨酸［初始量：3.07μmol/kg；速率：0.033μmol/（kg·min）］
L-[环-$^2H_4$]-酪氨酸（初始量：0.30μmol/kg）
同位素平衡富集（E_p）（背景去除）：
血浆苯丙氨酸［$M+(5/M)+0$］：t/T，0.0941；MPE，8.6007%
血浆苯丙氨酸［$M+(4/M)+0$］：t/T，0.0241；MPE，2.3533%
血浆酪氨酸［$M+(2/M)+0$］：t/T，0.0442；MPE，4.2329%
目标分子天然存在形式动力学计算
1. Ra 苯丙氨酸（Ra Phe）
Ra Phe$_{t/T}$ = $F/E_{t/T}$ = 0.084/0.0941 = 0.8927μmol/（kg·min）
Ra Phe$_{MPE}$ = F/E_{MPE} = 0.084/（8.6007/100）= 0.9767μmol/（kg·min）

续表

2. Ra 酪氨酸（Ra Tyr） $\quad$ Ra Tyr$_{t/T}$ = $F/E_{t/T}$ = 0.033/0.0442 = 0.747 μmol/(kg·min) $\quad$ Ra Tyr$_{MPE}$ = F/E_{MPE} = 0.033/(4.2329/100) = 0.7796 μmol/(kg·min) 3. 衍生于 Phe 的 Ra Tyr MPE = $E_{Tyr\ M+4}/E_{phe\ M+5}$ = 2.3533%/8.6007% = 0.2736 4. Phe 氧化速率 = 衍生于 Phe 的 Ra Tyr$_{MPE}$ × Ra Tyr$_{MPE}$ = 0.2736 × 0.7796 $\quad$ = 0.2133 μmol/(kg·min) 5. 蛋白质合成速率（PS）=（Ra Phe$_{MPE}$ - Phe 氧化速率）/蛋白质中 Phe 含量① $\quad$ =（0.9767 - 0.2133）/4% = 19.085 μmol/(kg·min) 6. 蛋白质分解速率（PB）= Ra Phe$_{t/T}$/4% = 0.8927/0.04 = 22.32 μmol/(kg·min) 7. 蛋白质静平衡率 = PS-PB = 19.085 - 22.318 = -3.233 μmol/(kg·min) 注：①假设蛋白质中苯丙氨酸含量分数为 4%。

第二节　人体营养状况的临床体征研究方法

营养流行病学的兴起和进步紧密地与对饮食与疾病相互关系的不断深入了解紧密相连。18世纪中期以来，传统的流行病学方法广泛应用于探索各种必需营养素的作用。在当代，慢性非传染性疾病已成为全球健康的主要问题。虽然传统研究方法，如基础医学研究、动物模型研究和临床代谢研究，在某些领域取得了显著成就，但它们在揭示饮食与慢性病之间复杂联系的能力上存在局限。营养流行病学方法通过以人群为研究对象，提供更为直接的证据来评估疾病风险，确定膳食营养素的适宜摄入量，并为公共健康指南的制定提供科学依据。作为连接饮食因素与人类健康及疾病关系的桥梁，营养流行病学已成为现代营养学研究不可或缺的一环。

一、横断面研究

横断面研究作为一种观察性研究设计，其目的在于在确定的时间点对特定人群进行调查，以搜集健康状况、疾病情况及其相关的暴露因素信息，为病因学研究提供初步证据。医学领域内，这种研究设计专注于某一时间点的人群，同步测量研究对象的健康结果和暴露状况，而不包括对参与者的进一步前瞻性或回顾性跟踪。在流行病学研究，特别是在营养流行病学领域，横断面研究因其能够为确定疾病的分布及与饮食相关的风险因素提供直接观测数据而被广泛采用。

根据研究目的的不同，横断面研究可以分为描述性横断面研究和分析性横断面研究两大类。描述性横断面研究主要关注对特定人群中健康状况的频率分布进行描述，旨在揭示一种或多种健康结果的患病率或流行度。而分析性横断面研究则侧重于在特定时间点上搜集和分析暴露状态与健康结果之间的数据，目的是评估并比较那些已经遭受某种暴露与未遭受暴露的个体间健康结果的差异性。在进行分析性横断面研究时，由于数据收集是在单一时间点进行，因此确定暴露与结果之间的因果序列（即暴露是否在结果发生之前）通常较为困难。

1. 主要流程

横断面研究设计的关键步骤涉及在指定的目标人群中随机或采用系统化方法选择代表性的样本个体，并在同一时间点上进行一次性数据收集，记录个体的暴露状态以及相关的健康结果。横断面研究可能呈现四种不同的结果场景：①个体在受到特定风险因素暴露的情况下出现预期的健康结果；②尽管未暴露于特定风险因素，但个体仍展现出健康结果；③在风险因素的暴露下，个体没有出现预期结果；④个体既未暴露于风险因素，同时也没有展现任何相关结果。有效的样本抽取策略，如随机抽样、分层抽样或系统抽样，是确保研究结果可靠性的重要因素，其旨在保证样本数据的统计学代表性和准确性。图8-8表示横断面研究主要流程。

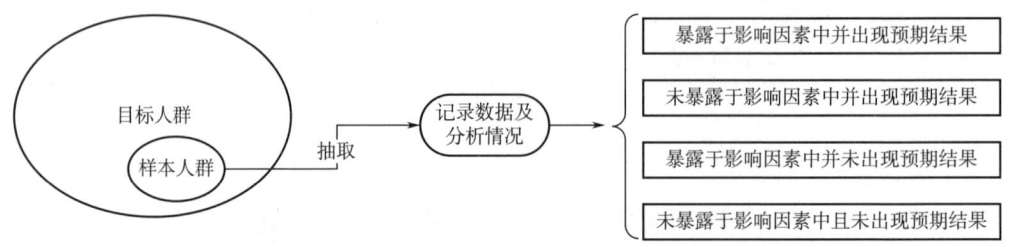

图8-8　横断面研究主要流程

2. 研究应用

横断面研究设计被广泛应用于多个领域，包括描述性的流行病学调查，它能够绘制出特定健康状况或病症在人群中的分布图景。此类研究还可作为生成和验证病因假设的初步步骤，提供必要的因果关系线索。它们对于探讨和识别影响群体健康的潜在因素以及与疾病关联的各种因素至关重要。此外，横断面研究在评估卫生服务需求、识别高危人群以供早期预防干预、制定和验证卫生政策标准，以及审查和评价现有资料和研究数据质量方面都有其独特的应用价值。

3. 优缺点

横断面研究作为确定人群患病率的核心流行病学工具，能够探究多种暴露因素与健康结果之间的潜在联系。这类研究具有易于操作、成本效益高、不存在医学伦理问题等优点（表8-5），使其在公共卫生研究中得到广泛应用。它也存在一定的局限性（表8-5），包括重度依赖问卷调查和面对面访谈，这可能导致较低的参与率。尤其是面对面访谈虽然回应率更佳，但相对于问卷调查而言，其成本更高、耗时更长，这限制了大规模样本的收集，同时也更易受到样本选择偏误的影响。

表8-5　横断面研究的优缺点

优点	操作起来比较快，成本也不高
	不存在医学伦理问题
	在同一时间收集数据
	可以同时研究多种结果和暴露因素
	容易产出假设
	可以为更深入的研究提供数据参考

缺点	无法测量发病率
	很难做出因果推断
	所确定的关联可能难以解释
	无法调查结果与危险因素之间的时间关系
	不适合研究罕见病症
	易受如无反应偏差和回忆偏差等偏见的影响

二、生态学研究

生态学研究，作为流行病学中的描述性研究方法之一，主要聚焦于群体层面，旨在通过比较不同人群的暴露水平与疾病发生率之间的关联，从而揭示特定环境因素与健康状况之间的潜在联系。这种方法重点分析群体或地区的数据，而非个体层面的信息，因此它不同于研究自然生态系统的生态学。在将生态学研究所得数据应用于个体层面推断时，需特别警惕"生态学谬误"，即错误地将群体水平的统计关联推断为个体之间的因果关系。在营养学研究中，生态学研究为理解膳食模式与健康指标之间的广泛联系提供了有价值的见解，但也要小心不要过度解读群体数据对个体的直接影响。

1. 研究方法类型

生态学研究根据横向和纵向这两个维度，可分为三大类：生态比较研究、生态趋势研究和综合研究。横向维度指在相同的时间段内，观察不同群体或者地区某种病症的分布，通过比较病症分布的不同，提出病因假设。例如，通过比较沿海地区和其他地区胃癌死亡率的差异，提出沿海地区人群的饮食结构等可能是导致此差异的原因之一。此外，生态比较研究也可用于分析不同群体或者地区中某因素的平均暴露水平和某种病症频率之间的关系。纵向维度指在同一群体中，比较暴露水平在某一因素变化前后，以及某种病症频率的变化情况，从而判断某一因素与某种病症之间可能的关系。生态趋势研究也可用于分析同一群体或者地区中某因素的平均暴露水平和某种病症频率之间的关系。在实际工作中，这些方法也常综合使用。例如，在研究饮水硬度与心血管病的关系时，可以分析不同时期、不同地区水中微量元素的分布差异与心血管死亡率的关系。

根据研究目标的不同，生态学研究在流行病学领域内可分为探索性研究和多组比较研究等类型。探索性生态学研究作为其中的一种基础形式，主要关注不同地区或人群中疾病发生率的地理差异，其目的是识别可能的环境因素或建立相关的病因假设，这类研究往往不涉及对特定暴露因素的直接测量，并且可能缺乏系统的数据分析方法。然而，探索性生态学研究对于揭示疾病的潜在原因、提出新的病因假说以及为慢性疾病的环境病因研究提供初始线索仍具有重要意义。此外，它也被用于评估针对特定人群所实施的公共健康干预措施的效果，进而为健康政策的制定和实施提供科学依据。

2. 研究方法的优点及局限性

（1）优点　生态学研究在流行病学调查中具备多项优势。其一大优点在于能迅速获得研究成果，极大地节省研究所需的时间、人力和资源，同时为那些病因尚不明确的疾病提供潜在的病因线索。在个体暴露水平难以直接测量的情况下，生态学研究往往成为唯一可行的研究手段。

此外，当单一人群内部的暴露因素变异较小、难以直接关联到疾病发生时，通过比较不同人群间的差异来进行的多组比较研究可以为评估公共健康干预措施的效果提供宝贵的数据支持。

（2）局限性　生态学研究在流行病学调查中虽有其优势，但同时也面临不少局限性。其中，暴露量的准确评估是一个重大挑战。该研究方法倾向于采用群体级别的数据而非个体级别的数据，这可能导致群体数据无法准确反映个体的实际暴露水平。这种方法上的偏差源于所谓的"生态学谬误"，即当研究者错误地将群体层面的数据应用于个体时，就可能产生误导性的结论。这种谬误常因个体间差异的忽略以及混杂因素的存在而发生。为规避这种谬误，研究者必须确保所研究的群体在暴露水平上具有相当程度的一致性，但这在实际研究中难以做到。例如，在比较不同国家的淀粉和脂肪摄入量与乳腺癌或胃癌发病率的关系时，如果将群体数据推广至个体风险评估，则可能产生"生态学谬误"。因此，当研究群体的内部暴露差异较小时，生态学研究的价值将大于个体层面的研究。

在生态学研究中，混杂效应的识别与控制是研究设计的关键挑战之一。不同于个体水平研究中的"生态学谬误"，混杂效应源自在群体间可能存在的危险因素分布的不均匀性。在某些情况下，个体水平的研究中被视为混杂因素的变量，在群体水平研究中可能因为群体间相对均匀的分布而不被考虑。例如，在考虑性别作为混杂变量的情况下，若不同群体间的性别比例相似，则在生态学研究中性别可能不会被视作一个显著的混杂因素。然而，生态学研究中的混杂效应往往比个体化研究更加复杂，因为它们可能涉及多个相互关联的、未被充分识别的变量。这种未知性增加了研究结果解释的不确定性，因此在解释生态学研究的结果时需要特别谨慎。

生态学研究的数据可靠性对于推导出的结论的准确性至关重要。此类研究通常依赖于历史数据来收集健康结果信息，如肿瘤登记或国家调查；同时，暴露数据往往来源于公共记录，如政府的烟草和酒精销售统计。主要的局限性在于所谓的"生态学谬误"，即研究是基于不同个体群体的汇总数据而非单个个体，这可能因混杂因素的存在而导致结果与实际情况不一致。在多数情况下，这种谬误难以避免，因为混杂因素可能难以辨识或控制。特别是在社会人口统计学和环境变量方面，数据间可能存在多重共线性问题，这给对暴露因素与疾病关系的精确分析带来了挑战。因此，在解释生态学研究的结果时，需要高度的谨慎，以确保分析的准确性和可信度。

三、病例对照研究

病例对照研究是流行病学领域中主要用于揭示病因的观察性研究方法。它涉及特定疾病患者（病例组）与未患该疾病的适当对照组的比较。这种研究设计首先从相同人群中挑选一组特定疾病的病例，然后选择一个在与该疾病相关的已知因素上相似的对照组，以便进行比较分析。病例对照研究的过程包括收集并比较病例组和对照组的暴露史。研究人员通过观察两组人群中特定暴露因素的分布差异，以推断该因素与疾病发生之间的潜在联系。如果统计分析显示，病例组中有暴露史的个体比例显著高于对照组，则可能暗示暴露与疾病发生之间存在关联。病例对照研究在设计时，依据研究目标结局来定义病例组和对照组。尽管它不能提供关于疾病发生率的直接信息，但通过比较两组中暴露个体的比例，可以提供所谓的"优势比例"。这一研究方法不注重确定患病率或发病率，而是更侧重于检验特定因果关系和治疗效果的假设。

在研究设计中，根据所关心的结局来定义研究组，根据需要的结局，将研究人群分为病例组和对照组。病例对照研究无法提供关于疾病发生率的信息,但他们提供了一个优势比例,通过比较每个病例组和对照组中暴露的个体比例得出。病例对照研究无法回答有关患病率或发病率的问题,但他们确实使研究人员能够检验关于因果关系和治疗效果的假设。

1. 研究方法

病例对照研究用于研究潜在的病因关系。该方法选取某一人群内一组已患有某种疾病的个体作为病例研究组,同时选择同一人群内未患该疾病但在某些已知与疾病有关的因素上与病例相似的个体作为对照组。通过调查这些个体的过去对某个或某些可疑病因的暴露与否和暴露程度,以及两组暴露史的比较,可推断研究因素是否可能是引起该疾病的原因。如果病例组中暴露于某一因素的个体比例在统计学上显著高于对照组,则可认为这种暴露与患病之间存在统计学联系,可能为因果联系,如图8-9所示。该研究方法的主要影响因素包括病例选择、对照组的设置和如何定义暴露等因素,其中病例组和对照组的选择是至关重要的。

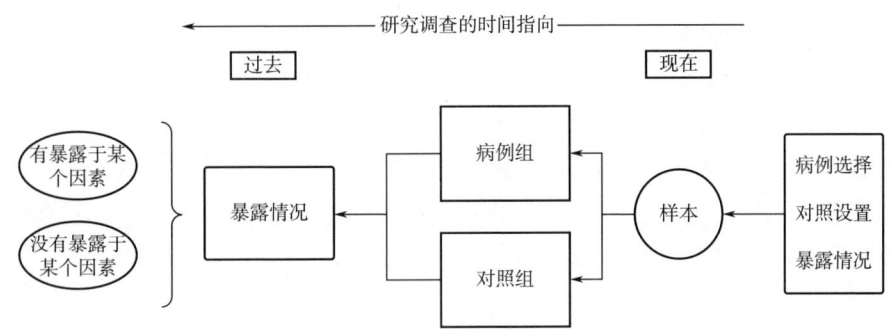

图8-9 研究主要思路

病例来源主要有以下两种:①从医院病人选择病例,即从某一所或若干所医院选择某时期内就诊或住院的某种疾病的全部病例。病例应符合统一的、明确的诊断标准,且具有部分代表性。该来源下结果的普遍性虽受限,但真实性不受影响,而真实性是普遍性的前提,该研究称为以医院为基础的病例对照研究。②从某特定人群选择病例,即以符合某一明确规定的人群在某时期内的全部病例或当病例数过多时以其中的一个随机样本作为研究对象,具有选择偏倚较小,可信度较高等优点,这种研究称为以人群为基础的病例对照研究。

对照的设置是为了评估病症与暴露之间是否存在联系,以确定病例组的暴露率可能为多少,从而提供一个比较基准。首先,对照必须从病例来源人群选择,因为他们都有可能成为病例。此外,对照的选择是否适当是病例对照研究成功与否的一个关键要素。

暴露的定义也是一个关键因素,因为病患者的记忆可能存在偏差。因此,暴露的定义必须非常清晰,以减少记忆偏差的影响。同时,还需要考虑暴露的时间等因素。

2. 主要适用范围

病例对照研究方法具有以下适用范围:①探索病症的可疑危险因素:在疾病的病因尚不明确时,可广泛筛选机体内外环境中可疑的危险因素。②验证病因假设:当通过描述性研究或探索性病例对照研究初步提出了病因假设后,可以通过精心设计的病例对照研究来验证假说。③提供进一步研究的线索。

3. 方法的优缺点

优点:该方法可以在相对短的时间内获得初步结果,具有方便、迅速、节省人力和时间的特点。此外，该方法特别适用于研究罕见疾病，有时甚至是唯一可行的研究方法。

缺点：首先，资料是由回顾性调查所得，易产生选择偏倚、回忆偏倚、记忆混杂偏倚等误差；其次，该方法无法直接计算相对危险度，只能使用比值估计相对危险度。再次，该法一般不能得出某因素与某病联系的因果关系，因此需要通过多个研究验证结果的一致性来确保结果的可靠性。最后，病例对照研究通常不包括已经去世的病例，这可能导致偏倚。因此，在评估一次调查结果时需要谨慎，以确保研究的结果可以推广到总体人群。

四、队列研究

队列研究是公共卫生领域中用于追踪特定人群从特定暴露到健康结果发生的研究方法。这种研究可通过前瞻性或回顾性设计实施，两者在数据收集方面有所不同，但共同目标是分析暴露因素与后续健康结果之间的关系。在研究的初期，研究人员会测量和记录研究对象的暴露情况，并据此将他们分为不同的组别。随后，通过对比这些群体在疾病发生率上的差异，研究人员可以评估特定暴露因素与疾病发生之间的关联性和影响程度。

对于多数慢性疾病而言，其症状可能需要数年时间才会显现，且在此过程中可能受到多种因素的影响。因此，队列研究致力于在疾病确诊之前，追踪可能与该疾病发生或具有保护作用的各种因素，从而为研究者提供了一种从"因"到"果"的研究途径。通过长期观察和分析，队列研究有助于深入理解暴露因素与疾病发生之间的长期影响和关联。

1. 研究方法操作简介

研究的方法可以分为以下步骤。首先，确定目标研究人群，然后从中采用特定的抽样方法选取人群样本，并根据暴露情况将他们分为暴露组和非暴露组。然后，根据事件的最终结果与观测开始的时间顺序，可以将研究分为前瞻性队列研究、回顾性研究和双向研究。前瞻性队列研究是指事件的最终结果出现在观测之后的研究，而回顾性研究是指事件的最终结果出现在观测之前的研究。双向研究则是在回顾性研究的基础上继续进行观测，并根据结果进行统计学分析，以得出相应的结论。队列研究操作流程如图8-10所示。

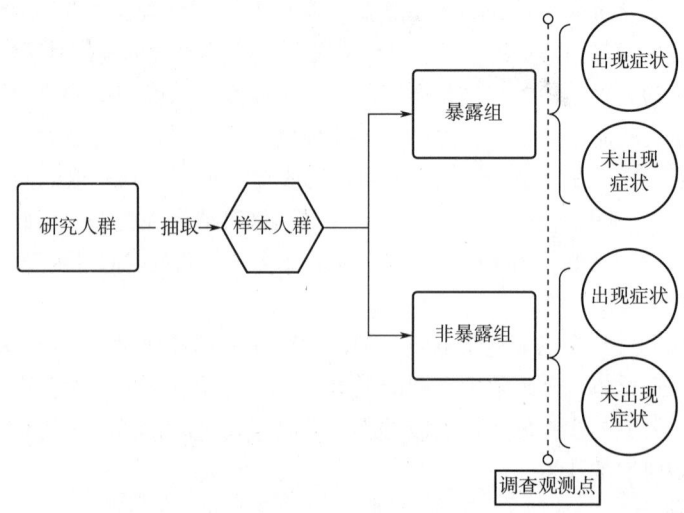

图8-10 队列研究操作流程

总的来讲，前瞻性和双向队列研究在科学性上较强，但需要更长的时间和更多的人力物力。而回顾性研究则相反，虽然时间较短，人员和资源需求较少，但有一定的局限性。在临床实践中，通常会根据具体情况采用不同类型的队列研究方法，以便更好地发现新的规律和结论。

2. 研究方法应用范围

队列研究具有广泛的应用范围，它主要关注可疑病因引起的效应，这些效应不仅涉及研究的具体疾病，还可能与其他多种病症相关。因此，队列研究方法在病因与病症预后研究中有很重要的应用价值，也可应用于某些病症的诊治和预后研究。

3. 研究方法的优缺点

前瞻性队列研究是最可靠的观察性研究类型之一，具有许多优点。它通常能够明确假定的原因和结果之间的时间顺序，不容易出现结果提前发生的情况。例如，可通过设计前瞻性队列研究评估出生体重与多种健康结果或特征之间的关系。然而，前瞻性队列研究也存在一些问题，如发表偏倚和报告偏倚，因为研究人员通常只报告具有统计学意义的结果，这可能导致结果的不完整性。此外，由于测试多种关联，可能会由于偶然而导致许多假阳性结果。研究登记、项目设计和分析计划的预规范是避免事后二次分析寻求额外统计显著性发现的重要举措。为了减少假阳性发生的风险，研究人员已提出多种用于多重检测的统计方法，包括更严格的 p 值、q 值或错误发现率。

在队列研究中，理想情况下，样本和变量因素在所有重要方面都应该是相同的，除了关注的暴露情况，若研究组之间缺乏可比性，则可能导致选择偏差。此外，对于罕见病症或需要较长时间发展的病症，队列研究不是最佳的研究设计。在这些情况下，随访损失可能是研究设计中的一个重要问题，尤其是对于随访期较长的纵向研究。随访人群脱组可能导致结果偏差，因为暴露组和非暴露组之间的随访差异损失可能会影响结果的可靠性，而这种差异损失在一定程度上是难以避免的。

五、实验性研究

实验流行病学，又称干预研究，是一种将人群视为研究对象的方法，以医院、社区、工厂、学校等现场为"实验室"的实验性研究。实验流行病学研究是流行病学研究的主要方法之一，其在研究者控制下，对受试对象施加某种因素或干预措施，或者消除某种因素，进而观察其对发生疾病或者健康状态的影响，是一种由"因"及"果"的研究。

1. 主要类型

实验流行病学主要包括以下三种研究类型。

①临床实验：以病人个体为研究单位，包括住院和未住院的病人，作为研究对象，旨在研究某种饮食方式或食物因素的效果并进行评价。

②现场实验：以人群个体作为基本观察单位，可以是正常或者未患特定疾病的人群，通常在高危人群进行，以评价预防措施的效果，这属于第一级预防。

③社区干预实验：以人群作为整体进行干预，对某种预防措施或方法进行评估。

2. 主要形式

该研究方法主要的实施模式是从研究对象中随机抽取一定数量的个体，然后将他们分成实验组和对照组，分别对这两组施加不同的干预措施，然后观察和比较两组之间是否出现了不同的效应，实验流行病学实施模式如图 8-11 所示。

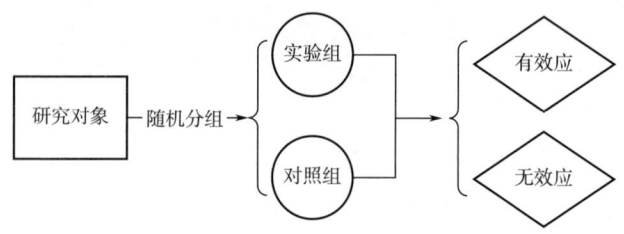

图 8-11 实验流行病学实施模式

3. 优点

①实验性研究具备标准化处理条件的能力，采用随机分组和平行比较，因此有助于有效控制研究中的偏倚和混杂。

②研究因素在研究前进行预先设计，结局变量和测量方法事先规定，因此实验性研究能够全面观察干预前、干预中和干预后效应发生的全过程，从而提高因果推断的强度。

③实验性研究有助于深入了解疾病的自然历程，同时也能够研究干预措施与多种结果之间的关系。

4. 局限性

①实验性研究中，研究对象的依从性难以确保，即研究参与者是否按照规定的方式执行干预措施存在问题。

②由于受到干预措施范围的限制，所选择的研究对象可能不具备足够的代表性，因此从实验结果推广到整体人群时可能会产生不同程度的影响。

③随着观察时间的延长和研究范围的扩大，实验性研究容易出现失访问题，即部分参与者无法持续参与研究。

④实验设计和实施条件要求高、控制严且难度较大。实验性研究的设计和实施要求高度严谨和复杂，难度较大。

⑤为了实现研究目的，研究者可能需要对研究对象施加干预因素，这可能引发伦理和道德问题。

六、统计学研究

统计学研究主要目的是研究和应用各种数据分析方法，以从数据中提取信息、做出推断、识别趋势和模式，以及做出决策或得出结论。这种研究包括数据的收集、整理、汇总、分析和解释，旨在帮助人们更好地理解现象、问题或现实情况。统计学研究通常包括描述性统计、推断性统计和实验设计等领域，用于研究各种学科和领域的数据。

（一）常用统计学指标

相对危险度 RR（relative risk）：相对危险度 RR 为暴露组患病率 P_1 与未暴露组患病率 P_0 之比，如式（8-2）：

$$\mathrm{RR} = \frac{P_1}{P_0} \tag{8-2}$$

通常统计表如表8-6所示：

表8-6　　　　　　　　　　　　流行病学中的分组统计表

	病例组	对照组	患病率
暴露	a	b	a/(a+b)
未暴露	c	d	c/(c+d)

通常具体应用于流行病学中的计算方式为式（8-3）：

$$\text{RR} = \frac{\text{暴露组的病患率}}{\text{未暴露组的病患率}} = \frac{a/(a+b)}{c/(c+d)} \tag{8-3}$$

优势比（OR）：指病例组中暴露人数与非暴露人数的比值除以对照组中暴露人数与非暴露人数的比值，公式为式（8-4）：

$$\text{OR} = \frac{\text{病例组中暴露人数} / \text{非暴露人数}}{\text{对照组中暴露人数} / \text{非暴露人数}} = \frac{a/c}{b/d} \tag{8-4}$$

其中在发病率较低的病症中 OR ≈ RR。

归因危险度：又称率差，简写为 AR。是指暴露组发病率与非暴露组发病率之差，它反映发病归因于暴露因素的程度，公式为式（8-5）：

$$\text{AR} = l_e - l_0 \tag{8-5}$$

式中　l_e——暴露组发病率；

　　　l_0——非暴露组发病率。

（二）分析方法及特点

流行病学通常使用各种统计分析方法，这些方法应用了统计学中的概念。本书主要介绍流行病统计应用广泛的分析方法。

1. 检验方法

（1）方差检验　方差检验主要用于比较两个或者多个变量的数据样本，以确定它们之间的差别是简单随机的，或者是由于流程之间统计上显著的差异所引起的。进行方差检验时，要求数据满足正态分布且具有相等的方差。主要流程为：①提出零假设，例如，总体均值与检验值之间不存在显著差异；②计算相关的统计学量并查表得到 F 值大小所对应的置信度。

（2）卡方检验　卡方（χ^2）检验就是统计样本的实际观测值与理论推断值之间的偏离程度。χ^2 的大小取决于实际观测值与理论推断值之间的偏离程度，χ^2 越大，表示两者之间的偏差越大，反之亦然。当实际值与理论值完全相等时，χ^2 为 0，表明理论值完全符合实际值。主要流程为：①提出原假设，例如，两个因素之间不存在相互影响，即两个因素之间相互独立，不存在相互影响；②计算相关的统计学量并查表得到 χ^2 大小所对应结论。

2. 线性回归模型

线性回归模型是一种用于建模一个或多个自变量与因变量之间线性关系的回归分析方法。在讨论线性回归模型之前，首先要明确什么是线性。通常情况下，线性表示两个变量之间的关系是一次函数关系，即其图像呈现为一条直线。需要注意的是，线性指广义的线性，用于描述数据与数据之间的关系，而非线性指两个变量之间的关系非一次函数关系，即图像不是直线。

线性回归是通过最小二乘法等数学方法来拟合一个或多个自变量和因变量之间的线性关系，进行建模的一种回归分析，广泛应用于流行病学研究。该方法通常假设两个变量（即营养变量和症状）之间存在线性关系，借助最小二乘法等数学方法实现对变量之间关系的描述。

线性回归的应用范围包括建立回归方程，用多个危险因素来估计某事件（或疾病）在一定时期内发生的概率。它用于探索某疾病发生的危险因素并分析其影响程度，还可以用来预测疾病或事件发生的概率。同时，该方法存在算法固有的优点和缺点。

(1) 优点　①简单易懂：线性回归的思想简单，实现容易，建模速度较快，特别适用于数据量小或关系较为简单的情况。②可解释性：线性回归模型的结果具有良好的可解释性，有利于决策分析，可以帮助理解变量之间的关系。③处理回归问题：线性回归模型不仅可用于描述变量之间的关系，还可用于解决回归问题，如预测和估计。

(2) 缺点　①非线性数据分析困难：线性回归难以有效拟合非线性数据，对于非线性关系的建模效果较差。当数据具有非线性关系时，线性回归模型可能无法捕捉这种关系，导致模型不准确。②数据特征要求高：线性回归对数据特征的要求较高，适用于特征之间线性相关的情况。当数据特征之间具有复杂的非线性关系或高度相关性时，线性回归可能无法准确建模。③复杂数据难以表达：对于高度复杂的数据，线性回归模型可能无法很好地表达复杂关系，因为它仅考虑线性关系，不能捕捉数据中的复杂模式和交互效应。

3. 机器学习方法

机器学习是一种在各个领域广泛应用的方法，它与传统的统计学算法有许多相似之处。然而，相对于传统方法，机器学习在多维数据中更有效地发现规律。随着大数据在流行病中的应用，机器学习也提供重要的分析工具。

机器学习有着许多的算法分类，主要可分为监督学习和无监督学习两大类。在监督学习中，包括以下算法。

(1) 人工神经网络　这是一种模仿神经元工作原理的算法，可以对输入数据进行加权运算，并输出预测结果。在流行病学研究中，人工神经网络通常用于研究非线性关系及变量间交互作用。该模型具有良好的容错能力，且不易受异常值与多重共线性的影响，需要大量数据来支持应用和推广。

(2) 决策树模型　这种算法根据输入变量构建一种树状的分类预测模型。决策树是基于输入变量的决策规则来进行结果预测。在流行病学研究中，分类决策树用于处理分类变量，而回归决策树用于处理连续变量。决策树结构简单，易于操作，适用于研究非线性关系及变量间高阶交互作用的研究。然而，它容易发生过度拟合的现象，虽然有方法可以解决这个问题，但会使输出结果变得更加复杂。决策树主要用于解释性建模、结果预测和亚组识别，可筛选出与结果相关程度最大的协变量。

(3) 支持向量机　支持向量机构造了一个超平面概念对观测值进行分类，分类前可使用核函数将观测值投射至变量可分离的高维空间中进行转换。支持向量机对小样本、高维数据有良好的适应性且错分率较低，可用于分类和回归问题的处理，在处理多分类问题时可采用多重比较的方法进行。

(4) 朴素贝叶斯算法　朴素贝叶斯算法是基于贝叶斯定理，对变量间的独立性进行简单概率分类的算法。该算法根据一组协变量计算所有可能类别的概率，概率最大的类别即为正确分类。朴素贝叶斯算法不受缺失数据的影响且要求的训练数据集较少，因此广泛应用于流行病各领域，是数据挖掘中最有效的归纳学习算法之一。

无监督学习是根据其内部的自然属性进行分类而不参考某确切值的一种学习方法，可利用统计学方法识别出具有相似特征的子集并将其归类、聚类，关联是最常见的无监督学习方法，其数据集通常为"未标记数据"。无监督学习主要包括以下算法。

（1）期望最大化算法（expectation-maximization algorithm，EM算法） EM算法广泛应用于缺失数据概率模型的最大似然估计。该算法通过以下步骤的迭代实现模型的参数估计：①计算期望值，根据观察变量的初始值与参数的估计值计算缺失数据的期望值；②实现最大化，用期望值替代缺失数据进行参数的估计。当模型得到的参数估计值收敛平稳时迭代停止。

（2）k-means 聚类算法 k-means 聚类算法是 EM 算法思想的体现，该算法将观测值划分至预先指定的 k 种类别中，同时使各类别内差别最小。k-means 聚类实现步骤：①在观测值中随机指定 k 个凝聚点作为重心，每个凝聚点即为1个类别；②计算各观测值与重心的距离，将其划分至距离最近的重心所属类别中；③初步分类确定后重新计算各类别的重心；④重复步骤②、③至相邻两次分类结果一致。

此外，还存在其他机器学习算法，如集成算法等，它们在流行病学分析中也具有广泛的应用潜力。由于机器学习算法具备高通量等特点，因此可以在流行病学的日常分析中发挥关键作用。机器学习的应用领域包括但不限于以下方面。①因果推论：机器学习在解决非线性关系和变量之间复杂交互的问题上表现出色。它能够更好地处理多维数据，而传统的统计学方法可能难以胜任这些任务。②疾病的预测、诊断、预后及临床决策：机器学习已被应用到传染病的预测模型中。例如，使用光谱聚类算法检测婴儿呼吸道微生物群的变化，从而为婴儿呼吸道感染的诊断及预防提供重要依据。③营养流行病的分析和预测：机器学习方法同样适用于研究和预测营养流行病。它能够处理大量的营养数据和复杂的关联关系，有助于深入了解饮食习惯和健康之间的联系。总之，机器学习算法为流行病学研究提供了新的工具和方法，有望改善疾病预测、诊断和预后分析，以及临床决策的准确性。

思考题

1. 直接量热法和间接量热法在研究人体能量代谢中的作用是什么？
2. 解释平衡试验法、耗竭-补充-饱和平台法以及稳定同位素示踪技术在研究营养素代谢动力学中的重要性。
3. 如何通过临床体征观察和研究揭示个体的营养状态和相关疾病的关联？
4. 分析横断面研究、生态学研究、病例对照研究、队列研究、实验性研究和统计学研究在研究不同环境条件下人群的饮食结构、生活方式和健康状态之间复杂关系中的应用。
5. 营养代谢及营养评估的研究方法如何为制定个性化的营养干预策略提供科学依据？

第九章
肠道菌群与个性化营养

学习目标

1. 掌握人体肠道菌群概述。
2. 理解肠道微生物群与个性化营养。

学习重点与难点

1. 重点：熟悉肠道菌群。
2. 难点：理解肠道菌群与个性化营养的关系。

人体肠道微生物组是消化道系统的微生物集合，包括细菌、古生菌、病毒、真菌和原生生物。这些微生物之间存在协同或竞争的关系，并与宿主进行生物活性物质的交互，形成一个微生态平衡。人体消化道肠道菌群（gut microbiota）的不同群落之间存在直接或间接的相互作用，并通过直接接触、分泌蛋白或代谢产物与宿主形成复杂的交互作用网络，构成一个动态平衡的微生态系统。肠道菌群参与机体食物消化吸收、营养素代谢、药物代谢、能量供应、免疫调节、胃肠道稳态的维持等重要生理过程，正常的肠道菌群数量和结构对于维护人体健康具有非常重要的意义。研究提示，肠道菌群失调与肠易激综合征（irritable bowel syndrome，IBS）、炎症性肠病（inflammatory bowel disease，IBD）、结肠癌、肥胖、糖尿病、阿尔茨海默病以及自闭症等疾病的发生均有一定相关性。膳食成分可以影响肠道菌群的多样性及功能，越来越多的研究表明，膳食会影响肠道微生物的组成及其基因表达，不同代谢产物通常对应的优势菌群差异明显，从而影响肠道菌群的组成结构和功能模式。高通量技术、微生物组学和生物信息学等方法已被应用于研究微生物组，为个性化营养提供了数据支撑。其主要技术包括高通量（high throughput，HTP）培养、HTP代谢组学、HTP测序、生物信息学、宏转录组学、微流体分析、源自人类干细胞的工程类器官和粪便微生物群移植等。除了人类微生物组的新方法外，实时交互式可视化工具在基于微生物组的个性化营养方面也具有重要作用。研究已经使用个性化的宿主和微生物组数据集，开发了个性化的饮食建议，并为在各种健康环境中量身定制的饮食建立了框架。通过个性化营养重塑或优化宿主与微生物群的相互作用被视为疾病控制和预防的新治疗途径。

第一节 人体肠道菌群概述

一、人类微生物群的里程碑事件

人体内寄宿着数万亿的微生物,这些微生物群落构成了复杂的生态系统,对人体健康、营养吸收、免疫应答以及许多其他生理功能有着至关重要的影响。这些微生物与宿主之间形成了一种精细的相互作用,影响了宿主的健康和疾病状态。"人类微生物组学的发展历程"概述了从微生物初次被观察到现在,这一领域所取得的关键性突破及其未来的研究方向(图9-1)。

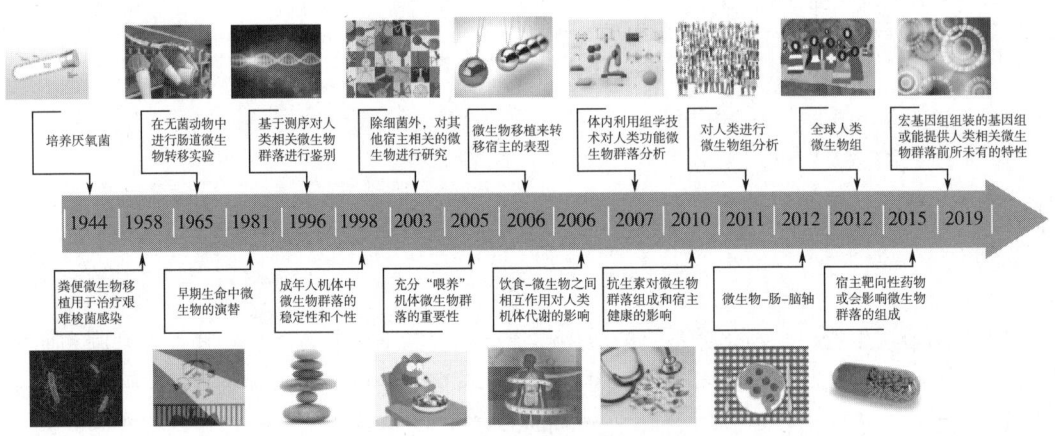

图9-1 人类微生物组研究的里程碑事件

在17世纪70年代,科学家安东尼·范·列文虎克(Antonie van Leeuwenhoek)使用简单的显微镜首次观察到了微生物的存在,这标志着微生物学的诞生。自此,随着科学技术的进步,我们对微生物的了解日益加深。1944年,科学家R. E. 亨盖特(Robert E. Hungate)在研究牛瘤胃中负责降解纤维素的微生物过程中,采用了所创新的旋转管培养技术(roll-tube approach),实现厌氧菌的成功培养。这一技术至今仍在使用,并基于此技术,研究者们首次成功分离出与人类微生物菌群相关的厌氧菌。考虑到绝大多数人体微生物菌群需要无氧的生长环境,此项创新为微生物群的分离、分类、以及进一步研究其代谢、分布和生理功能提供了宝贵的工具。在1958年,科研人员B·埃塞曼(B. Eseman)采用粪便微生物移植的技术成功治疗了患有假膜性小肠结肠炎的病人。此项治疗方法因其在治疗复发性艰难梭菌感染中的成功案例而得到广泛的认可与应用。

1965年,谢德勒(Schaedler)及其团队成功从Nelson Collins Swiss(NCS)小鼠肠道中分离出肠道菌群,并将其转移至无菌小鼠体内。NCS小鼠是一种特殊的小鼠品系,不含有常见的小鼠病原体(如大肠埃希菌和变形杆菌)。研究发现,转移的菌群在无菌小鼠的胃肠道中所展现的数量和定位与其在NCS小鼠中的表现高度相似,并能在数月内保持这一状态,证实了微生物群在宿主中的稳定定植特性。另外,将拟杆菌菌株转移至无菌小鼠体内,发现无菌小鼠及其后代肠道均定植了该菌株，且在一定程度上改善了盲肠特性表型，该发现凸显了肠道菌群对宿主发育和生理功能的深远影响。这项研究具有重要意义，为未来深入探索肠道菌群如何影响宿主，以及菌群间的相互作用提供了科学的研究范式。

在生命的早期阶段，微生物群的获得与继承呈现出高度的复杂性和持续性，这种特点可能在个体的整个生命周期中都得以保持。1981年的三个独立定量研究揭示了肠道微生物共生体在生命早期形成，并受到分娩方式、喂养策略及环境接触等多种因素的影响。这些初步定植的微生物在婴儿的免疫、内分泌、代谢以及其他众多的发育途径中都扮演着核心角色。英国科研人员对新生儿的胎粪、日常粪便、口腔和脐带样本进行了培养，以追踪婴儿肠道细菌群的演变。研究发现，最初定植在婴儿肠道的是兼性厌氧细菌。而在法国的一项队列研究中，研究者对比了因配方奶粉喂养与母乳喂养婴儿的肠道细菌群，并发现其菌群组成存在显著差异。另外，一项跨国研究对比了生活在英格兰城市与尼日利亚乡村地区的母乳喂养婴儿、断奶儿童及成人的肠道细菌群，研究指出，随着婴儿食物的逐渐丰富，其肠道细菌群及其功能性发生了显著变化。这三项研究提供了生命早期细菌种类的定量分析，为更深入地探索婴儿肠道微生物的演替及其相关影响提供了科学的研究范式。

1996年，随着基因组测序技术的应用，研究者开始对人体相关的微生物群落进行精确鉴定。威尔逊（Wilson）和布利奇顿（Blitchington）采纳了16S rRNA基因测序方法，深入探索了人类粪便样本细菌的多样性及其微生物特性。此外，随着对微生物群体的宏基因组学方法的采用，研究焦点已由单纯关注微生物的物种特性转向了揭示微生物的代谢活动与人类健康及疾病之间的相互关系。其中，对16S rRNA基因的测序已逐渐成为评估人体微生物多样性的主要手段。1998年，Willem de Vos及其团队运用聚合酶链式反应（polymerase chain reaction，PCR）扩增了16S rRNA基因的特定区域，并结合温度梯度凝胶电泳（temperature gradient gel electrophoresis，TGGE）技术对基因的多样性进行了可视化分析。通过对16个成人粪便样本的TGGE条带模式进行对比，发现每位个体的微生物群落结构均具有个体独特性。长期监测显示，两位参与者的TGGE条带图谱在6个月内保持稳定。这些研究进一步强化了我们对人体微生物动态变化的理解，并有助于定义"健康的微生物基准"。到2005年，另一项研究对人结肠黏膜上的微生物群落进行了分析，揭示出在人体之间存在明显的微生物组成差异，同时识别出五个主要的菌门。研究者们也在尝试寻找一个在所有个体中普遍存在的"核心微生物群"。总的来讲，不同的身体部位所具有的微生物群体各具特点，尽管微生物组成会随时间产生某些变化，但大体上仍然保持稳定。

肠道微生物群含有数千个参与食物底物分解途径的相关基因。在2005年，由杰弗里·戈登（Jeffrey Gordon）领导的研究团队针对不同的饮食对微生物基因表达产生的影响进行了研究。研究结果显示，饮食的改变可以调整肠道菌群对多糖的降解能力，并进而影响与多糖代谢相关的基因表达。随后的研究进一步揭示了肠道微生物中与多糖代谢相关的基因簇的表达模式，这为哺乳动物肠道微生物对饮食中多糖的高效利用提供了科学理论支持。值得注意的是，肠道共生菌中多糖代谢相关的基因多样性可能源于食物中的外源性菌群。因此，关注肠道微生物对饮食成分的代谢及其对宿主健康的影响显得尤为关键。

肠道菌群的组成及其功能由宿主的遗传背景和外部因素共同决定，对遗传背景而言，研究者通过一系列小鼠实验开始研究肠道微生物群与肥胖之间的联系，研究发现，肥胖小鼠模型的肠道中存在的两个主要菌门（拟杆菌门和厚壁菌门）比例发生了变化，分析该微生物群的功能发现,肥胖相关微生物群具有更高的能量富集能力,且肥胖表型可以通过粪便微生物群移植进行转移。将来自肥胖小鼠盲肠的微生物群(其厚壁菌门/拟杆菌门的比例高于瘦供体)移植到无菌受体中时,与来自瘦小鼠的微生物群的受体相比,体脂增加更多。而膳食是影响肠道菌群组成最为关键的外部因素之一,后续研究发现饮食会持续改变肠道菌群,例如,高膳食纤维饮食可增加菌群多样性、使普氏菌富集、增加短链脂肪酸(short-chain fatty acids,SCFA)含量以及减少代谢疾病,科学家们有望利用饮食与微生物群落之间的相互作用来开发新型疗法。

21世纪初期,随着宏基因组和高通量测序技术的发展,科学家们借助此类技术进行大规模人群微生物组多样性研究,加深了人们对机体微生物组多样性的理解。准确定量机体在摄入食物后的生理反应需要,整合代谢组、蛋白质组、基因组、肠道微生物组等多组学数据,并将其与健康指标进行关联分析。机器学习、深度学习等人工智能方法正在成为整合多组学大数据的必要手段。基于人群大数据集研究流程的标准化,确定并量化影响菌群的因素(如饮食、药物以及宿主基因等),发现微生物菌落与人类健康及疾病之间存在潜在关联,需要借助深度学习等人工智能手段进行深入研究探索。随着机器学习算法的进步,研究人员通过宏基因组数据重建细菌基因组数据库,该方法可鉴别来自肠道和机体其他部位的数千种无法进行培养的细菌,极大扩展已知微生物群落的系统发育多样性。

二、人类微生物组计划项目

人类微生物组计划(Human Microbiome Project,HMP)由美国国立卫生研究院(National Institutes of Health,NIH)主导,目标是鉴别并揭示与人类健康和疾病相关的微生物组功能。这个为期十年的项目分为两个主要阶段:HMP1和HMP2(图9-2)。期间,HMP项目推出了参考序列、多组学数据、计算与统计工具,以及分析及临床协议,供科研界使用。

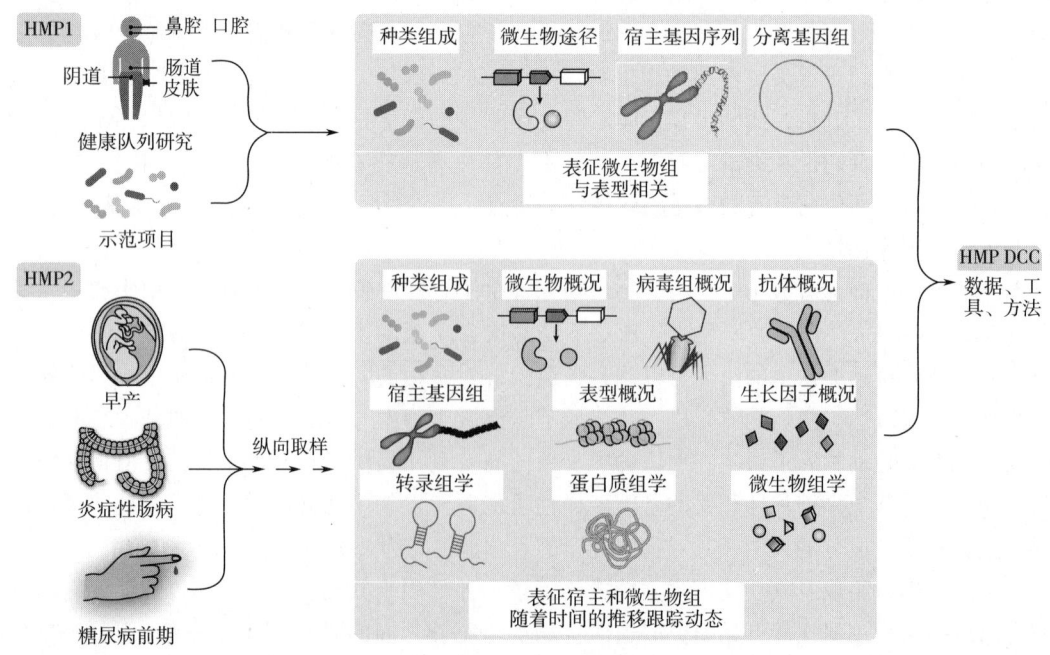

图9-2 人类微生物组计划

HMP1 于 2007 年启动，关注健康成人微生物组的共性，特别是在无疾病状态下的"健康"微生物组。该阶段主要对来自多个部位（如口腔、鼻腔、阴道、肠道和皮肤）的微生物组进行了表征，并进行了针对特定疾病的示例性项目。2014 年推出 HMP2，即"综合人类微生物组计划"（iHMP），其重点在于详细表征微生物组并阐明其在健康与疾病中的功能。特定的研究领域包括孕妇的阴道微生物组与早产、炎症性肠病的肠道微生物组、以及 2 型糖尿病患者的肠道和鼻腔微生物组。此阶段为科研界提供了对微生物组与宿主之间互动的深入解析，包括它们的动态变化、机制性关系以及宿主与微生物组的复杂相互作用。

两个阶段都涉及了多组学分析，包括微生物组的组成、病毒组学、代谢组学、基因表达，以及宿主和微生物组的蛋白谱变化。此外，宿主特有属性如遗传、表观基因组、抗体谱和细胞因子也被纳入考虑。HMP 项目的所有数据，包括序列、多组学数据、临床信息和相关工具，均已保存在 HMP 数据协调中心（Document Control Center，DCC）或相应的公共或有条件访问的数据库中，为整个研究界提供宝贵的资源。

三、肠道菌群的分类

人的体表和与外界相通的腔道中寄居着不同种类和数量的微生物，以细菌为主，称为共生细菌群或菌群。自然界中的细菌可以划分为 50 个细菌门，但是健康成人的肠道菌群基本分属厚壁菌门（Firmicutes）、拟杆菌门（Bacteroidetes）、变形菌门（Proteobacteria）、放线菌门（Actinobacteria）、疣微菌门（Verru comicrob）、梭杆菌门（Fusobacteria）和蓝细菌（Cyanobacteria）7 大门，其中厚壁菌门（64%）和拟杆菌门（28%）为主要优势菌群。肠道菌群以专性厌氧菌为主，数量是兼性厌氧菌和需氧菌的 100~1000 倍，包括拟杆菌属（*Bacteroides*）、优杆菌属（*Eubacterium*）、双歧杆菌属（*Bifidobacterium*）、梭杆菌属（*Fusobacterium*）、消化链球菌属（*Peptostreptococcus*）和奇异菌属（*Atopobium*）等；而兼性厌氧菌，例如，肠球菌（*Enterococcus*）、乳酸杆菌（*Lactobacillus*）、肠杆菌（*Enterobacter*）和链球菌（*Streptococcus*）等，是肠道菌群的一个次要组成部分。

2010 年，欧盟人类肠道宏基因组计划（Metagenomics of the Human Intestinal Tract）项目组在 *Nature* 发表了人体肠道微生物菌落的基因目录，其中包含 330 万个人体肠道元基因组的有效参考基因，约是人体基因组的 150 倍。根据这一基因集估计，人体肠道中至少存在 1000~1150 种细菌，平均每个宿主体内约含有 160 种优势菌种。另外研究表明，不同年龄、体重、性别及国籍的人群肠道菌群都大致可分为三种类型，即拟杆菌（*Bacteroicles*）型、普雷沃菌（*Prevotella*）型及瘤胃球菌（*Ruminococcus*）型。各个肠段的优势菌属决定了各自酵解的底物和产物。拟杆菌型中最主要的拟杆菌具有丰富的酵解碳水化合物和蛋白质的酶类的基因，如糖化酶、半乳糖苷酶、己糖胺酶、蛋白酶和多种参与糖酵解和戊糖磷酸途径的酶类；普氏菌型中的最主要的细菌类型是普雷沃菌属；瘤胃球菌型则富含瘤胃球菌、拟杆菌和古生菌，其中瘤胃球菌是拟杆菌的 5~10 倍。肠道菌群与人体存在共生关系，并影响着人体的肠道功能、代谢功能和免疫功能。肠道菌群所需的营养物质来自于宿主的饮食成分、肠道上皮细胞分泌的黏液，以及脱落的上皮细胞。研究者认为，肠道及其菌群形成了一个具有强大代谢能力和功能可塑性的器官。

四、人体肠道菌群的分布

微生物主要分布在机体与外界相通的腔道内,如口腔、呼吸道、消化道、泌尿生殖道以及体表,形成微生态系统(图9-3)。

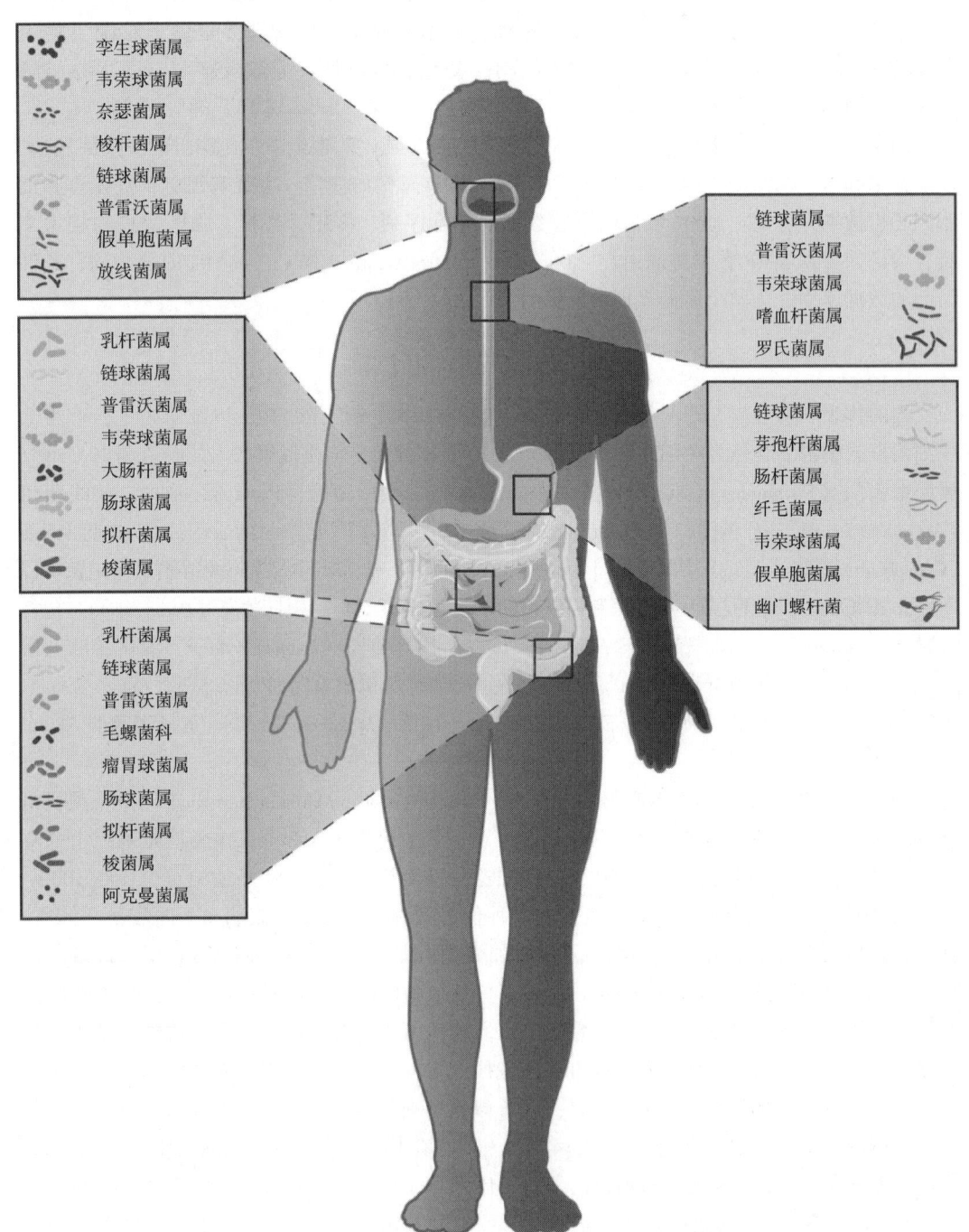

图9-3 人体微生态系统菌群分布

口腔：口腔微生物由多种微生物环境组成，包括扁桃体、牙齿、牙龈、舌头、脸颊、硬腭和软腭。在口腔中发现了1000多个分类群，该分类群称为人类口腔微生物组数据库。口腔主要菌门占据了96%的分类群，包括厚壁菌门、拟杆菌门、变形菌门、放线菌门、螺旋体和梭杆菌门。健康人体唾液，主要是由孪生球菌属（*Gemella*）、韦荣球菌属（*Veillonella*）、奈瑟菌属（*Neisseria*）、梭杆菌属、链球菌属、普雷沃菌属、假单胞菌属（*Pseudomonas*）和放线菌属组成，口腔内的不同位置具有不同程度的生物多样性。

食道：食物从口腔沿食道向下输送到胃部。与口腔相似，人类食道中最丰富的细菌属于厚壁菌门和链球菌属，可能来自口腔。测序揭示了健康受试者食道中三种不同的群落类型，群落以链球菌属、普雷沃菌属和韦荣球菌属为主。与其他胃肠道部位类似，年龄对食管微生物组的结构有影响，但微生物组成可能与性别无关。

胃：胃是人体的消化器官，它含有消化摄入食物的蛋白水解酶和胃酸，尽管pH较低，但在胃中可发现多种微生物群。在胃窦中常见的属包括链球菌属、芽孢杆菌属、肠杆菌属、纤毛菌属、韦荣球菌属、假单胞菌属和幽门螺杆菌。在有大量幽门螺杆菌的患者中，更多的细菌属于变形菌门，而胃部微生物组的总体多样性较低。在观察幽门螺杆菌个体的肠道微生物组时，琥珀弧菌、球菌科、肠球菌科和李克氏菌科的丰度增加。

小肠：小肠由十二指肠、空肠和回肠组成，是大多数营养物质消化和吸收的重要器官。十二指肠是食物从胃进入的小肠的第一关，来自胆囊的胆汁盐和胰酶可消化营养物质，空肠和回肠的肠上皮负责营养吸收。研究显示，空肠和回肠内容物最常见的群落包括链球菌、乳酸杆菌、γ-变形菌、肠球菌和拟杆菌。随着小肠在回肠中向远端发展，微生物组成变得更加复杂，并在多样性和丰富度（梭状芽孢杆菌科、毛螺菌科、消化链球菌科、肠杆菌科和类杆菌科）方面接近结肠。

在人体的微生物生态系统中，胃肠道细菌以其种类多样性和数量庞大而著称，占据了机体微生物总量的78%。一名健康成人的肠道内微生物的质量为1~1.5kg，涵盖了超过1000种微生物，其数量达到了10^{14}，这一数量是人体自身细胞数（10^{13}）的十倍。值得注意的是，这些肠道微生物所编码的基因数目是人类自身基因数量的100倍，因此被誉为影响人类健康的"第二基因组"。日常排泄的粪便中，大约1/3的干重由细菌组成，其中大部分是肠道细菌，如拟杆菌（*Bacteroides*）、拟球梭菌（*Clostridium coccoides*）和柔嫩梭菌（*Clostridium leptum*）。

经过长时间的协同演化，这些数量庞大的肠道微生物与人体宿主已经形成了密不可分的关系，对于维持身体健康平衡起到了关键作用。因为人体胃肠道的生理状态差异，所以微生物的种类和分布也存在变化。从横向角度考察，上消化道的细菌数量为10^2~10^3CFU/mL；十二指肠的细菌数量小于10^4CFU/mL；回肠的细菌数量为10^3~10^7CFU/mL；而远端结肠的细菌数量最为丰富，为10^9~10^{12}CFU/mL。

从纵向角度看，胃肠道内的微生物分布形成了三个生物层：底层由膜菌群组成，这些菌群紧贴黏膜表面，与黏膜上皮细胞粘连，主要包括双歧杆菌和乳酸杆菌，是有益于身体的共生菌；中间层主要由消化链球菌、粪杆菌、韦荣球菌和优杆菌等厌氧菌组成；而表面层是腔菌群，这些菌群能够在肠腔内游动，主要包括大肠杆菌和肠球菌，他们属于需氧或兼性需氧菌。

五、肠道微生物在生命不同阶段的特点

从新生儿阶段至老年阶段,肠道菌群对于人类健康的作用是持续的。与身体生理功能的逐渐衰老类似,肠道菌群的变化并不局限于某一特定年龄,而是一个逐步演变的过程。在生命的早期阶段,新生儿的肠道微生物定植受到多种产前及产后环境因素的影响。其中,产前环境因素主要涉及母体的肠道微生物、胎儿的发育周数以及分娩方式等;而产后环境因素则包括如抗生素治疗和喂养方式等。新生儿暴露于这些多样化的微生物环境中,有助于其体内微生物群落的稳定成熟以及免疫系统的健全发展。

婴儿期肠道菌群演替主要经历两个重要变化:第一个是出生后及哺乳期,出生后微生物开始在胃肠道中定植,最先定植的是兼性厌氧菌,兼性厌氧菌消耗氧气创造出低氧环境,优势菌种由兼性厌氧菌转变为严格厌氧菌,包括双歧杆菌属、拟杆菌属和副拟杆菌属(*Parabacteroides*)在内的专性厌氧菌逐渐开始占据主导地位;通过自然分娩的婴儿皮肤、口腔以及肠道中的微生物群落与母体阴道微生物群落相似,富含乳酸杆菌属(*Lactobacillus*);而在以剖宫产方式分娩的婴儿中,葡萄球菌属(*Staphylococcus*)、链球菌属或丙酸杆菌(*Propionibacteria*)较为常见。第二个是添加辅食和断乳后,因膳食变得丰富,肠道内细菌随之多样化且复杂,双歧杆菌属的优势在婴儿期的第一年后下降。

与婴儿相比,儿童的肠道菌群较为稳定且表现出较小的个体差异。坦尼娅·亚津年科(Tanya Yatsunerko)团队对委内瑞拉亚马逊地区、马拉维农村地区和美国大都市地区531名儿童和成人的粪便微生物组分析得出,美国居民的肠道菌群以拟杆菌属为主,而委内瑞来和马拉维地区人口肠道菌群以普雷沃菌属为主,肠道菌群的多样性与富含蛋白质的西方化膳食习惯有关。儿童出生至2~3岁是肠道菌群建立并达到平衡的关键时期,期间多种因素均会影响肠道菌群定植和演替,如分娩方式、喂养方式和饮食结构、生活习惯以及抗生素的使用等,其过程一定程度上影响机体未来的健康(图9-4)。

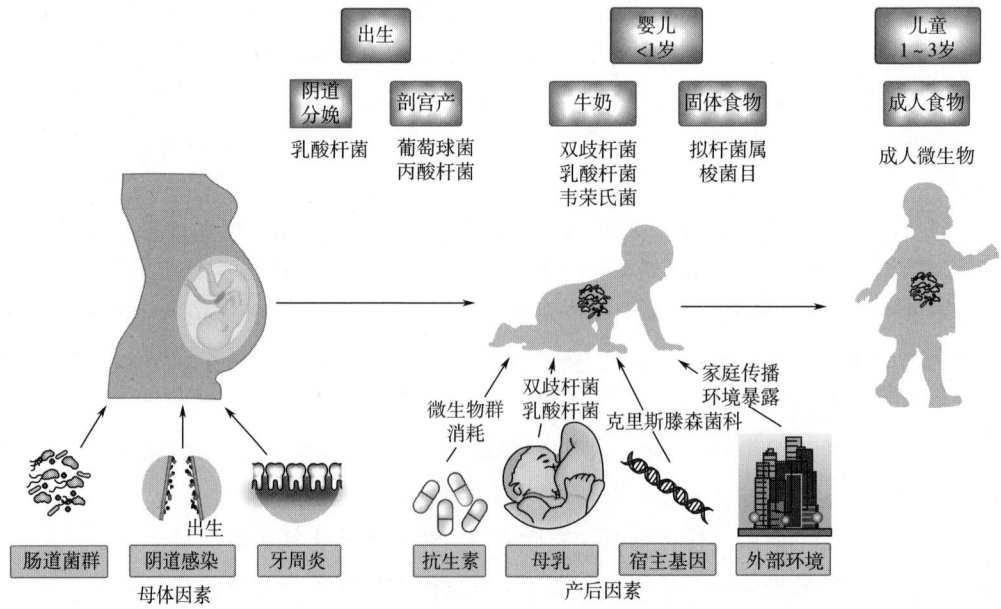

图9-4 影响新生儿微生物组的因素

随着人体生长发育，肠道的表面积会随着年龄的增长而扩张，直至在成年达到其峰值。因此，成年时期的肠道微生物多样性相对稳定。根据美国"人类微生物组计划"的研究资料，健康成人的肠道微生物主要由拟杆菌门和厚壁菌门组成，它们共同占据了肠道菌群的80%~90%。此外，肠道还存在较低比例的放线菌、变形杆菌、疣微菌、产甲烷古菌（如史氏甲烷短杆菌）、真核生物（如酵母）和多种噬菌体。研究团队对37名健康美国成年人的粪便样本进行了长达五年的跟踪分析，研究结果表明，厚壁菌与拟杆菌的比例可作为评估肠道菌群整体健康状态的有效指标。肠道微生物结构可能受到应激、抗生素治疗、饮食以及生活方式等多种因素的影响，尽管其可能在短期内发生改变，但通常能迅速恢复，确保成年肠道微生物的稳定性。值得注意的是，成年妇女在孕期，特别是在孕晚期，其肠道微生物结构会发生明显变化，例如，变形菌门和放线菌门的丰度上升，这些变化可能与孕妇的精神状态等有关。

随年龄增进，微生物群的稳态机制发生变化。在达到老年阶段（65岁及以上）时，肠道微生物主要是由拟杆菌门构成。与年轻人相比，老年人粪便中的抗炎菌落（如拟杆菌、双歧杆菌和乳酸杆菌）数量有所降低，而促炎细菌（如梭状芽孢杆菌和真菌属）的数量则上升。此外，与肠道菌群有关的代谢产物也呈下降趋势。老年人出现的肌肉萎缩与微生物群相关代谢产物（例如，维生素 B_7、维生素 B_{12}、肌酸和肌酸酐）的减少可能存在关联。一项针对意大利百岁老人的研究发现，这一人群的肠道菌物群主要特征为瘤胃球菌科、毛螺菌科（*Lachnospiraceae*）和拟杆菌科等核心微生物的减少。而在另一项关于中国百岁老人的研究中，极端衰老与粪球菌属（*Coprococcus*）、罗斯氏菌（*Roseburia*）和粪杆菌属（*Faecalibacterium*）的丰度呈现负相关。尽管这两个群体因种族、生活方式和饮食习惯而存在差异，但两项研究均指出前50名的微生物中有11个表现出相似的变化趋势，例如，布劳氏菌属（*Blautia*）、梭状芽孢杆菌属（*Clostridium cluster*）、粪杆菌属、大肠杆菌志贺氏菌（*Escherichia Shigella*）、毛螺菌科、瘤胃球菌科和丹毒丝菌科（Erysipelotrichaceae）。进一步研究显示，百岁以上老人的肠道菌群中"健康相关"的分类群，如双歧杆菌、克氏黏帚菌科和阿克曼菌属有所增加，而这些微生物的增加与长寿之间的因果关系尚需进一步探讨。

第二节　肠道微生物群与个性化营养

肠道微生物群是由居住在肠道内的细菌、病毒、真菌等微生物组成的复杂生态系统。肠道微生物群的生态平衡与健康状态有关，该平衡的破坏（肠稳态失调）在肥胖、糖尿病、胃肠道和心血管等许多疾病的发病机制中发挥着重要作用。肠道微生物群的动态改变受到许多环境因素的影响，如遗传、年龄、性别、营养和药物。饮食因素是微生物组成和功能最有效的调节方式之一，反过来肠道微生物影响饮食营养因子的吸收、代谢等过程，以多种方式影响宿主生理健康。此外，对饮食干预的生理反应（如饱腹感和血糖反应）因人而异。鉴于此，旨在改善、维持和预防疾病的个性化饮食可针对内部因素（如遗传、微生物组、体内营养过程的代谢组相互作用）与外部因素（如营养习惯和体力活动）之间互作综合评估的结果而单独制定个性化的营养建议（图9-5）。

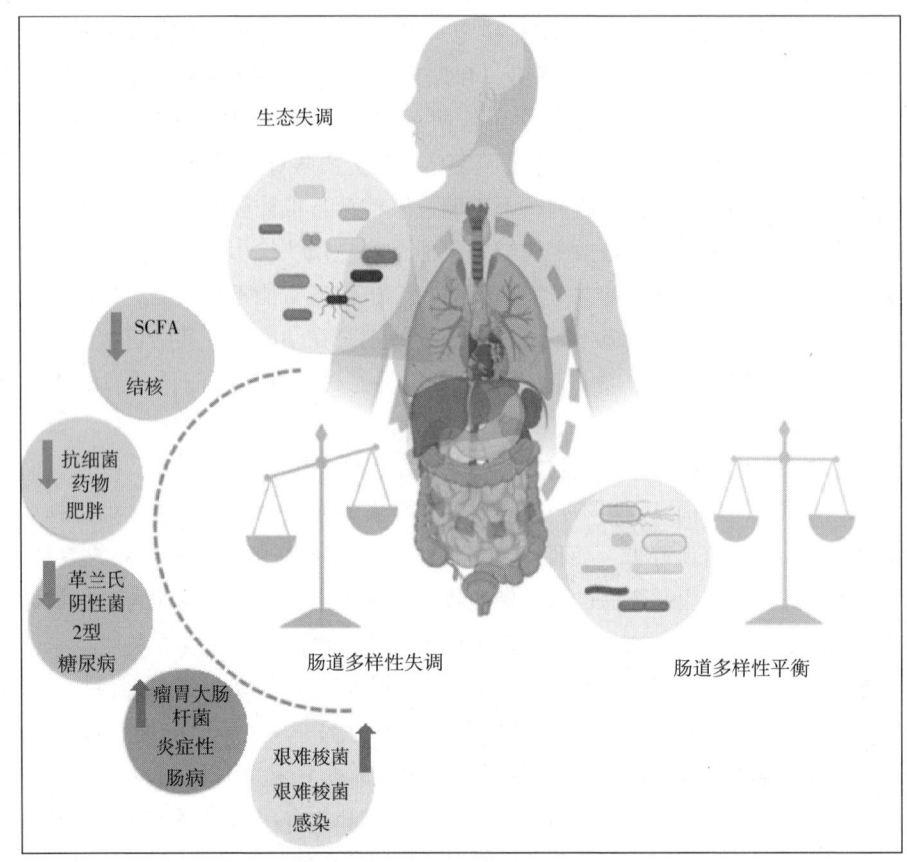

图 9-5 人类微生物群与疾病之间的示意图

一、营养-微生物群关系对健康的影响

宿主与肠道微生物群是共享食品营养素的,膳食营养成分可以通过肠道直接吸收,也可以被微生物代谢利用而影响宿主的健康。饮食,肠道健康和宿主健康三者息息相关,不同饮食可通过改变肠道微生物组成(如拟杆菌门、厚壁菌门、变形菌门、放线菌门和疣微菌门)以及厚壁菌门和拟杆菌门之间的比例来影响机体健康。

宿主及其肠道微生物群在食物和外源性物质(随饮食进入肠道或由微生物群产生的非宿主来源的化合物)代谢过程中产生大量代谢产物,许多代谢产物在宿主细胞和宿主微生物共生体之间传递信息方面起着关键作用。原生微生物的组成在人类不同肠道部位有所不同,对于肠道的不同部位,不同微生物物种之间存在信号传导(微生物食物网中的直接底物供应、群体感应、接触依赖性信号和潜在的气体递质)。此外,细菌可以产生 γ-氨基丁酸(γ-aminobutyric acid,GABA)、色氨酸代谢物、组胺、多胺、丝氨酸蛋白酶抑制剂、乳酸菌素、维生素、SCFA、长链脂肪酸(long-chain fatty acid,LCFA)和外膜囊泡(outer membrane vesicles,OMV),可对人类宿主上皮、免疫细胞、间充质和肠神经元产生影响(图9-6)。表9-1描述了调节宿主微生物群相互作用的一些主要类别。

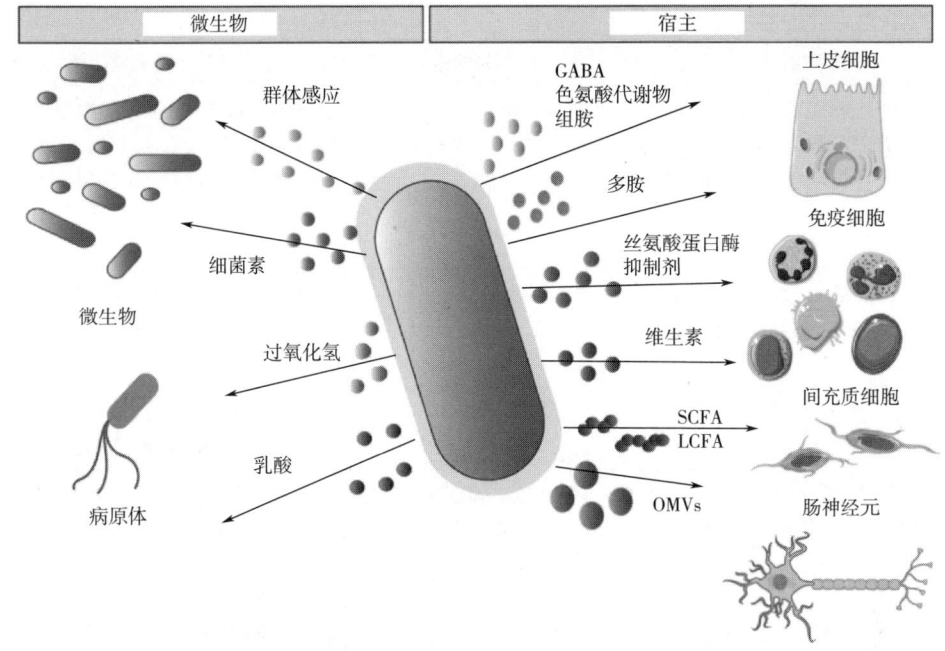

图 9-6 胃肠道中产生的微生物代谢物的多种功能

表 9-1 肠道细菌及其相关的代谢物

代谢物	相关细菌	潜在的生物学功能
短链脂肪酸：乙酸、丙酸、丁酸、异丁酸、2-甲基丙酸、戊酸、异戊酸、己酸	厚壁菌门的梭菌簇 IV 和 XIVa，包括真杆菌属、罗斯氏菌属、粪杆菌属和粪球菌属	降低结肠 pH，抑制病原体生长；刺激水和钠的吸收；参与胆固醇合成；为结肠上皮细胞提供能量，与人类肥胖、胰岛素抵抗和 2 型糖尿病、结肠直肠癌有关
胆汁酸：胆酸盐、牛胆酸盐、脱氧胆酸盐、鹅去氧胆酸盐、α-鼠李糖酸盐、β-鼠李糖酸盐、ω-鼠李糖酸盐、牛磺胆酸盐、甘氨胆酸盐、甘鹅去氧胆酸盐、牛磺胆酸盐、牛磺-α-鼠李糖酸盐、牛磺-β-鼠李糖酸盐、石胆酸盐、猪去氧胆酸盐、甘磺脱氧胆酸盐、牛磺糖胆酸盐、牛磺去氧胆酸盐	乳酸杆菌、双歧杆菌、肠杆菌、拟杆菌、梭菌	吸收膳食脂肪和脂溶性维生素、促进脂质吸收，维持肠道屏障功能，向全身内分泌功能发出信号以调节甘油三酯、胆固醇、葡萄糖和能量稳态
胆碱代谢物：甲胺、二甲胺、三甲胺、三甲胺-N-氧化物、二甲基甘氨酸、甜菜碱	双歧杆菌	调节脂质代谢和葡萄糖稳态；参与非酒精性脂肪肝、饮食引起的肥胖、糖尿病和心血管疾病
酚醛、苯甲酰基和苯基衍生物：苯甲酸、马尿酸、2-羟基马尿酸、2-羟基苯甲酸、3-羟基马尿酸、3-羟基苯甲酸、4-羟基苯甲酸、3-羟基苯丙酸酯、4-羟基苯丙酸酯、3-羟基肉桂酸酯、4-甲基苯酚、酪氨酸、苯丙氨酸、4-甲酚、4-甲酚硫酸盐、4-甲酚葡糖苷酸、4-羟基苯乙酸、3,4-二羟基苯乙酸、苯乙酰甘氨酸、苯乙酰谷氨酰胺、苯乙酰甘氨酸	艰难梭菌、普拉氏梭菌、双歧杆菌、乳酸杆菌	异生物质的解毒；指示肠道微生物组成和活性。尿 4-羟基苯乙酸、4-甲酚和苯乙酸在结直肠癌中升高。严重自闭症儿童的尿 4-甲酚硫酸盐升高

续表

代谢物	相关细菌	潜在的生物学功能
吲哚衍生物：N-乙酰色氨酸、吲哚乙酸、吲哚乙酰甘氨酸、吲哚、硫酸吲哚、3-丙酸吲哚、褪黑激素、6-硫酸褪黑激素、5-羟色胺、5-羟基吲哚	产孢梭菌	保护胃肠道免受压力引起的损伤；调节促炎基因的表达，增加抗炎基因的表达，增强上皮细胞的屏障特性。与胃肠道病理、脑肠轴和一些神经系统疾病有关
维生素：维生素 K、维生素 B_{12}、生物素、叶酸、硫胺素、核黄素、吡哆醇	双歧杆菌	提供互补的内源性维生素来源，增强免疫功能，发挥表观遗传作用以调节细胞增殖
多胺：腐胺、尸胺、亚精胺、精胺	空肠弯曲杆菌	对宿主产生遗传毒性作用、抗炎和抗肿瘤作用；潜在的肿瘤标志物
脂质：共轭脂肪酸、LPS、肽聚糖、酰基甘油、鞘磷脂、胆固醇、磷脂酰胆碱、磷酸乙醇胺、甘油三酯	双歧杆菌、罗氏菌、乳酸杆菌、克雷伯菌肠杆菌、柠檬酸、梭菌	影响肠道通透性、激活肠-脑-肝神经轴调节葡萄糖稳态；LPS 诱导慢性全身炎症；共轭脂肪酸可改善高胰岛素血症、增强免疫系统并改变脂蛋白谱。胆固醇是产生甾醇和胆汁酸的基础
其他：D-乳酸、甲酸、甲醇、乙醇、琥珀酸、赖氨酸、葡萄糖、尿素、α-酮异戊酸、肌酸、肌酐、内源性大麻素、2-花生四烯酰甘油、N-花生四烯酰乙醇酰胺、LPS 等	拟杆菌属、假丁酸弧菌、瘤胃球菌、粪杆菌、双歧杆菌、奇异菌、厚壁菌门、乳酸杆菌	这些化合物的直接或间接合成或利用；或包括内源性大麻素系统等相关途径的调节

1. 酚类物质

人体每天排泄 50~100mg 挥发性酚类物质，主要是 4-甲酚和酚类（主要以葡糖苷酸和硫结合物为主），也有少量的 4-乙基苯酚。在哺乳动物中，多种微生物（包括梭菌属、双歧杆菌属和脆弱拟杆菌）参与酪氨酸代谢产生甲基酚，大肠杆菌也参与了酚类分子的产生。人类尿液中 4-甲酚代谢物水平的改变，与体重减轻、炎症性肠病等多种生理和病理状况有关，同时也反映了微生物组成改变等情况。在 IBD 患者中，这种病理情况的改变与乳杆菌属和拟杆菌属菌种损失所致的微生物群多样性下降有关。在超重的人群中，厚壁菌门与拟杆菌门物种的比例改变，微生物群的多样性减少。

2. 膳食纤维

膳食纤维可以被肠道微生物消化并随后在结肠中发酵成 SCFA（如正丁酸盐、乙酸盐和丙酸盐），并被肠道内分泌细胞表达的 G 蛋白偶联受体 GPR41 和 GPR43 所感知。在胃肠道中，正丁酸也已在细胞及小鼠试验中证实可通过刺激脂肪细胞中瘦素的产生以及通过诱导胰高血糖素样肽-1（glucagon-like peptide 1，GLP-1）分泌，来调节能量稳态。丁酸盐的主要生产者是梭状芽孢杆菌、真细菌和蔷薇属微生物。正丁酸盐调节中性粒细胞功能和迁移，抑制炎症细胞因子诱导的血管细胞黏附分子 1 的表达，增加结肠上皮细胞中紧密连接蛋白的表达，并通过减少人体免疫细胞释放细胞因子和趋化因子来发挥抗炎作用。因此，正丁酸盐或产生丁酸盐的特定种类的肠道细菌，可能是恢复宿主免疫功能和屏障完整性以及调节能量代谢的新靶标。

3. 胆碱

胆碱是必需的膳食营养素，主要在肝脏中代谢。肠道微生物的酶亦可催化摄入胆碱转化成三甲亚胺，然后被肝脏中的核黄素单氧酶系统进一步代谢为三甲胺-N-氧化物（trimethylamine-N-oxide，TMAO）。TMAO 成为与肝脏和心血管疾病相关的代谢标志物，例如，已知 129S6 小鼠易患肥胖症、葡萄糖耐量降低和非酒精性脂肪肝疾病，当喂食高脂肪饮食时，其微生物酶活性增加、胆碱生物利用度降低，导致类似非酒精性脂肪肝的症状。最近的一项研究提出，TMAO 在动脉粥样硬化的发展中的潜在病理作用，提供了肠道微生物群、膳食胆碱和心血管疾病风险之间的潜在联系。

4. 胆汁酸

胆汁酸，又称胆酸盐，是一种类固醇衍生物，其来源于肝脏中胆固醇的代谢，并通过胆汁进行分泌。其主要功能是调节饮食中脂肪的代谢，并促进脂溶性维生素及胆固醇的吸收。此种肠肝循环大约每日重复 8 次，其中 90%~95% 的胆汁酸在肠道被再吸收并重新流向肝脏。在肠道中，胆汁酸主要与牛磺酸和甘氨酸结合，形成胆盐。而 5%~10% 的胆汁酸在经过肠道微生物群的生物转化后，部分随粪便排出。

在肠道中，胆汁酸的转化主要由拟杆菌属、真杆菌属以及某些厌氧菌完成。例如，梭状芽孢杆菌通过胆汁盐水解酶的作用，将与牛磺酸和甘氨酸结合的胆汁酸解结，释放游离胆汁酸。这些游离胆汁酸随后生成为次级胆汁酸（如脱氧胆酸盐和石胆酸盐），在回肠上皮中通过胆汁酸转运蛋白进行重吸收，也存在被动吸收的情况。已鉴定的含有胆汁盐水解酶的细菌包括拟杆菌属、梭状芽孢杆菌属、真杆菌属、乳杆菌属及埃希氏菌属的某些厌氧菌。部分胆汁酸的生物转化过程还涉及放线菌和变形菌。

肠道微生物群通过调节肠内胆汁酸的代谢，可以影响能量和脂质的代谢途径，进而导致脂质过氧化、肝内脂肪酸的生成以及甘油三酯的储存变化。高浓度的次级胆汁酸在体液中与疾病如结肠癌有所关联。研究已表明，胆盐水解酶的活性是多种主要细菌群的共同特点，因此调控其活性可能为治疗肥胖和代谢综合征提供有效的治疗策略。

二、饮食模式和微生物群关系对健康的影响

饮食与肠道微生物的构成和功能之间的关系密不可分，不同的饮食模式可显著塑造不同的肠道微生物组的多样性和功能性。当前有多种流行的饮食模式，如西方饮食、无麸质饮食、生酮饮食、素食饮食、地中海饮食和间歇性禁食等，研究人员已经评估了其中一些饮食模式对肠道微生物组的调节能力。

1. 西方饮食、无麸质饮食

西方饮食（高脂肪、高动物性蛋白、低膳食纤维）可以引起细菌总数及有益菌（如双歧杆菌）和真杆菌的数量明显下降。无麸质饮食影响了健康受试者的肠道微生物组。有研究显示，招募 10 名健康受试者食用无麸质饮食 30d 后发现，随着多糖摄入的降低，有益菌（双歧杆菌和乳酸菌）的数量下降，而潜在的有害菌数量增加，尤其是大肠杆菌和肠杆菌科总数增加。另一项相似的研究也表明，短期食用无麸质饮食可以降低瘤胃球菌和罗氏菌的数量，而食物谷菌科（Victivallaceae）和梭菌科（Clostridium）的数量增加。

2. 素食饮食

素食饮食可以使人更健康，并且降低患病风险。比较杂食饮食与素食饮食的研究表明，

坚持这两种饮食的人在肠道微生物组的多样性和丰度上略有差异，在属和种水平上的差异更为明显。与杂食者相比，素食者肠道中某些拟杆菌门的丰度更高，特别是普雷沃菌属。而粪便中短链脂肪酸的水平则与水果、蔬菜和豆类的摄入量呈正相关。素食饮食中富含可发酵的植物性食物，研究发现素食者的肠道菌群以产气荚膜梭菌（Clostridium perfringens）和多枝梭菌（Clostridium ramosum）为主。另外研究发现，在严格素食者和杂食者的肠道菌群组成仅存在非常细微的差别。

3. 生酮饮食

生酮饮食是一种低碳水化合物饮食（碳水化合物仅占摄入总热量的5%~10%），这种饮食模式可以增加酮体的产生。它最初被用于控制儿童难治性癫痫的病情，也被用于减肥，以及治疗其他神经系统疾病。人体研究表明，这种饮食模式可能对肠道微生物组有负面影响，会导致其整体的丰度下降。对于癫痫患儿来讲，生酮饮食会使其双歧杆菌属、直肠真杆菌和小杆菌属的相对丰度减少，放线菌门和大肠杆菌的相对丰度增加。

4. 地中海饮食

地中海饮食被认为是一个健康均衡的膳食模式，它的特点是富含单不饱和脂肪酸、多不饱和脂肪酸、多酚和其他抗氧化剂、膳食纤维和血糖生成指数较低的碳水化合物以及相对摄入更多的蔬菜。地中海饮食增加了拟杆菌门、乳酸杆菌、双歧杆菌、粪杆菌、颤螺菌（Oscillospira）、罗斯氏菌（Roseburia）、瘤胃球菌、梭状芽孢杆菌簇的数量，但它减少了厚壁菌门和变形杆菌的数量，这与SCFA和肠道稳态的增加以及生态失调和肠道通透性的降低有关。通过比较习惯性杂食者、素食者和严格素食者，研究地中海饮食的潜在益处。研究表明，大部分的素食者、严格素食者和30%的杂食者对地中海饮食有很高的依从性。坚持地中海饮食的程度和粪便中SCFA、普雷沃菌以及其他厚壁菌门的数量存在显著相关性。而对地中海饮食低依从性会导致TMAO的升高，从而引起心血管疾病风险增加。典型的地中海饮食可改善肥胖、血脂和炎症，这些变化可能是由肠道内乳酸菌、双歧杆菌和普雷沃菌属（拟杆菌门）的增加，以及梭菌属（厚壁菌门）的减少有关（图9-7）。

5. 间歇性禁食

对超重成人的临床试验表明，间歇性禁食在多方面均表现出有益效果，如肥胖、糖尿病、心血管疾病、癌症和神经系统疾病。人体研究表明，禁食干预增加了普氏栖粪杆菌、嗜黏蛋白阿克曼菌和双歧杆菌属菌种的丰度。但微生物组的生态学变化与间歇性禁食的代谢益处之间的关系尚未得到证实。

饮食显著地改变了肠道微生物组的生态，但是其对健康和疾病产生了深远的影响。关于不同饮食模式对肠道微生物组和代谢组的影响的研究，已经取得了重要的进展。饮食可能是调节肠道微生物组最有力的工具，但仍需更深入地了解饮食-宿主-微生物组之间复杂的相互作用（图9-7）。

三、基于微生物群调节的个性化营养

微生物学、遗传学、表观遗传学、代谢组学、营养遗传学和营养基因组学等各个技术不断进步，为更精准收集、存储和分析个体水平评估数据提供了机会，从而提高了根据营养需求提供营养个性化建议的能力。代谢表型可以用体重、血压或餐前血糖等常规指标测量，也可以用代谢组学、转录组学和蛋白质组学等更复杂的数据来测量，这些数据有助于描述饮食、

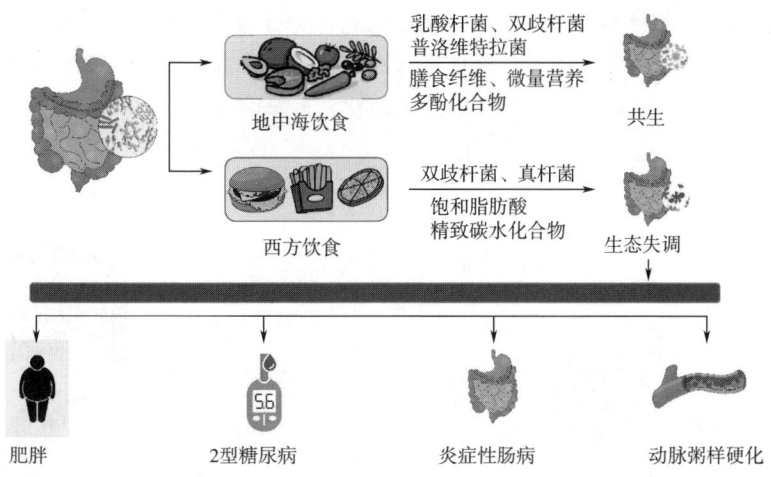

图 9-7 饮食模式和微生物群关系示意图

微生物组、遗传学和表观遗传学之间的相互作用在体内引发的生物学过程。

越来越多的证据揭示个体化微生物组对营养干预结果的影响,在对健康受试者进行的一项研究中,健康成年人短期摄入膳食纤维会导致个体粪便微生物组发生变化。具体而言,当机体摄入纤维后,普雷沃菌属和粪球菌属物种丰度增加,已酸和戊酸水平增加。也有研究显示,不同个体食用抗膳食淀粉会导致粪便细菌种类和丁酸盐水平呈显著差异。另外,无热量人工甜味剂塑造了小鼠和人类的肠道微生物组结构和功能,并影响人体餐后血糖反应;人类甜味剂响应者和非响应者被认为具有对食物的不同血糖反应的特征,并且可以根据个体化的微生物组模式进行识别。同样,益生菌副干酪乳酪乳杆菌的消耗,会引起粪便梭状芽孢杆菌(*Clostridium sporogenes*)和丁酸盐产生的个体特异性改变,这取决于最初的肠道微生物生态群。个性化益生菌植入人体肠道黏膜,可通过结合宿主和微生物组特征来预测其益生功效。例如,益生菌长双歧杆菌 AH1206 的稳定定植仅发生在 30% 的个体中,这与人体长双歧杆菌水平低、微生物组相关碳水化合物基因的代表性不足有关。总体而言,越来越多的证据表明,基于微生物群调节的个性化营养,在某种程度上可能由个性化的微生物配置和宿主特征共同驱动,因此,通过数据驱动的方法对饮食组会进行预测,有望对个体的微生物组和代谢产生积极影响。

四、个性化营养与可穿戴设备

个性化营养致力于每个人的代谢特性、背景及环境暴露状况,定制饮食方案以预防和管理疾病。这种方法旨在应对个体在饮食反应上的显著差异性。例如,与慢性病如肥胖、糖尿病和高血压等关联的微生物组成的变异,可以通过个性化的饮食干预来调整,从而预防或减缓这些疾病的进展。实时跟踪食物摄入和行为变化,以及利用提供个性化反馈的营养传感器都是实施这些干预措施的关键技术。

数字营养技术,如卡路里跟踪的移动应用程序和可穿戴运动跟踪设备,在某种程度上为个性化营养提供了便利,但它们还不能在分子层面上监测营养状态。为实现真正的个性化营养,需要多种传感器技术的集成,以实时、准确地提供预测和反馈。在这一领域,可穿戴和移动营养监测平台的研发呈现出巨大的机遇和挑战。例如,非侵入性的可穿戴和移动电化学传感器能够追踪食物和营养补充剂摄入的化学动态,为弥合数字监测与生化分析之间的鸿沟提供了有力工具。结合可穿戴化学传感技术和高效的数据预测及挖掘策略,有潜力深刻改变我们的饮食决策过程,从而实现更为精准的个性化营养策略(图9-8)。

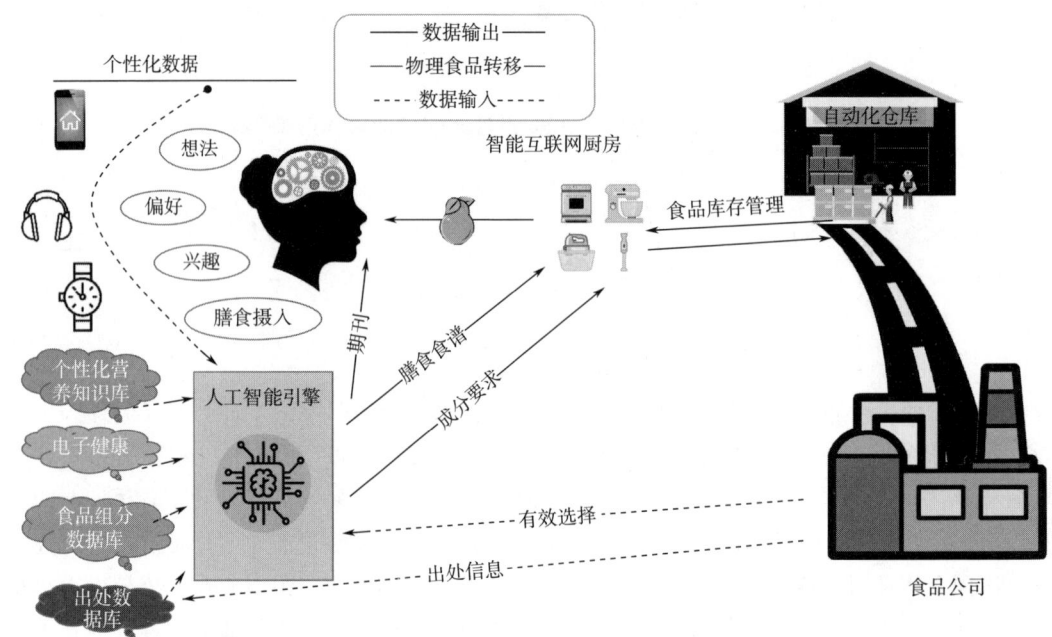

图9-8 个性化营养示意图

1. 用于营养监测的电化学技术

严格控制营养成分和质量,被认为是维持健康均衡营养以满足个性化饮食目标的关键。因此,对食品状态进行精确自检的移动设备需求不断增加。基于化学物质独特的电化学特征,研究显示使用循环方波伏安法(Cyclic square wave voltammetry,CSWV),可快速同时检测几种水溶性维生素,包括维生素 B_1、维生素 B_2、维生素 B_6、维生素 B_{12} 和维生素 C。此外,高度灵敏的溶出伏安技术,能够超灵敏地检测通过膳食补充剂消耗的必需微量元素(铁、锰、锌、铜、碘、钴、硒、钼、铬、锶)和食品基质中的其他有机化合物。

抗氧化剂是必不可少的食品成分,众所周知具有健康益处。抗氧化剂可防止氧化变质,有助于清除活性氧(reactive oxygen species,ROS),被认为是预防和治疗疾病的有效疗法。研究者使用纳米材料的不同电极修饰策略和基于过氧化物酶的酶生物传感器用于检测 H_2O_2,该传感器被作为食品工业中检测ROS的主要设备。同样,绿原酸类抗氧化剂以及香草醛和咖啡因的同时检测,也在硼掺杂金刚石电极上得以实现。酶电极已显示出对维持营养平衡至关重要的赖氨酸和酪氨酸可散检测能力,此类分散式生物传感装置也已应用于测量植物乳中的甘油三酯和脂肪酸含量。此外,已经使用定制设计的丝网印刷便携式传感器阵列,可同时检测几种碳水化合物和代谢物。

基于小型电化学检测器的电子设备,可通过各种手持式紧凑型设备对营养相关的代谢物和激素(如葡萄糖、胰岛素、皮质醇、乳酸、β-羟基丁酸酯、肾上腺素或酒精)进行分散式体液自动检测,以取代耗时的基于实验室的集中测试。该项技术提供了营养状况的快速监测,并促进了以家庭为基础的自我管理,以便密切跟进当今流行的饮食模式,例如,阿特金斯(Atkins)和区域(Zone)饮食(专注于控制胰岛素水平)、以酮为基础的饮食(减少碳水化合物摄入量和增加脂肪水平)、蛋白质能量或素食模式,以及评估饮食对健康的影响,重点用于减肥、锻炼的家庭自我监测的商用电化学设备。目前,基于手指刺血的葡萄糖、乳酸和酮体测量仪,结合了特定的酶改性一次性反应条和袖珍型电化学检测器。该种手持式仪表和试纸条已成为自我监测营养行为改变指导和更严格血糖控制的黄金标准方法。

2. 个性化营养检测的可穿戴跟踪器

个性化营养可以通过将饮食和健康研究与能够监测关键生物参数和标志物的先进设备和技术融合相结合来实现。近期在营养科技领域的创新包括可穿戴追踪器、移动应用程序和数据处理,正在实现对饮食习惯和身体活动的监测,这些追踪器与在分子水平上连续监测食物摄入量的可穿戴生物传感器相结合,为提供真正基于个人表现和目标的个性化营养建议提供了坚实的支撑。

可穿戴跟踪器,具有独特的实时非侵入性监测生物标志物的能力,可对营养素和补充剂的连续和非侵入性监测,极大支持了饮食和营养行为的实时检测。常见的可穿戴跟踪器例子是连续血糖监测(continuous glucose monitoring,CGM)系统,该系统可影响用户行为,并使糖尿病患者能够选择更健康的饮食和生活方式。最新一代的可穿戴CGM设备可以提供长达2周的葡萄糖连续、实时、免校准测量。使用可穿戴传感器进行非侵入性营养监测,对于预防和管理营养失衡以及提供及时的个性化指导和警报十分有用。可穿戴生物传感技术的最新进展,为跟踪营养以改善饮食依从性和潜在的饮食干预提供了新的创新机会。

每种目标生物体液的特性,及其对身体监测的身体可及性,是可穿戴化学传感器设计的关键问题。可结合唾液、汗液、组织间液(ISF)和泪液测定在体营养监测。唾液是生物标志物的丰富来源,因为三个主要唾液腺允许不同的生物标志物从血液扩散到口腔中。带有集成电子设备的生物传感器已被插入口腔,以监测特定生物标志物的水平,如葡萄糖、乳酸和尿酸。这种口腔插入装置也可用于测量与个性化营养相关的食物摄入量。目前市场推出了柔软、低调的口腔内电子设备,用于通过远程蓝牙无线遥测连续实时监测钠摄入量,这种持续的含量监测可以通过提供有关饮食习惯的营养建议,以实现低钠饮食的健康营养管理,从而改善对饮食相关疾病的监测和预防(图9-9)。

3. 同时监测血流动力学和代谢生物标志物的可穿戴设备

心率(heart rate,HR)与血压(blood pressure,BP)是评估人体生理状态的关键生命体征,能够实时、准确地揭示身体的生理反应。这些指标可能会受到运动、精神压力、食物、饮料和药物摄入导致的生物标志物浓度变化的影响,从而可能导致身体状态的急剧甚至危险的波动。因此,联合血压与生化标志物的监测技术具有显著的临床意义。对心血管参数和生物标志物水平的同步监测对于多种疾病的预防、诊断及治疗均具有重要价值,尤其是对于老年人、肥胖患者以及受糖尿病和心血管疾病影响的群体。

首先,用于多参数检测的集成传感器需要保证单一模式的高可靠性输出,且不同传感模式间不存在交互干扰。为避免声学与电化学换能器间的信号交叉干扰,研究团队在空间结构上对两者进行了分隔,并采用了固态超声技术与特定的传感水凝胶层。其次,为实现快速且准确的声学血压、心率和电化学监测,各检测器之间的距离被优化到理想状态。在实验中,研究团队模拟了用餐时摄入酒精和葡萄糖对志愿者血压和心率的影响,以研究饮酒时的消化

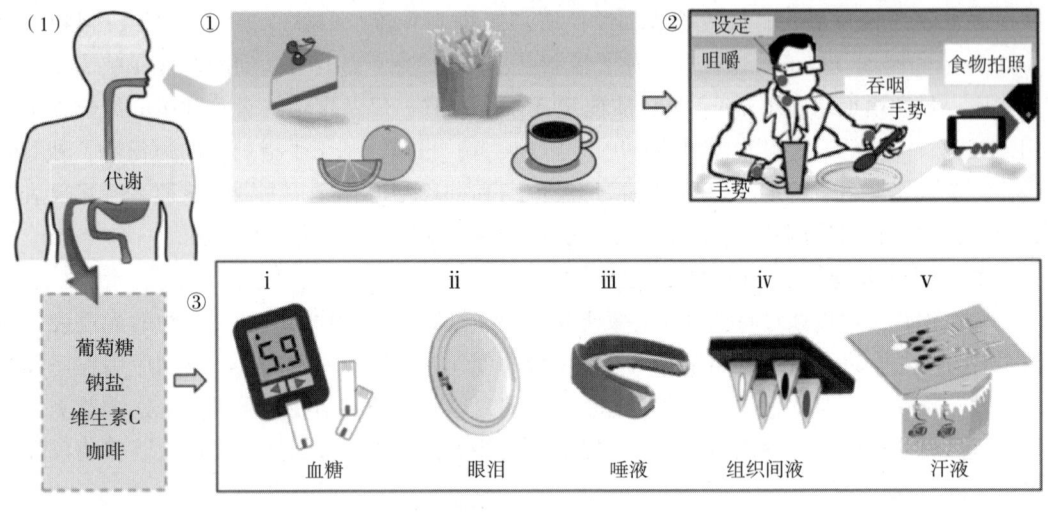

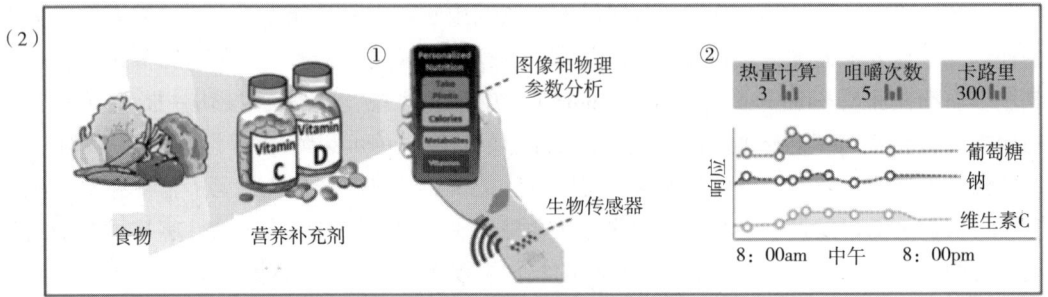

图 9-9 用于营养监测的可穿戴设备及应用

过程以及其可能导致的胰岛素敏感性降低对血糖水平的进一步影响。该集成传感器已在实验中证明其能够有效捕捉体力活动过程中的动态生物标志物与血压的变化。

综上,这种多模态可穿戴技术被证明有助于将日常活动(如运动、饮酒和进食)与血压、心率和生物标记物水平的变化相关联。该结果支持了在单一适形可穿戴贴片上开发化学和物理传感器复杂集成的混合可穿戴传感器的可能性,用于同时监测多个相关参数,可用于个性化医疗及精准营养领域。

近年来肠道菌群受到广泛关注,且其与人体健康及疾病之间的联系已被证明在营养代谢、肠道功能、代谢平衡、免疫响应以及认知过程中都有着关键作用,但关于其具体的作用机制的深入理解仍是不足的。现阶段,很难明确肠道菌群与健康与疾病之间的确切因果关系,且以肠道菌群为目标的膳食营养干预策略取得的实质性进展有限。因此,针对肠道菌群在健康和疾病中的角色,尤其是在营养学背景下,深入研究其在营养代谢中的影响,以及其与膳食成分及饮食模式的交互关系,显得至关重要。第四次工业革命,即数字技术与现实生活的深度融合,正在重新塑造消费者的食品选择、购买和消费习惯,这对饮食和健康有着深远的影响。该趋势可能为个性化营养提供前所未有的机会,通过基于肠道微生物的人工智能(artificial intelligence,AI)技术,可以为消费者定制饮食、膳食建议和食品采购方案,从而更加便捷地实现个性化营养需求。

思考题

1. 肠道微生物组在人体健康中的角色是什么？
2. 肠道微生物组失调与哪些疾病有关？
3. 肠道微生物组研究有哪些先进方法？
4. 介绍一些先进的技术方法，如何应用于肠道微生物组的研究？
5. 个性化营养如何利用肠道微生物组数据来进行定制的饮食建议？

参考文献

［1］葛可佑. 营养科学词典［M］. 北京：中国轻工业出版社，2013.

［2］孙长颢. 营养与食品卫生学［M］. 北京：人民卫生出版社，2017.

［3］杨月欣. 中国食品营养学［M］. 北京：人民卫生出版社，2019.

［4］Hardy K, J Brand-Miller, et al. The importance of dietary carbohydrate in human evolution［J］. The Quarterly Review of Biology, 2015, 90（3）：251-268.

［5］Moore L D, Le T, Fan G., DNA methylation and its basic function［J］. Neuropsychopharmacology, 2012, 38（1），23-38.

［6］Molina-Serrano D, Kyriakou D, Kirmizis A. Histone modifications as an intersection between diet and longevity［J］. Frontiers in Genetics, 2019, 10：192.

［7］Dill KA, Bromberg S. Molecular driving forces：statistical thermodynamics in biology, chemistry, physics, and nanoscience［M］, 2nd ed. New York：Garland Science, 2010.

［8］Fruton JS. Proteins, enzymes, genes：the interplay of chemistry and biology［M］. New Haven, CT：Yale University Press, 1999.

［9］Nusse, R. & H. Clevers. Wnt/b-catenin signaling, disease, and emerging therapeutic modalities［J］. 2017, Cell 169（6）：985-999.

［10］Kanarek N, Petrova B, Sabatini D M. Dietary modifications for enhanced cancer therapy［J］. Nature, 2020, 579（7800）：507-517.

［11］Venkatakrishnan A J, Deupi X, Lebon G, et al. Molecular signatures of G-protein-coupled receptors［J］. Nature, 494.

［12］Shepherd G. Smell images and the flavour system in the human brain［J］. Nature, 2006, 447（7117）：316-321.

［13］Liu Zhen, Xiao Li, Jun-Tao Zhang, et al. Autism-like behaviours and germline transmission in transgenic monkeys overexpressing MeCP2［J］. Nature, 2016, 530（7588）.

［14］王佑恒. 基因工程小鼠疾病模型的研究进展［J］. 临床医药文献电子杂志, 2018, 5（91）：184-185.

［15］孙海泉, 肖革新, 郭莹, 等. 流行病生态学研究的统计分析方法［J］. 中国卫生统计, 2014, 31（02）：352-356.

［16］Kenny GP, Notley SR, Gagnon D. Direct calorimetry：a brief historical review of its use in the study of human metabolism and thermoregulation［J］. European Journal of Appled Physiology. 2017, 117（9）：1765-1785.